JN337024

ジェネラリスト診療が上手になる本

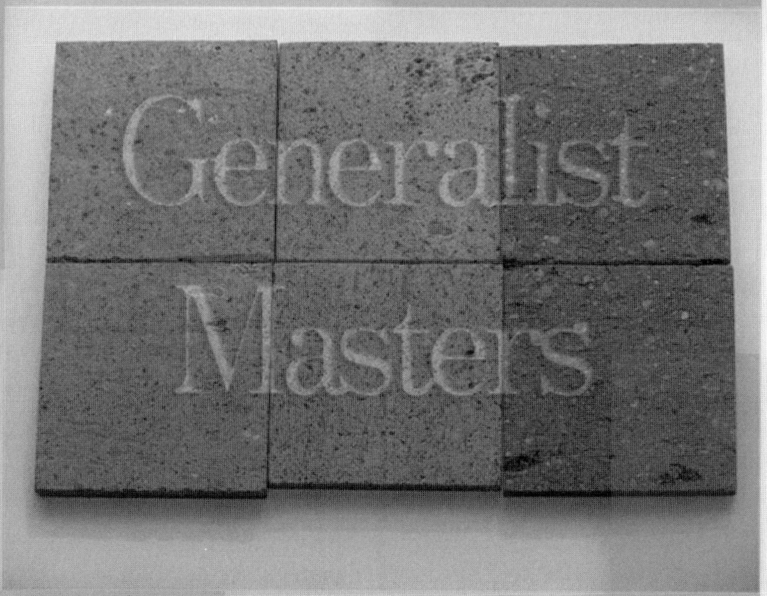

Generalist Masters ④

徳田 安春 編集

筑波大学大学院人間総合科学研究科　臨床医学系
水戸地域医療教育センター　教授

カイ書林

推薦のことば

2010年4月発足した日本プライマリ・ケア連合学会の学会誌「日本プライマリ・ケア連合学会誌」が目指すところは，“人々が健康な生活を営むことが出来るように，地域住民とのつながりを大切にした，継続的で包括的な保健・医療・福祉の実践及び学術活動を行う”ための学術基盤を提供し，情報媒体としての役割を果たすところにある．

学会誌の大幅な刷新に当たって，日常診療に役立つ最新の情報を提供するとともに，プライマリ・ケアにかかわるあらゆる職種の人たちの斬新な提言や現場からの独創的な研究成果をしっかり盛り込むことのできる新しい学会誌でありたいと考えている．

わが国では，これからは今まで以上に，日常疾患に精通し，かつ早期の問題の同定・マネージメントに力を発揮し，複雑な患者背景や不確実を許容しながら解決を求めるアプローチをする医師集団が必要となってくるであろう．科学性と人間性とのバランスのとれた対応をするには，傾聴力，暗黙知，患者とのコミュニケーション力，省察力，教育力などを，体験を通じて培わなければならない．まさにこのような技能・態度はGeorge L. Engelが提唱したBiopsychosocial model(生物心理社会モデル)を基本とした総合医・家庭医に共通するものであるといえよう．

地域医療崩壊を防ぐためには単に医師数を増やすということではなく，総合医・家庭医の数を増やし，既存の臓器専門医と十分な数の総合医・家庭医とが協力し合ってことに当たる必要がある． その総合医・家庭医を養成するために当学会の果たすべき使命は大きい．

このような時期に，病院総合医・家庭医を目指す方々に向けて，「ジェネラリスト・マスターズシリーズ」が刊行開始されたことは誠に時宜を得た企画であるといえる．
本書「ジェネラリスト診療が上手になる本」は，従来総論に傾きがちであった総合診療の本と異なり，各論の本であり，指導医と研修医の対話形式など種々編集・制作面で工夫を試みている．

本書が，今後数多く出版されるであろうジェネラリスト向けの実際的な本の魁（さきがけ）として，出版界への問題提起となるばかりでなく，ジェネラリストとは何かという本質的な議論の参考文献のひとつとなることを願っている．

2010年12月　　日本プライマリ・ケア連合学会誌　編集長

札幌医科大学地域医療総合医学講座教授　　山本　和利

編集者のことば

最近，ジェネラリスト医師が活躍するテレビ番組などが放送されるようになった．その影響か，総合診療医の診察を希望して病院に受診する患者も増えてきている．家庭医や病院総合医などのジェネラリストを将来志望する研修医や医学生も多くなり，各地で，家庭医や病院総合医の勉強会やセミナー，ワークショップが定期的に開かれるようになった．

そうなると今後はますます，患者診療におけるジェネラリストの役割が増大し，その診療内容や質が問われる場面が増えてくることになる．これまでは，総論的な切り口を得意とするジェネラリストは，臓器別専門医との違いをことさら強調することが多かった傾向があったことは否定できない．今後は臨床各論の場面におけるジェネラリスト診療の質に注目が集まることになるであろう．

「ジェネラリスト診療が上手になる本」は各論の本である．読みやすい対話式とし，ＯＫとＮＧを対照的に示すように工夫した．ジェネラリストをめざす読者が臨床各論の場面における診療の質を向上させることに，本書が貢献できればうれしい限りである．

最後に，本書の企画と出版をこころよく受け入れてくださった㈱カイ書林の尾島茂さんと社員のみなさん，ならびに執筆作業を担当されたジェネラリスト指導医のみなさんへ，深く御礼を申し上げたいと思う．

2010年　師走

水戸協同病院内・筑波大学附属病院水戸地域医療教育センター教授
徳田　安春

CONTENTS

診療の第１ルール

1 浮腫 両側性か片側性かを判別する……2
2 発熱 体温が上昇しているから といって感染症とは限らない……9
3 黄疸 本当に黄疸かどうかを見極める……17
4 ショック 医師自身がその有無を常に意識しておく必要がある……25
5 意識障害 「覚醒」と「認知」に分けて理解し、失神と明確に区別する……35
6 失神 「失神」と「意識障害」とのちがいを理解する……45
7 けいれん けいれんと紛らわしい病態の鑑別をする……53
8 複視 単眼性の複視を除外する……61
9 充血眼 視診で診断がつく疾患を知っておく……67
10 難聴 高齢者に対しては常に聴力の問題がないかチェックする……76
11 耳鳴 観察者にも聞こえる耳鳴かどうか判断する……82
12 めまい めまいを，①回転性めまい，②前失神，③平衡感覚障害，④心因性のカテゴリーに分類する……88
13 咽頭痛 多くの急性咽頭炎では抗菌薬は必要ない……98
14 咳・痰 咳・痰の発生機序から鑑別診断を考える……106
15 喀血 本当に喀血？……113
16 嗄声 問診により，発症パターンが急性か慢性か，症状を引き起こす感染や手術などの悪化要因がないか確かめる……121
17 嚥下困難・障害 原因を，①咽頭部，②食道の２つに分けて考える……128
18 呼吸困難 はじめに機械的気道閉塞がないかを判断する……138
19 胸痛 「5-killer chest pain」を見逃すな！……154
20 動悸 動悸の性状は Tapping で聴取……163
21 腹痛 Surgical Abdomen かどうかの判断をする……171
22 胸やけ 否定できるまでは「狭心痛」！……182

23 悪心・嘔吐　女性を見たら妊娠と思え！ …… 190
24 吐血・下血　まずはバイタルサインの安定化 …… 198
25 排尿障害　患者は症状をなかなか表現できない．少しでも疑ったら積極的に聞き出す …… 211
26 血尿　腫瘍病変の鑑別が重要 …… 222
27 蛋白尿　定性蛋白尿を鵜呑みにしない …… 237
28 記憶，認知障害　治療可能な認知障害を見逃さないよう身体検査はルーチンに行う …… 249
29 幻覚・妄想　患者の年代ごとに幻覚・妄想の鑑別疾患を想定する …… 257
30 抑うつ　抑うつには，うつ病，その他の抑うつ状態が含まれる …… 266
31 不安　不安を完全に消すことは目的とせず，不安を共有，共感しよう …… 273
32 頭痛　一次性頭痛なのか二次性頭痛なのかを判別する …… 282
33 失語・構音障害　突発／急性発症の言語障害は脳血管障害を考慮する！ …… 290
34 筋力低下　「力が入れにくい」＝筋力低下と決め付けない．逆に筋力低下で「使いにくい」，「しびれる」などの表現も有りうる …… 302
35 振戦・不随意運動　『関節運動を伴わない』，眼で見て分りにくい症状にも不随意運動がある …… 318
36 歩行障害　診察室に入ってくる際の『自然な歩行』を診る習慣を付ける …… 341
37 しびれ　「しびれ」の内容を吟味する（感覚障害，運動障害，血行障害，その他） …… 355
38 腰痛　腰痛のほとんどはほっといても治る …… 374
39 関節痛　関節痛といっても関節炎と決めつけず詳細な病歴聴取と身体診察をおこない，真の関節痛か見分ける …… 383
40 リンパ節腫脹　腫脹したリンパ節の所見から鑑別診断を考える …… 394
41 発　疹　発疹の区別ができる（①原発疹，②続発疹） …… 401

執筆者一覧
（五十音順）

東　光久　天理よろづ相談所病院　総合診療教育部 / 総合内科

稲福徹也　稲福内科医院院長

太田大介　聖路加国際病院心療内科

川田純也　湘南鎌倉総合病院神経内科

北川　泉　湘南鎌倉総合病院総合内科

岸本暢将　聖路加国際病院アレルギー膠原病科

古結英樹　県立宮崎病院皮膚科

徳田安春　筑波大学附属病院　水戸地域医療教育センター教授

土肥栄祐　広島大学病院　脳神経内科医科診療医，大学院生

中島泰志　手稲渓仁会病院小児科

中村　造　東京医科大学病院感染制御部助教

西崎祐史　順天堂大学循環器内科

廣瀬知人　筑波大学附属病院総合診療グループクリニカルフェロー

福田昭宏　東京医科大学茨城医療センター循環器内科

松下達彦　湘南厚木病院内科

松田聡介　広島大学病院総合診療部医科診療医

松永直久　帝京大学医学部内科学講座（感染症）講師
帝京大学医学部附属病院　感染制御部　部長

山田宇以　聖路加国際病院心療内科（非常勤研究員）、
サンディエゴ大学（research scholar）

Foreword

読者のみなさんへ

編者　徳田　安春

ようこそ、「ジェネラリスト診療が上手になる本―OKとNG」へ！
本書は、ジェネラリスト診療の各論の本として企画しましたが、その特徴を十分に出すために、次のような構成で41編の項目が展開します。

1 診療ルール：
ジェネラリストに向けたルールを箇条書きでまとめました。

2 ポイント：
病態、症候の要点を、初期研修医（R）とそれを指導する後期研修医（S）の会話の形で解説します。

3 Key Words：
ジェネラリストが知っておくべき用語、またはよく陥るピットフォールとその対応などを本文流れとは別に掲載しています。

4 見逃してはならない疾患（OKとNG）：
鑑別診断を、良い例＝OKと、改善すべき例＝NGを挙げて示します。

5 推奨される基本的治療法（OKとNG）：
ジェネラリストに推奨する基本的治療法を良い例＝OKと、改善すべき例＝NGを挙げて説きます。

6 上手なコンサルトのしかた「OK」と「NG」：
専門医へのコンサルテーションのしかたを良い例＝OKと、改善すべき例＝NGを挙げて提示します。

7 Updates：
診断、治療で最近変わったガイドラインや治療法を簡単に紹介します。

それでは皆さん、ジェネラリスト診療の世界の扉を開けて、どうぞお進みください。

1 浮 腫

診療ルール

1. 両側性浮腫なのか片側性なのかを判別する．
2. 片側性浮腫においてはまず DVT の有無を早急に評価する．
3. 両側性浮腫では詳細な薬剤歴をチェックする．
4. Pitting edema では pit recovery time の測定が有用．

（S：指導医，R：研修医．以下すべての項で同様）

ポイント

S 浮腫は様々な臓器に関連する鑑別診断を必要とする病態ですので，総合医にとって非常に重要な症状です．ところで，症候学の第一歩は症候の定義から始まります．浮腫の定義は何ですか？

R1「からだのむくみ」ではだめですか？

S より正確には，浮腫とは **3rd スペース**への水分貯留をいいます．

Key Words

3rd スペース

体内で水分が存在できるスペースには，細胞内スペース（1st スペース）と細胞外スペースがある．そして，細胞外液スペースは，「血管内スペース（2nd スペース）」と「細胞外かつ血管外スペース（3rd スペース）」がある．3rd スペースには組織間質以外に，胸腔内や腹腔内も含まれる．

R1 なるほど．だから，浮腫のひどい患者では，胸水や腹水も認められることがあるのですね．

S 臨床的に浮腫は，間質における過剰な体液の蓄積により，「腫脹」として現れる．浮腫の出方は一般に，体位による影響を受けることが多く，重力の方向で低い場所に生じる．座位では足首，足背部や下腿前面に，寝たきりでは仙骨部に現れる．

R1 ただ，顔面に出るタイプもありますね．

S するどい指摘だね．血管透過性の亢進を伴う病態では，重力に関係しないんだよ．アナフィラキシー反応などでは，口唇や顔面全体に急速に出現する腫脹として現れるよね．

R1 なるほど．浮腫患者の診察で最初にチェックすべきポイントは何ですか？

S 浮腫の鑑別ではまず，両側性浮腫なのか片側性浮腫かを見分ける．下肢であれば，浮腫が両下肢なのか片側下肢なのかをみる．上肢であれば，浮腫が両上肢なのか片側上肢なのかをみる．顔面や口唇に出現した浮腫では，両側性浮腫として扱う．

R1 なぜ，両側性と片側性を見分けるのが重要なのですか？

S 一般的に，両側性浮腫は全身疾患によることが多く，片側性浮腫は局所の病変によることが多い．もちろん，このルールにも例外はあります．たとえば，Budd-Chiari 症候群のような，下大静脈分岐部より頭側のレベルにおける下大静脈閉塞病変（局所の病変）では，両側性浮腫となります．

S それではまず，局所性浮腫の原因について多数の文献を参考にして，シンプルにまとめてみましょう．

遭遇する頻度や重要度も考慮すると，静脈性，リンパ管性，炎症性，外傷性，その他，という五大原因別で考えたほうがよいでしょう．

Key Words

Budd-Chiari 症候群

肝静脈より頭側での下大静脈閉塞病変．局所の病変であるが，肝硬変と両下肢の浮腫，そして，腹壁表面を上行する側副静脈路が特徴．

局所性浮腫の五大原因

1. 静脈性：深部静脈血栓症など
2. リンパ管性：術後や放射線療法後のリンパ浮腫など
3. 炎症性：蜂窩織炎など
4. 外傷性：Baker 嚢胞破裂など
5. その他

S それでは次に，全身性浮腫の原因についても，多数の文献を参考にしてシンプルにまとめてみますね．

S これも五大原因として，下の表にまとめますね．

全身性浮腫の五大原因

～～～～～～～～～～～～～～～～～～～～～～～～～～～～

1. 静脈圧の上昇：心不全など
2. 膠質浸透圧の低下：ネフローゼ症候群など
3. 血管透過性亢進：血管浮腫など
4. 薬剤性浮腫：ピオグリタゾンなど
5. 甲状腺異常：甲状腺機能低下など
6. その他：

～～～～～～～～～～～～～～～～～～～～～～～～～～～～

見逃してはならない疾患（ＯＫとＮＧ）

R2 今日診察した患者について相談したいのですが，よろしいでしょうか．

S もちろん．ではどうぞ．

R2 症例プレゼンは以下です．

NG

症例１：
３７歳女性，ＳＬＥにて近医フォロー中の患者．
３日前から左下肢の腫脹を認めたため受診．
発熱，悪寒，疼痛，外傷，呼吸困難，関節痛，皮疹なし．
バイタルサインは正常で，身体所見上は左下肢の全体の浮腫を認める．
ただ，皮膚の発赤，熱感，圧痛はなし．Homan 徴候も陰性でしたので，
ＤＶＴは否定的と考え，採血検査のみ行って，１週間後にエコー検査を
予約フォローとしました．

S これは「ＮＧ」です．すぐに患者さんを病院に呼び出してください．

R2 えー！なぜですか？

S 発赤，熱感，圧痛，Homan 徴候などが無いというのみでは，深部静脈血栓症（ＤＶＴ）は否定できません．むしろ，危険因子の有無が重要です．ＳＬＥ患者の場合は「抗リン脂質抗体症候群」を合併する症例があり，その結果血栓形成傾向 hypercoagulability を有することがあります．ＤＶＴは，肺塞栓を来すことがあり，対応を急ぐべき疾患です．

R2 わかりました．この症例を呼び出して再度診察してみます．

同じ症例１の診察：

ＤＶＴでは「下肢腫脹のみ」を認めることも多いので
ＤＶＴの可能性は高いと考え，ただちに緊急でエコー検査を実施し，
左腸骨静脈～大腿静脈におよぶ血栓を確認した．
ただちにヘパリンによる抗凝固療法を開始し入院治療を行った．
抗リン脂質抗体症候群の合併検索では，
ループスアンチコアグラント陽性が確認された．

S すばらしい．この対応はＯＫです．

推奨する基本治療（ＯＫとＮＧ）

R3 次に，別の症例について相談したいと思います．

症例２:
５２歳女性，高血圧症と更年期症候群にて近医フォロー中の患者．
７日前から両下肢の腫脹を認めたため受診．
発熱，悪寒，疼痛，胸痛，呼吸困難，動悸，なし．
最近，血圧のコントロールが不良となっていた．
来院時バイタルサインで血圧 170/90 mmHg, その他正常範囲内．
身体所見上は両下肢脛骨前面の浮腫を認める．
採血検査で血清カリウム値が 3.5 mEq/L と低値以外に異常なし．
浮腫＋低K血症に対して，スピロノラクトン（商品名アルダクトン）
25 mg 分１を開始して２週間後にフォローとしました．

S これは「ＮＧ」と思いますね．浮腫をみると反射的に利尿剤を処方する研修医がいますが，そのような反射的対症療法はＮＧです．浮腫の基本治療としては，その原因よって異なります．つまり原因検索が重要です．
薬剤歴を聴取しましたか？

R3 降圧剤として，アムロジピンを服用しているようです．

S 両側性浮腫をみた場合には，まず「薬剤性」を考えることが重要です．アムロジピンなどのようなジヒドロピリジン系のカルシウム拮抗剤は薬剤性浮腫を来すもののうちの代表格です．ただ，それのみではこの患者の低Ｋ血症を説明できません．薬局からのＯＴＣ薬も含めて，より詳細な薬剤歴を聴取すべきです．民間療法（補完代替療法）の薬など，主治医に内緒で薬剤を服用している患者は意外と多いことが知られています．次回の外来で，この点を必ずフォローするようにしてください．

R3 この症例も再度診察としました．

OK

同じ症例２の診察：

詳細な薬剤歴の聴取によって，降圧剤のアムロジピンに加え，別の病院の東洋医学科へ更年期症候群で通院し，そこから，「甘草」を含む漢方薬が２か月前より処方されており，内服していたことが判明した．
薬剤性の偽性アルドステロン症と診断し，漢方薬を中止後，徐々に下肢の浮腫も軽快し，血圧のコントロールも改善した．

S ＯＫです．すばらしい対応でした．

上手なコンサルトのしかた（ＯＫとＮＧ）

R4 次に，また別の症例について相談したいと思います．

症例３：

６５歳男性，喫煙歴あり．最近５年間，健診を受けたことなし．
５日前から両下肢の腫脹を認めたため受診．
発熱，悪寒，疼痛，胸痛，呼吸困難，動悸，なし．
来院時バイタルサインで血圧 140/90 mmHg, その他正常範囲内．
身体所見上では両下肢脛骨前面の浮腫を認める．
検尿の試験紙法では，蛋白尿と血尿を認めた．
採血検査をオーダーして，その結果は１週間後にフォローとしました．

S これは「ＮＧ」と思いますね．浮腫の鑑別ではもう少し身体所見を詳しく取ってほしい．Pit recovery time（Updates を参照）や頚静脈圧はどうでしたか？ 「浮腫＋蛋白尿と血尿」の場合，急性腎炎，急速進行性腎炎，ネフローゼ症候群，腎不全，などの可能性があり，迅速な評価が必須です．

R4 Pit recovery time も頚静脈圧も診ていませんでした．本日の午後に再診とします．

同じ症例３の診察：

Pit recovery time は１０秒と fast edema, 頚静脈圧も５ｃｍ
（胸骨角から垂直０cm）であり，膠質浸透圧低下型の全身性浮腫と診断．
血性アルブミンは 2g/dL と低下，クレアチニン 1.8mg/dL と上昇，
１日蛋白尿定量は 6g であった．
腎臓内科へすみやかにコンサルトし，翌日腎生検を実施，
ネフローゼ症候群を伴う半月体形成性急速進行性糸球体腎炎の診断で，
ステロイドパルス療法などを実施することになった．

S ＯＫです．このように，浮腫を主訴とする疾患には迅速な専門家へのコンサルトを必要とする疾患もあるので気をつけよう．

Pit recovery time

「膠質浸透圧低下型の浮腫」かの鑑別には，pit recovery time の測定が有用．浮腫をきたしている部分を指２～３本で１～２センチの深さで pit させ，pit 部位が元に戻るまでの時間を計測する．pit recovery time が 40 秒未満の fast edema は膠質浸透圧低下型の浮腫であることが多い．一方，40 秒以上の slow edema は，心不全などの静脈圧上昇を伴う浮腫であることが多い（文献２を参考に作成）．

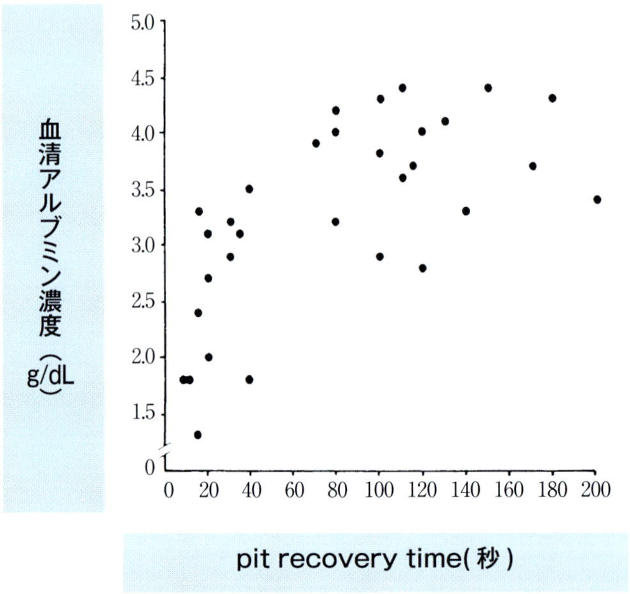

（徳田　安春）

2　発　熱

診療ルール

1．体温が上昇しているからといって感染症とは限らない．
2．血液培養を少なくとも 2 セット採取．感染性心内膜炎を疑う場合には 3 セット採取．
3．Δ心拍数／Δ体温＞ 20 では敗血症を疑え
4．HIV 感染症は臨床経過が多彩であり，不明熱の鑑別診断には HIV 感染症も念頭におく．

ポイント

S ここでは発熱について勉強します．まずは，発熱とは何℃以上でしょうか．

R1 36℃台までが正常だと思います．37℃台になると微熱と言いますから，発熱にはいるのでしょうか．

S 正確な定義は口腔温で早朝 37.2℃以上，夕方 37.7℃以上が発熱です．

ただし，日本では体温を口腔温で測定するよりも，腋窩温で測定する方が一般的ですから，これよりやや低くなる傾向があります．それを明確に定義したものは無いのですが，概ね 37.1 ～ 38.0℃を微熱，38.1 ～ 38.5℃を軽度発熱，38.6 ～ 39.0℃を中等度発熱，39.1℃以上を高熱と定義するものもあります[1)]．

R1 発熱の定義はあまり考えたことが無かったですが，定義にも幅があるんですね．

S では，発熱と高体温の違いは分かりますか？

R1 高体温…高熱とは別ですよね…わかりません．

S 発熱とは，体温中枢のセットポイントが上昇することで，体温が高温側にシフトする現象です．一方で，高体温とは熱射病や悪性症候群が典型的ですが，これは体温調節機構の不全によるもので，その結果，体温があがってしまう現象です．

R1 実際には，何か簡単に鑑別できるものはありますか？

S 万能ではありませんが，解熱剤の投与の結果，正常まで行かなくとも体温が下がるものが発熱です．発熱の場合，解熱剤投与によってサイトカインが調節され，体温中枢のセットポイントが阻害されて，体温が下がります．

高体温では解熱剤を投与しても，体温調節機構自体が不全になっているため，体温は低下しません．こういった場合には，外気を冷やすなどの手段で体温を下げるしかありません．

見逃してはならない疾患（ＯＫとＮＧ）

症例１：50 歳女性．既往歴は僧帽弁閉鎖不全症あり．

１カ月前より微熱が出現し，２週間ほど前より夜間になると 38℃を超える発熱を認めるようになった．夜間は寝汗をかくようになり，心配になり内科外来を受診した．体重は１カ月で２ｋｇほど減少した．来院時，血圧 140/78mmHg, 脈拍 90/ 分，体温 38.2℃，呼吸回数 18 回 / 分．胸部聴診では心尖部に Levine 2/6 程度の収縮期雑音あり．腹部は特に異常なし．その他身体　所見で特記すべきことはなし．
アレルギー歴はなく，喫煙歴・飲酒歴はともになし．常用薬もなし．血液検査では WBC 12,000/ μ L,Hb10.5 g/dL,Plt28 万 / μ L, 肝機能障害・腎機能障害なし ,CRP5.6 mg/dL.

R2 1か月持続する熱のため，不明熱の診断で入院になりました．

炎症反応も高く，熱も持続しているので，血液培養を採取後に抗菌薬を開始しようと思います．

S ダメです．

R2 何がですか？しっかり病歴も聞いたし，診察もしたつもりなんですが．

S 不明熱というのはいいと思いますが，鑑別診断は何を考えているのでしょうか？

R2 感染症では結核や感染性心内膜炎，腫瘍では悪性リンパ腫とか白血病，他は膠原病などと考えました．

S 大まかな捉え方はいいと思いますが，不明熱の鑑別を具体的に挙げてそれに対する検査をしっかり検討する必要があります．
まず，不明熱の鑑別診断をまとめてみましょう．(表 2-1)

表 2-1 不明熱の鑑別診断

感染症：	**(病態)** 感染性心内膜炎，骨髄炎，伝染性単核球症，副鼻腔炎，う歯 **(細菌)** 結核，腸チフス，リケッチア感染症， **(ウイルス)** HIV, サイトメガロウイルス感染症， **(真菌)(特に HIV 患者で)** ニューモシスチス肺炎，クリプトコッカス症 **(寄生虫)** マラリアなど
悪性腫瘍：	リンパ腫，肝転移，腎細胞癌，心房粘液腫など
膠原病・血管炎：	巨細胞動脈炎，全身性エリテマトーデス，血管炎，リウマチ熱，Still 病，炎症性腸疾患など
その他：	熱中症，薬剤熱，悪性高熱，詐熱，虚偽性障害

S この症例では，何を考えて血液培養を採取して，どうして抗菌薬を使用するのでしょうか．

R2 …….

S 血液培養は何セットとりましたか？

R2 1 セットです．

S それもダメです．
血液培養は採取する場合には，必ず 2 セット採取してください．

R2 すみません．2 セット採取した方がよいと知っていたのですが，患者が痛いのは嫌だと言うのでつい….

S その場では患者に痛い思いをさせずに済むので良いかもしれませんが，起因菌不明のまま不明熱の治療をするのは，最終的に金銭的なムダも増えますし退院までの時間も長くなります．結果的に患者の不利益につながります．必要な検査はしっかり重要性を説明して患者に理解してもらうのが重要です．

R2 はい，わかりました．

S あと，「取り合えず抗菌薬で治療する」と言った発想で，抗菌薬は使用するのもではありません．それは，間違った使用方法です．治療が待てる状態であれば，菌が判明するまで待って，それから治療してもよいのです．治療を待てない状態であれば，エンピリックに治療を行うことは許されますが，その場合にも，①どの部位に，②どんな微生物が感染しているか，をしっかり想起してから治療を行います．

R2 入院するからには，何か治療しないといけない気がしてしまうのですが．

S その必要はありません．治療を開始するばかりが重要ではなく，経過を見ることも診断の手がかりになります．

OK

同じ症例１：

血液培養をまず，２セット採取し，感染性心内膜炎の可能性も否定できなかったので，１時間後に再度血液培養を１セット採取した．経胸壁エコーでM弁に vegetation を認めた．

末梢血塗抹検査では明らかな異常細胞は認めず．翌日血液培養は全て陽性となり，α -streptococcus が検出された．最終診断は感染性心内膜炎となり，感受性結果判明後の入院３日目に治療を開始した．

Key Words

血液培養

血液培養は１セットでは感度が十分ではない．２セットで感度が 90%前後と言われている．また，１セットでは汚染菌であるかどうかの鑑別が難しくなる．例えば，１セットのみの採取で表皮ブドウ球菌が検出されても，多くの場合汚染菌であると判断されるが，２セットともに表皮ブドウ球菌が検出されれば汚染菌であるよりも，むしろ感染の可能性が高くなる．また，感染性心内膜炎では血液培養は３セット以上採取する必要がある．

発熱，敗血症の推奨する基本的治療（ＯＫとＮＧ）

症例２：60 歳男性．既往歴は５年前に胃癌があり胃切除施行．

高血圧に対して内服治療中．前日夜より発熱あり，本日になり気分不快やふらつきを認めたため救急外来を受診した．発熱時には体が震えてしまうとのことであった．
来院時，血圧 98/50mmHg, 心拍数 130/ 分（血圧手帳で確認すると通常は血圧 130/80 mmHg 前後，脈拍 70/ 分程度），体温 38.2℃，呼吸回数 18 回 / 分，意識清明．胸腹部に特に異常所見は認めず．
血液検査では WBC8000/ μ L,Hb15.4 g/dL,Plt15 万 / μ L, 肝腎機能異常なし ,CRP3.0 mg/dL であった．
胸部Ｘ線では明らかな異常所見は認めず．インフルエンザ迅速検査陰性．

R3 突然の発熱で，フォーカスは不明です．本人はつらそうなので，入院させた方がよいと思うのですが．

S バイタルサインはどうでしょうか．

R3 血圧は 100 弱ありますし，脈拍も頻脈ではありますが，熱もあるのでそのためだと思います．

S 体温が上がれば，心拍数が上昇するのは確かですが，1℃体温が上がる毎に心拍数は 20 回 / 分，上がると言われています．それ以上，心拍数が増加している場合には，敗血症である可能性があります．つまりΔ心拍数／Δ体温＞20 の場合には敗血症を疑えと覚えましょう．

この症例では，平熱が 36℃台とすると，大きく見積もって 2℃の体温上昇があったとして心拍数が 40 以上増加している場合には敗血症と考えるべきです．血圧手帳を見てみると脈拍は 70/ 分前後となっています．やはりこのバイタルサインはおかしいでしょう．

R3 なるほど．

S 加えると，この血圧は異常かも知れません．もともと高血圧がある人で，通常の血圧が 130 前後であるようなので，100 弱というのはショックを意味します．

つまり，この症例では敗血症性ショックである可能性があります．すぐに治療を開始する必要があります．

R3 えっ.分かりました,急ぎます.一刻も早く抗菌薬ですね.

S まあ,それも大事です.でもそれ以外にも必要なものがあります.「EGDT」は聞いたことがありますか？敗血症における初期治療の目標となるものです.（巻末の文献4参照）

実際には,救急外来でCVまで挿入するのは難しいこともありますので,これが絶対ではありません.でもこれだけ輸液を行ったり,抗菌薬以外にも必要な治療ポイントがあることは理解するべきですね.

上記の症例に対して：

胃癌は全摘出で、脾臓も合併切除していることが判明。
血液培養を２セット採取した。尿検査では明らかな異常を認めず。
ＩＣＵに入院しＣＶ挿入。ＥＧＤＴにのっとり輸液負荷を開始。感染のフォーカスがはっきりしない症例であり、A群連鎖球菌やメチシリン感受性の黄色ブドウ球菌、症状の乏しい尿路感染症を起こす腸内細菌、脾摘後であるため肺炎球菌、インフルエンザ桿菌などを考慮して、抗菌薬はセフトリアキソン１日１回2gの投与を行った。翌日血液培養より肺炎球菌を検出した.
脾摘後には肺炎球菌、インフルエンザ桿菌などの敗血症が起こりやすく、本症例では肺炎球菌による脾摘後敗血症（PSS；Postsplenectomy sepsis）と診断された.

Key Words

敗血症

敗血症の定義とは,感染症が原因で全身性炎症反応症候群 systemic inflammatory response syndrome（SIRS）のことである.つまり菌血症 bacteremia は敗血症に含まれるが,敗血症の全例で血液中に細菌が検出されるわけではない.敗血症のうち,血液培養が陽性となるのは約 1/3 ~ 2/3 程度であると言われている[4].

専門医へコンサルトすべき病態・疾患の判断（OKとNG）

症例３：45 歳男性 , 既往歴にウイルス性肝炎 .

２週間程前より階段を上る際に呼吸困難自覚した .
５日前より 38℃の発熱を認めるようになり , ここ数日倦怠感も強くなってきたため , 内科外来を受診した .
来院時体温 37.8℃ , 血圧 140/60mmHg, 脈拍 98 回 / 分 , 呼吸回数 18 回 / 分 ,SpO_2 82% .
胸部聴診上 , 背側下肺に軽度の fine crackle を認める .
痰は殆ど出ないという . 胸部 X 線では両側肺野にびまん性の浸潤影を認める .
常用薬は１カ月前より市販のサプリメントを内服しているが詳細は不明である .

NG

R4 もともとは労作時に呼吸困難を自覚した後に , 発熱が出現し受診した症例で , 酸素化も悪く , 両側の肺炎を認めました . 酸素を６Ｌマスクで投与しています . 救急外来で入院を待っています .

S 原因は？

R4 痰が出ないため , 痰のグラム染色はまだしていません . 食塩水などで吸入して喀出してもらおうかと思っています . あとは尿中抗原や , 結核も考え抗酸菌検査も行うつもりです .

感染症以外にも急性の間質性肺炎も鑑別に上がるので , 膠原病の各種抗体や ANCA なども提出した方がよいですね .

S だいぶ鑑別を上げながら検査を列挙出来ていると思います .

１つ気になるのは既往歴です .

R4 肝炎ですか . 本人は何型かわからないと言っています .

S ウイルス性肝炎は輸血歴などが無い患者ではＳＴＤの要素がないか疑ってみることが必要です . この人はＳＴＤのリスクはどうでしょうか .

R4 それは聞いていません .

S この人がHIV抗体陽性であったとしたら，この肺炎がニューモシスチス肺炎（ＰＣＰ）である可能性はありませんか？ HIV感染症では，なんでも起こり得るので，不明熱の鑑別には常に上位に上げておく必要があります．特に感染者は増加の一途をたどっていますから，今後診療する機会は増加すると予想されます．

R4 はい，では聞いてみます．HIV抗体検査についても同意をとれるか話してみます．

症例３の続き：

ウイルス性肝炎の原因は不明.10年前にタイで海外勤務をしていた時に，現地の不特定多数の女性とコンドームをつけないままでの性交渉があり．
同意のもとHIV抗体を検査したところ,HIV抗体陽性．
喀痰の一般細菌培養は陰性．抗酸菌の塗抹検査は陰性，TB－PCRも陰性であった．
各種抗核抗体,ANCAも全て陰性．気管支鏡を行い肺胞洗浄液のグロコット染色でPCPと診断された．

Updates

Surviving sepsis campaign guidelines 2008

Sepsisに関するガイドラインで,2004年に初版が発表され,その後,4年間の多くのstudyを検討し,2008年に第2版が発表された.Sepsisの初期治療（EGDT）に加え，その後の治療に関する全般な検討を行ったガイドラインである．Sepsisに対するステロイドや免疫グロブリンの使用，日本式の人工呼吸器管理の方法など現在本邦で行われている治療は問題点が多い．現在解明されている点とまだ解明されていない点をしっかりと抑えた上で批判的に検討し，目の前の診療に役立てて欲しい[3,4]．

（中村造・松永直久）

3　黄　疸

診療ルール

1　本当に黄疸かどうかを見極める（カロテン血症の鑑別）
—黄疸の随伴症状には，皮膚掻痒感，濃い尿，白色便などがある

2　随伴症状として，腹痛，発熱を伴うかどうか

3　黄疸の原因に溶血があることも知っておく

ポイント

S 黄疸とはどんな状態のことをいいますか．

R1 からだが黄色くなることですか．

S 間違いではないが不十分ですね．正解は「過剰なビリルビンにより身体組織が黄色に変色すること」を言います．したがって他の理由で体が黄色くてもそれは黄疸とは言いません．ところで，黄疸があるかどうかは診察上どのような点に気をつければよいか知っていますか．

R1 血液検査で，総ビリルビン値をみることしか知らないのですが….

S 確かに総ビリルビン値でみれば確実ですが，診察上は眼球強膜に黄染があるかどうかで評価します．総ビリルビン値が2mg/dL以上になると黄疸が出現しはじめ，眼球強膜，次に舌下と鼓膜，最後に皮膚という順に現れます．カロテン血症(→ Key Word 1)では眼球強膜が黄染することはありませんので黄疸とは区別します．ところで，なぜ黄疸という現象が起きるのでしょうか．

R1 黄疸はビリルビン代謝の問題と胆管の解剖学的な問題で生じます．

S すばらしいですね．ビリルビン代謝の面では過剰産生と肝細胞での代謝障害の要素，胆管の解剖学的異常とはすなわち何らかの閉塞機転を指します．各カテゴリーにどのような疾患があるか答えられますか．

R1 まず，胆管の閉塞機転では悪性腫瘍（胆道癌，膵癌）や結石，まれに寄生虫が挙げられます．肝細胞での代謝障害については，急性肝炎や慢性肝炎・肝硬変などが挙げられます．その原因として前者についてはウイルス性（HAV, HEV）など，後者についてはウイルス性（HBV, HCV）や薬剤性，自己免疫性などを考える必要があります．胆管の閉塞機転には，総胆管結石や悪性腫瘍（膵頭部癌，胆道癌）などが挙げられます．ただ，ビリルビンの過剰産生についてはよく分かりません．

S ビリルビンの過剰産生の原因は主として血管内溶血（→ Key Word 2）です．その中には，溶血性貧血，マラリア，異型輸血などが考えられます．

S さて，次に黄疸の患者さんの病歴や身体診察ではどのような点に注意すればよいでしょうか．

R1 病歴では経過が急性なのか慢性なのかと腹痛，発熱などの随伴症状を聞いておく必要があると思います．身体診察では右季肋部の叩打痛や胆囊腫大（Courvoisier 徴候）を診ます．

S そうですね．一般に病歴上，発症様式・随伴症状の有無などはどのような主訴の場合でも，鑑別診断を絞り込むのに大変有力な手掛かりになります．他には皮膚掻痒感，濃い尿（ビリルビン尿），灰白色便（閉塞性黄疸を示唆）の有無は聞いておくほうがよいでしょう．身体診察では意識レベルやバイタルサイン（血圧，心拍数，呼吸数，体温）は必ずチェックしましょう．急性の経過で発熱，右季肋部の叩打痛を伴う黄疸であれば，胆囊結石やそれに伴う急性胆囊炎・胆管炎を考えますし，それに血圧低下や意識レベルの低下があれば，急性閉塞性化膿性胆管炎として緊急対応を要することがあります．また，月単位の慢性の経過での体重減少や灰白色便を伴い出現した黄疸であれば胆道癌や膵頭部癌の可能性が高くなります．表 3-1 に黄疸をきたす，疾患・病態についてまとめておきましょう．

Key Words

1. カロテン血症：食事（ミカン，ニンジン，カボチャ）に含まれるカロテンの影響で皮膚（特に手掌，足底）が黄変することがある．病的意義はほとんどないとされるが，まれに甲状腺機能低下症，ネフローゼ症候群，摂食障害，糖尿病などに伴って出現することがある．

2. 血管内溶血：種々の理由により血管内で赤血球が破壊されることを指す．ハプトグロビン低下（高感度），LDH 上昇，間接ビリルビン上昇などが指標になる．

3.asterixis (flapping tremor)：肝性脳症などの代謝性脳症に見られる不随意運動．姿勢を保持するための持続性筋緊張が瞬間的に欠如することによって生じる非律動的な運動．上肢では手や腕が羽ばたくように動くことから，flapping tremor とも呼ばれるが，ある一定周波数の不随意運動である tremor とは明確に区別する．

表 3-1　黄疸をきたす病態・疾患

メカニズム		分　類	疾　患
ビリルビン代謝障害	過剰産生	血管内溶血 血管外溶血	溶血性貧血，異型輸血，マラリアなど 骨髄異形成症候群（無効造血），脾機能亢進．血腫の吸収時
	取り込み障害		敗血症，リンファンピシン
	結合障害		体質性黄疸
胆汁分泌障害			体質性黄疸
肝細胞の代謝障害		肝細胞障害型	急性肝炎：ウイルス性→ HAV, HBV, HCV, HEV, その他（ヘルペスウイルス属）
			慢性肝炎： ・ウイルス性→ HBV, HCV ・薬剤性 ・アルコール性 ・非アルコール性脂肪肝炎 ・自己免疫性→自己免疫性肝炎 浸潤性疾患： ・ウイルソン病 ・ヘモクロマトーシス ・アミロイドーシス ・サルコイドーシス ・悪性腫瘍
肝細胞の代謝障害		胆汁うっ滞型	・薬剤性 ・自己免疫性→原発性胆汁性肝硬変 ・その他→ヘモクロマトーシス
胆管の解剖学的異常		閉塞性黄疸	結石（±胆管炎），悪性腫瘍，寄生虫，原発性硬化性胆管炎

見逃してはならない疾患（OKとNG）—「劇症肝炎」編

R2 救急外来で診察している患者さんの件で相談があるのですが….

S いいですよ．どんな患者さんですか．

R2 症例は以下の通りです．

> 症例1：生来健康な30歳男性．
>
> 3日前から出現・増悪する倦怠感あり，当日になって様子がおかしいと心配した同居中の母親に連れられて受診．身体所見上は眼球強膜に黄染があったのみで，特に有意な所見はありませんでした．血液検査上はAST,ALTが1000IU/L台と著明に上昇し，総ビリルビン値も5.0mg/dLと高値でした．何らかの急性肝炎ですがバイタルサインは問題なく緊急性はないと考え，明日日中に消化器内科に受診していただこうと考えています．

S なるほど．確かに急性肝炎の経過でよさそうですね．それでは急性肝炎で緊急性があるときはどういう場合ですか．

R2 劇症肝炎などにより肝不全徴候が見られる場合です．

S その通り．この患者さんの場合はそれを示唆する所見はありませんでしたか．

R2 本人から病歴も聴取できましたし，多少反応が悪い感じもしましたが，単にしんどいからだと思いますので大丈夫だと思うのですが….

S 肝不全で重要なサインは意識障害とasterixis (flapping tremor)(→Key Word 3)です．大丈夫と判断するにはこれらがないことを確認しなければなりません．30歳の息子を様子がおかしいと言って母親が心配して連れてくること自体，やはり重要な問題が隠れているのではと疑った方がよいでしょう．病歴と身体所見をもう一度確認してください．

R2 わかりました．確認してみます．

同一症例：

病歴上，1ヵ月前に風俗店で性交渉歴あり．母親が当日朝本人を起こそうとしても起きず，すぐに眠ってしまい，排泄も部屋の中にまき散らしていたのでおかしいと思ったとのこと．意識レベルはJCS3～10程度で，見当識は名前・場所・日時のうち後二者が不正確で計算や短期記憶も障害．asterixisも陽性．HBs抗原強陽性，PT-INR2.5と肝不全徴候あり，HBVの水平感染による劇症肝炎として緊急入院となりました．

S すばらしい．この対応は文句のつけようがありません．急性肝炎は，HBVの水平感染の場合，0.1～0.5%の確率で劇症化するとされていますので，急性肝炎の患者さんを診た場合は，HBVの可能性はないか常に意識して病歴を再聴取するなどの工夫が必要です．

推奨する基本的治療（OK と NG）―「自己免疫性溶血性貧血」編

R3 貧血を主訴に入院した患者さんの件で相談があるのですがよろしいですか．

S どうぞ．

R3 症例 2：症例は 60 歳男性です．

2 ヵ月前から徐々に進行する労作時呼吸困難があり，近医で貧血と黄疸を指摘され本日入院となりました．血液検査でヘモグロビン値 5.6g/dL，総ビリルビン値 6.3mg/dL でした．トイレ歩行でも息切れがありつらそうなので赤血球輸血をしようと思うのですが，いかがでしょうか．

S 重度の貧血があり症状も伴っているので，一見赤血球輸血の適応のように思いますが，注意しておきたいことがあります．分かりますか．

R3 思いつかないのですが….

S それは自己免疫性溶血性貧血（autoimmune hemolytic anemia, AIHA）の場合の赤血球輸血です．赤血球膜蛋白に対する自己抗体で溶血が起こる疾患で，赤血球輸血は溶血発作を助長する可能性があり，原則禁忌とされています．この患者さんの場合，貧血や黄疸の原因として溶血性貧血が考えられます．貧血に黄疸を伴う場合は要注意です．

同一症例：

診察上，全身リンパ節腫脹があり，末梢血では白血球数（30,000/ μ L），リンパ球数（75%）が増加し，ハプトグロビン感度以下，間接ビリルビン優位（70%），LDH 上昇（800IU/L），網状赤血球の増加（13.0‰）クームス試験が直接，間接ともに陽性であり，AIHA の診断となりました．また，リンパ節生検や末梢血リンパ球の詳細な検査から，慢性リンパ球性白血病（chronic lymphocytic lymphoma, CLL）と診断され，本例は CLL に伴う AIHA という最終診断となりました．赤血球輸血は行わず，安静の上，ステロイド投与で AIHA は改善し，CLL については血液内科にコンサルトとなりました．

S このように黄疸をきたす疾患は必ずしも肝胆道系疾患とは限らないことに注意しましょう．

上手なコンサルトの仕方（OKとNG）－「総胆管結石」編

午前1時に救急外来を受診した総胆管結石嵌頓患者の緊急endscopic retrograde biliary drainage (ERBD)の適応について，宅直当番シニアレジデントにコンサルトするべく電話して…

R4 お休みのところすみません．当直レジデントの**R4**と申します．救急外来の患者さんで先生にご相談があって電話したのですが….

S どんな患者さん？

R4（以下の内容を電話先でプレゼンテーション）

> 症例3：症例は75歳女性．
>
> 黄疸を主訴に来院．血液検査で総ビリルビン値15mg/dL（直接ビリルビン90%以上）で，超音波検査では総胆管の拡張がありますので閉塞性黄疸だと思われます．よろしくお願いします．

S なるほど閉塞性黄疸はありそうですね．閉塞性黄疸をきたす疾患にはどんなものがありますか．

R4 総胆管結石や悪性腫瘍などです．

S その通りですね．それで，先生は僕に何をコンサルトしたいのかな．

R4 えーと….

S 電話コンサルトでは目的を明確にし，内容を簡潔にしたプレゼンテーションをする必要があります．相手に電話の目的を伝える意味でも，単に「相談がある」ではなく，「○○の適応（○○には手術，入院，心臓カテーテル検査，内視鏡検査などが当てはまる）について相談させてください」とした方が相手もその心構えができます．その後の患者紹介ではOne sentenceでsummarizeできるように心がけた方がいいでしょう．その際，主訴と病歴，身体所見や検査所見で緊急性を判断するうえで重要な情報（pertinent positiveだけでなくpertinent negativeも）が不可欠です．

R4 分かりました．

S それでは，もう一度プレゼンしてみて．

同一症例：総胆管結石嵌頓患者に対する緊急 ERBD の適応について相談させてください．

症例は，本日昼食後より出現し増悪した右季肋部痛と黄疸を主訴に来院された生来健康な 75 歳女性の患者さんで，悪寒・戦慄を伴う発熱と肝胆道系酵素の上昇と，腹部超音波で肝内～総胆管の拡張と総胆管に acoustic shadow を伴う陰影欠損を認め，総胆管結石嵌頓＋急性胆管炎合併例と判断しており，緊急 ERBD の適応と考えられるのですが．ただし血圧を含めバイタルサインと意識レベルなく，アミラーゼ値も正常です．

S よく分かりました．緊急 ERBD の適応ですね．すぐ行きます．行くまでの間に，ERBD の手配と血液培養，輸液，抗菌薬開始をお願いします．

R4 分かりました．

S この症例は急性の経過で発熱・腹痛を伴っていることから，悪性腫瘍よりも結石の可能性の方が高くなります．

Updates

意外に多い sepsis に伴う黄疸

急性胆管炎など胆管系の感染症で黄疸が出現するのは解剖学的にも理解しやすいが，肝胆管系以外の感染症で黄疸が出現することも多い．多くの場合，sepsis で血行動態が不安定であり，生命予後も不良である[1, 2]．そして，黄疸の原因としての sepsis の存在は意外に認知されていない[2]．

（東　光久）

4　ショック

診療ルール

1. ショックは病態生理学的概念であり，患者本人が訴える症状（symptom）ではないため，われわれ医師自身がその有無を常に意識しておく必要がある．

2. ショックの定義を知る．

3. 収縮期血圧低下以外にショックを疑うべき臨床症状を知り，確実にピックアップできるようになる．
   - ・血圧以外のバイタルサインの重要性を再認識する．
   - ・バイタルサイン以外の臨床徴候（意識障害，尿量低下，蒼白，四肢末梢の冷感，冷汗など）．

4. ショックの分類を知り，症例ごとにショックの分類ができるようになる．

ポイント

S ショックは急を要する病態ですが，ショックの定義を知っていますか．

R1 収縮期血圧が低下することですよね．

S 血圧低下はショック患者の一徴候であって定義ではありません．ショックの定義は「何らかの理由で血流が低下することによって生じる全身組織への酸素供給の低下」であり，病態生理学的な概念です．血流の低下は必ずしも血圧の低下を伴わないことから，血圧低下がなくてもショックはあり得るのです．それでは，血圧低下以外にショックを示唆する，症状・徴候にはどんなものがあるのでしょうか．

R1 尿量低下や手足の冷感などでしょうか．

S その通りです．このことについては後述しますが，ショックの診療において注意しておきたいことは2点あります．「ショック」は患者さんの訴える症状（symptom）そのものではなく，それ自体は主として徴候（sign）によって表現される病態生理学的な概念であるということ，そのため医師自身が常に意識しなければ見過ごされたり，気づくのに遅れる可能性がある（特に血圧が保たれている場合は），ということです．以下，ショックの分類・診療のポイントについてまとめてみましょう．

ショックは心拍出量（Cardiac Output, CO）と全身血管抵抗（Systemic Vascular Resistance, SVR）の2つの要素で以下のように分類されます．

表 4-1　ショックの分類

血行動態変数	前負荷 (preload)	心ポンプ機能 (pump function)	後負荷 (afterload)	組織環流 (tissue perfusion)
実測可能変数	肺毛細血管楔入圧 (PCWP)	心拍出量 (CO)	全身血管抵抗 (SVR)	混合静脈血酸素飽和度 ($S\bar{v}O_2$) (→ Key Word 1)
循環血液量減少性 (Hypovolemic)	↓	↓	↑	↓
心原性 (Cardiogenic)	↓	↓	↑	↓
閉塞性 (Obstructive)	↑	↓	↑	↓
血液分布異常性 (Distributive)	↓	↑	↓	↑

※閉塞性ショックは心原性ショックと同じ血行動態変数パターンを呈することもあり，心原性ショックに含まれる考え方もある．
※複数のショックが同時に存在することはありうる．
敗血症（血流分布異常性ショック）＋脱水（循環血液量減少性ショック）など．

Key Words 1

混合静脈血酸素飽和度（$S\bar{v}O_2$）

混合静脈血とは，上大静脈血・下大静脈血・冠静脈血の三者が個混合されたもので，右心室内・肺動脈の血液を指す．この混合静脈血中のヘモグロビンの酸素飽和度が混合静脈血酸素飽和度（$S\bar{v}O_2$）である．$S\bar{v}O_2$ は組織を循環した後の血液中に残った酸素総量を反映しており，組織環流が低下した場合には $S\bar{v}O_2$ は低下するため良い指標となるとされる．しかし，ショックの場合には当てはまらないとする意見もある．正常値は $S\bar{v}O_2$ 75% である．

R1 何か難しい用語が出てきました．

S 確かに難しく見えますね．ところでCOは何で規定されるか知っていますか．

R1 ….

S COは心拍数（Heart Rate, HR）と1回心拍出量（Stroke Volume, SV）の積で表されます．

CO = HR × SV

また，SVは前負荷（preload），心収縮力（contractility），後負荷（afterload）によって規定されます．正常心の場合，SVは後負荷に影響されることはほとんどありません．したがって，SVはpreloadとcontractilityに比例します．

SV ∝ preload × contractility

一方，心不全の場合，その程度に応じてSVはafterloadの影響を受けやすくなり，反比例します．

SV ∝ preload × contractility/afterload

このように考えるとCOは様々な要素に影響されることが分かると思います．

R1 分かりますが，やっぱり難しいです（苦笑）．

S 大事な点は血液分布異常性とその他のショックではCOとSVRが全く逆のパターンになるということです（表4-1参照）．数学的なことはこれくらいにして次にショックのstageについて考えてみましょう．

表4-2 ショックのstage

ステージ	病態生理	徴 候
Preshock	何らかのホメオスタシスにより組織環流の低下を代償できている状態	頻拍，血管収縮，血圧のわずかな変動
Shock	代償機構の破たんした状態	頻拍，呼吸困難，軽度の意識障害（restlessness），代謝性アシドーシス，発汗，冷感，乏尿
End-organ dysfunction	不可逆的な臓器障害や死に至る状態	無尿，acidemia（→ Key word 2），重度の意識障害（obtundation, coma）

R1 これは何となくですがイメージできます．

Key Words 2

acidemia

pH<7.40 の状態を指す．

一方，acidosis は pH を下げるプロセス，または病態の存在を意味しており，acidemia と acidosis は同義ではないことに注意が必要である．

例えば，metabolic acidosis と respiratory alkalosis の合併により，pH7.40 となり，acidemia とならないことは稀ならず存在する．

S Preshock は Shock の前段階というイメージかもしれませんが，これを見る限り広義のショックに含まれることになります．

ここからはそれぞれのショックについてみていきましょう．

表 4-3　各ショックの病態

ショックの種類	原因		症状・疾患
循環血液量減少性 (Hypovolemic)	出血	消化管，	上部・下部消化管出血
		胸腔内	外傷，動脈瘤・心臓破裂
		腹腔内	外傷（肝・脾・腸管膜）
		後腹膜腔内	外傷（腎），動脈瘤，膵炎，血管カテーテル検査後
	脱水	吸収低下	経口摂取低下
		排泄亢進	嘔吐・下痢，熱傷，熱中症
		分布異常	術後，腸管閉塞，膵炎，肝硬変
心原性 (Cardiogenic)	心筋		心筋梗塞，stunned myocardium（→ Key Word 3）
	不整脈		Af/AF，VT/Vf
	解剖学的異常		弁膜症，粘液腫，左室自由壁破裂
閉塞性 (Obstructive)	心膜		心タンポナーデ
	肺		肺塞栓症，緊張性気胸
血流分布異常性 (Distributive)	敗血症性		尿路感染，胆道系感染などが多いが極めて多様
	神経原性		脊髄損傷
	SIRS		膵炎，熱傷，多発外傷
	その他		アナフィラキシー（→ Key Word 4） 副腎クリーゼ 粘液水腫 心肺蘇生後，CABG 後

R1 ショックにもいろいろあるんですね．ただ，血流分布異常性ショックというのがいま一つピンときません．

Key Words 3

Stunned Myocardium

冠動脈を実験的に，一過性に閉塞することで再疎通後も一過性に持続する環流領域の壁運動低下．気絶心筋ともいう．

Key Words 4

アナフィラキシー

肥満細胞または好塩基球から突然放出される物質により生じる，急性の重篤なアレルギー反応のことをいう．狭義にはIgE依存性の場合をアナフィラキシー反応といい，IgE非依存性の場合をアナフィラクトイド反応というが，厳密な区別は難しいことも多い．

S 血流分布異常性ショックというのはSVRが著明に低下した状態，すなわち著明な血管拡張による血流の不均等分布をきたした状態を指します．そのため，他のショックと異なり末梢は温かいことが多いのです（初期の敗血症性ショックに見られるwarm shockなど）．

R1 なるほど．

S 最初にも述べましたように，「ショック」は一つの概念ですから，患者さん自身が「ショック」を主訴に受診することはあり得ませんよね（笑）．ですから我々医師が個々の患者さんの病状においてショックの可能性を想起しなければなりません．それではショックを疑う症状や徴候，すなわち組織への酸素供給の低下を意味または示唆する症状や徴候について考えてみましょう．

表 4-4　ショックを意味する主要徴候

主要徴候	概　要
血圧低下	収縮期血圧 <90mmHg，または >40mmHg の低下
乏尿	<500mL/日で定義される．腎血流の他臓器へのシャント，ないしは循環血液量減少による．
皮膚の冷感・冷汗	重要臓器（脳，冠動脈，腸間膜など）への血流維持のため，皮膚血流が収縮することによる．血流分布異常性ショックではむしろ皮膚血流が増加しているためむしろ温かくなる．
意識障害	脳への血流低下を反映して，興奮（agitation）から混乱（confusion），せん妄（delirium），鈍麻（obtundation），昏睡（coma）へと進行する．
代謝性アシドーシス	臓器血流低下により，肝・腎・骨格筋での乳酸の排泄・代謝遅延を反映する．

※その他，非特異的ではあるが，倦怠感，嘔気・嘔吐などが挙げられる．

R1 血圧低下以外にもショックを意味するものはこんなにあるんですね．

S 血圧低下以外のショックの徴候を知っていれば，preshock の段階で初期対応が可能となり，患者さんの予後にプラスに働く可能性が高くなります．是非，覚えて下さいね．

R1 先生，ショックの概念や分類についていろいろ勉強できましたが，実際にはどのように対応すればよいのでしょうか．

S それが最も大切ですね．実際の対応については以下のようなアルゴリズムに従って診療するのがよいでしょう．

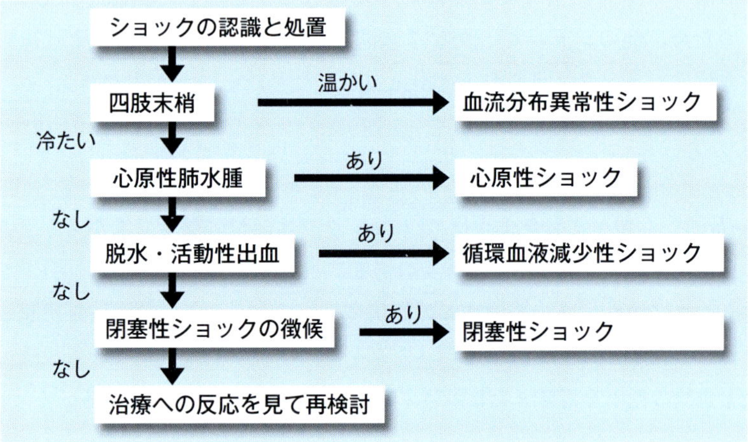

R1 先生，閉塞性ショックの徴候って，どんなものがあるのですか．

S 閉塞性ショックといっても，疾患ごとに徴候は異なります．3 大疾患について別個に考えていきましょう．

表 4-5 閉塞性ショックの徴候

疾患名	徴　候
肺塞栓症	低酸素血症にもかかわらず呼吸音正常，片側下肢浮腫・腫脹，Ⅱp 亢進
緊張性気胸	患側呼吸音低下，患側胸郭膨隆，内頚静脈怒張，皮下気腫
心タンポナーデ	奇脈，頚静脈怒張，心音減弱

R1 なるほど．こんなに的確に身体診察ができれば，検査なしでもすぐに対応できますね．

S ショックは emergency です．診断にゆっくり時間をかけるわけにはいきません．大切なことはショックと認識すること，ショックと認識したら診断と治療は同時並行で行うことです．そのためには身体診察技術も日ごろからトレーニングしておく必要があります．閉塞性ショック以外のショックの症状・徴候についても見ておきましょう．

表 4-6 ショックの種類による症状・徴候の分類

ショックの種類		症状・徴候
循環血液量減少性		起立性低血圧，skin turgor の低下，腋窩や粘膜の乾燥，臥位での頸静脈波形の消失
心原性	心筋	呼吸困難，胸痛，広範囲の crackles
	不整脈	動悸，失神，呼吸困難
	解剖学的異常	呼吸困難，新たな心雑音，広範囲の crackles
血流分布異常性	敗血症性	感染部位に応じて多様 悪寒・戦慄，呼吸困難，発熱，頻拍，意識障害
	神経原性	対麻痺，直腸膀胱障害
	アナフィラキシー	呼吸困難，発熱，頻拍，意識障害，顔面紅潮，喘鳴，stridor

見逃してはならない疾患（OK と NG）

R2 症例を提示します．

S どうぞ．

症例 1：発熱，頻尿で受診した 75 歳女性

昨日からの頻尿，残尿感，排尿時痛があり，当日から悪寒を伴う 38℃台の発熱が出現．身体所見上は血圧 100/75mmHg，心拍 90/ 分・整，呼吸数 24/ 分，体温 38.5℃．
末梢は冷たく冷汗著明で濃縮尿少量で，右 CVA 叩打痛を認めました．
腎盂腎炎と考え，尿のグラム染色・尿培養・血液培養を行うとともに，とりあえず解熱目的で NSAIDs を使用した．

S 診断は正しいと思いますが，この対応は「NG」です．

R2 なぜでしょうか．

S 血圧は 100/75mmHg ではありますが，末梢の冷汗などからはショック状態（特に preshock）と考えられるため，不用意に NSAIDs を使用すると血管拡張作用から血圧も下がりショックを助長する可能性があります．急いで対策を考えましょう．

> 症例 1 の続き：
>
> その後，血圧が 60/40mmHg まで低下し，大量輸液を行い，尿グラム染色でグラム陰性桿菌を認め，特にリスクがないことから単純性腎盂腎炎と考え，大腸菌を想定し，セファメジン® を投与．
> その後，バイタルサイン，自覚症状ともに軽快傾向．

S この対応は「OK」です．ショックは血圧で定義されるのではなく，一概念であって，血圧もその要素にすぎないことを覚えておきましょう．この場合は尿量低下や末梢の冷汗などはショックの重要な徴候です．また，全身状態が不良の場合の NSAIDs の使用は，血圧低下や腎障害のリスクがあり注意しましょう．

R2 よく分かりました．

上手なコンサルトの仕方（OK と NG）

R3 先生，それではもう 1 件相談よろしいですか．

S さあ，名誉挽回ですね．どうぞ．

> 症例 2：1 時間前発症の前胸部痛を主訴に受診した 60 歳男性
>
> 喫煙歴あり，糖尿病，脂質異常症，高血圧で近医通院治療中．
> 朝，通勤のため駅で階段を急いで駆け上がっている際に冷汗を伴う強い前胸部痛があり，救急車で当院に搬送された．
> 来院時，心電図で胸部誘導の V3~V6 で ST 上昇あり，急性冠症候群（この場合急性心筋梗塞）として，モルヒネ，酸素，亜硝酸剤，アスピリンを内服指示し循環器内科にコンサルトするところです．

S これは「NG」です．すぐに患者さんの所に行きましょう．

R3 えっ，どうしてですか．

S 患者さんのバイタルサインはどうでしたか．

R3 救急車内で安定していたようでしたので，まだ測っていませんでした．

S それが問題ですね．このような急性疾患では急速にバイタルサインが変化することがあります．特に亜硝酸剤は血管拡張作用があることから，いくら急性冠症候群であっても，血圧が下がってしまうことがあるのです．

R3 分かりました．すぐにバイタルサインを確認します．

OK

症例２の続き：

亜硝酸剤投与前で血圧 80/50mmHg，心拍 100/ 分，呼吸数 30/ 分，体温 36.9℃のショック状態で，全肺野で喘鳴を聴取し Killip Ⅳ型の急性心筋梗塞でした．
ノルアドレナリンを使用しながら，緊急カテーテル検査を行い，前下行枝＃ 7 100％ 閉塞に対し冠動脈形成術を行い症状は消失しショックから離脱し現在 CCU 管理中です．

S これは OK です．血圧を含むバイタルサインは必ず測定するよう心がけましょう．また，急性心筋梗塞を Killip 分類（→ Key Word 5）で表現したのは非常に良かったと思います．つまり，急性心筋梗塞患者のコンサルトの際には「発症時間」「推定梗塞部位」「Killip 分類」を含めることが重要で，この場合は「1 時間前発症で Killip Ⅳ型の急性前壁中隔梗塞の患者」となります．

R3 分かりました．

Key Words 5

Killip 分類

急性心筋梗塞（AMI）における身体所見上の重症度分類．Swan-Ganz カテーテルで分類される Forrester 分類と並んで AMI の重症度を表現するのに有用である．

表 4-7　Killip 分類

Class	内容
Ⅰ	心不全徴候無し
Ⅱ	心音で S3＋，背部で半分以下の領域でラ音聴取，頸静脈怒張ありのいずれか一つ
Ⅲ	明らかな肺水腫（Ⅱ以上でⅣではない場合）
Ⅳ	心原性ショック

Updates

ショックの予後

ショックの予後はその種類や基礎疾患とその治療法，治療までの時間により異なると考えられる．代表的なショックの基礎疾患別予後は以下のとおりである．

表 4-8　ショックの原因別死亡率

	死亡割合（1 ヵ月）	論文
SIRS	約 40%	Bone RC[1]. 1992
心原性ショック	46.7% vs. 56.0% (PCI vs. Medical follow), p=0.11	Hochman JS, et al[2]. 1999

上記文献はいずれも 10~20 年前のデータであるが，最近の文献[3]によると，あらゆるショック患者を対象としたランダム化比較試験においても，1 ヵ月死亡割合 50% 程度であり，全体として死亡割合に大きな改善がみられていない．

（東　光久）

5　意識障害

診療ルール

1. 意識障害の定義を「覚醒」と「認知」に分けて理解し，失神と明確に区別できる.

2. 病歴は家族や周囲の人から聴取する.

3.Delirium などの用語や JCS,GCS などのスケールを用いて意識障害を記述する.

4. 鑑別に低血糖と代謝性障害を常に意識する.

ポイント

S 意識障害はどのような状態か，定義づけることはできますか.

R1 意識レベルの低下だと思います.

S 確かにそういう面はありますね．では，「意識障害」は「失神」とどのように異なるのでしょうか.

R1「失神」は一過性の意識消失のことで，「意識障害」はそうではない状態，つまりずっと意識レベルの低い状態と思います.

S おおよそ間違いはないのですが 60 点ぐらいの解答ですね．持続時間では「失神」が数秒から数分であるのに対し，「意識障害」では数分以上続くことが多いのです．一般に「意識」には「覚醒」と「認知」という 2 つの要素があります．前者は上行性網様体賦活系・視床下部調節系，後者は両側大脳皮質がそれぞれ司ります．したがって，意識障害は覚醒レベルの問題（意識障害）と認知機能の問題（意識変容）に分けて考える必要があるのです.

R1 なるほど．そもそも，なぜ「失神」と「意識障害」を区別する必要があるのでしょうか．

S いい質問ですね．それはそれぞれに鑑別診断が大きく異なるからなのです（「失神」の鑑別診断は「失神」の項を参照）．単純に言うと「失神」は脳血流減少により突然生じる一過性の意識消失であり，「意識障害」は脳血流減少やそれ以外の原因で生じる長時間（少なくとも30分以上）の意識レベルの低下，意識変容と考えることができます．ですから，担当医はその患者さんの主訴が「失神」なのか，「意識障害」なのかでその後の診療が大きく異なりますので明確にしておく必要があるのです．

R1「意識変容」とは具体的にはどのような状態なのでしょうか．

S 幻聴・幻覚や不穏行動，覚醒はしているが意思疎通ができない状態，などを指します．

ここで、意識障害の評価・記載方法・鑑別・治療について説明します．

(1) 病歴聴取

本人からは聴取できないか，できても信頼性が低いので，必ず家族など患者本人の経過をよく分かっている人から聴取すべき．

(2) 意識障害患者の診察方法

a 一般身体所見

- 血圧：収縮期≧ 170mmHg では中枢神経障害そのものが原因であり，≦ 90mmHg では循環系や代謝性病態が原因となっている可能性が高い．

b 神経学的所見

重度の意識障害の患者でもかならず下記については所見をとるよう意識したい．

- 脳神経：瞳孔 (pinpoint pupil（→ Key Word 1）の有無)，眼球の位置，対光反射，角膜反射，oculocephalic reflex(OCR)
- 運動：arm dropping test，膝立て
- 感覚：四肢への痛み刺激に対して顔をしかめるか，回避運動があるかどうかで判断
- 反射：腱反射の亢進・減弱，病的反射の有無
- 項部硬直の有無
- その他：asterixis（→ Key Word 2）の有無（代謝性脳症の鑑別に重要）

(3) 意識障害の分類

a 用語による分類

①意識レベル低下

- 清明 Alertness：普通に呼びかければ開眼し，視線が合い，すべての刺激に適切に対応できる状態.
- 無気力 Lethargy（＝傾眠傾向 Drowsiness）：大きな声で呼びかければ開眼し，視線が合い，すべての刺激に適切に対応できるが，またすぐに眠ってしまう状態.
- 鈍麻 Obtundation：開眼し，視線が合い，すべての刺激に適切に対応できるが，反応は緩慢で幾分混乱している状態（周囲への関心も低下）.
- 昏迷 Stupor：痛み刺激に対して覚醒するが，言葉に対する反応は低下または消失している．刺激をしなければ眠ってしまう．意味のある動きは保たれている状態.
- 昏睡 Coma：痛み刺激に対して，覚醒せず意味のある動きもない状態.

②意識変容

- 混乱 Confusion (Encephalopathy)：論理的な思考ができない状態.
- せん妄 Delirium：混乱状態が良くなったり，悪くなったりを繰り返す状態．興奮を伴うことが多い.

b スケールによる分類

いずれのスケールももともとの対象疾患の性質上，意識レベル低下の指標とはなるが意識変容の指標とはなりにくい．また，JCS と GCS の長所・短所を考慮した，Emergency Coma Scale (ECS) が 2002 年に提唱されている.

③ Japan Coma Scale, JCS

1974 年日本の太田が脳動脈瘤急性破裂の評価目的に開発した意識障害の評価スケールで，主として意識レベル低下の評価に有用．覚醒度により 3 段階に分け，その中でさらに 3 段階に細分化する．これ以外に，意識変容の要素を考慮し, R（restlessness, 不穏）・I（incontinence, 糞便失禁）・A（akinetic mutism, 無動性無言症；apallic state, 失外套状態）などの付加情報をつけて，JCS200-I などと表す.

④ Glasgow Coma Scale, GCS

1974 年イギリスで頭部外傷患者の評価目的に開発されたスケールで意識レベルの評価には有用．開眼機能（4 点), 言語機能（5 点), 運動機能（6 点)の合計点で評価．3~8 点が重度, 9~13 点が中等度, 14~15 点が軽度．脳損傷，クモ膜下出血，細菌性髄膜炎における予後予測に有用.

S 意識レベル低下と意識変容はそれぞれ単独に出現するとは限らないので，単一の用語やスケールで説明できない場合もあります．時には患者の状態をありのままに表現することも重要です．表 5-1 に JCS と GCS について詳細を，表 5-2 に各用語と JCS や GCS の関係を示しました.

(4) 意識障害の鑑別診断

a 頻度と重症度からみた鑑別診断

意識障害の患者の場合は必ず以下の病態を考えて下さい．意識障害で中枢神経疾患を想起するのはたやすいですが，低血糖や代謝性病態を忘れないことが重要です．また，循環不全や低酸素血症でも意識障害は出現します．それでも原因が判然としない場合は AIUEO-TIPS で網羅的に考えるとよいでしょう．

・まずはじめに→低酸素，低血糖，低体温・高体温
・循環→心拍出量低下による循環不全（ACS，心タンポナーデ，肺塞栓，大動脈解離）
・代謝性病態→電解質異常，尿毒症，肝性昏睡
・中枢神経疾患→脳血管障害，髄膜炎 / 脳炎 / 脳症，てんかん
・その他→敗血症，薬剤（アルコール性含む），内分泌・代謝疾患（甲状腺疾患，副腎不全，ビタミン B1 欠乏，ポルフィリン症），精神疾患

1) ショック
　・ショックの場合はその原因検索と初期対応を並行して行う必要がある．
2) 低血糖（意識レベル低下）
　・必ず最初に疑うべき病態．
　・時に脳血管障害を疑わせる片麻痺などの focal sign を伴うこともある．
　・＋αで原因を考える．
　　①＋糖尿病の既往⇒ SU 剤やインスリンによる低血糖
　　②＋発熱⇒敗血症，副腎クリーゼ
　　③その他にアルコール多飲，肝不全，甲状腺機能低下症，飢餓状態，抗不整脈薬（Ia 群，Ｉｃ群）など
3) 低酸素血症（意識レベル低下，意識変容）
　・肺炎や心不全による低酸素血症で，混乱や見当識障害をきたすことはよくある．
4) 中枢神経感染症，敗血症（意識レベル低下，意識変容）
　・中枢神経感染症ではもちろん意識障害をきたすが，敗血症単独でも意識障害をきたしうる．
5) 脳血管障害（意識レベル低下）
　・強い意識障害をきたすのは，橋出血，視床出血，クモ膜下出血，静脈洞血栓症，脳底動脈閉塞である．
6) 高体温症（意識レベル低下）
　・熱中症や抗精神病薬などによる悪性症候群を考える．
7) 薬物中毒
　・抗不安薬の大量服薬やがん性疼痛に対するオピオイドの overdose はしばしば問題になる．フルマゼニル（アネキセート®）やナロキソンによる拮抗を試みる．

b 網羅的鑑別診断法である AIUEO-TIPS

表 5-3 を参照．

表 5-1 JCS と GCS

JCS	GCS
Ⅰ．覚醒している（一桁の点数）	開眼機能 (Eye opening, E)
0：意識清明 1(Ⅰ -1)：見当識は保たれているが，意識清明ではない 2(Ⅰ -2)：見当識障害がある 3(Ⅰ -3)：自分の名前・生年月日が言えない	4 点：自発的に，または普通の呼びかけで開眼 3 点：強く呼びかけると開眼 2 点：痛み刺激で開眼 1 点：痛み刺激でも開眼しない
Ⅱ．刺激に応じて一時的に覚醒する（二桁の点数）	言語機能 (Verbal response, V)
10(Ⅱ -1)：普通の呼びかけで開眼 20(Ⅱ -2)：大声で呼びかけたり，強く揺するなどで開眼 30(Ⅱ -3)：痛み刺激を加えつつ，呼びかけを続けると辛うじて開眼	5 点：見当識（→ Key Word 3）が保たれている 4 点：会話は成立するが見当識が混乱 3 点：発語は見られるが会話は成立しない 2 点：意味のない発声 1 点：発語・発声見られず
Ⅲ．刺激しても覚醒しない（三桁の点数）	運動機能 (Motor response, M)
100(Ⅲ -1)：痛みに対して払いのけるなどの動作をする 200(Ⅲ -2):痛み刺激で手足を動かしたり，顔をしかめたりする（除脳硬直，除皮質硬直を含む） 300(Ⅲ -3)：痛み刺激に対して全く反応しない	6 点：命令に従って四肢を動かす 5 点：痛み刺激に対して手で払いのける 4 点：指への痛み刺激に対して四肢を引っ込める 3 点：痛み刺激に対して緩徐な屈曲運動 2 点：痛み刺激に対して緩徐な伸展運動 1 点：運動見られず

表 5-2 意識障害における各用語の比較と JCS/GCS との関連

		Alertness	Lethargy	Obtundation	Stupor	Coma
開眼	無刺激	○	×	○	×	×
	呼名	○	○	○	△～×	×
	痛み	○	○	○	○	×
意味のある動き		○	○	○	○	×
見当識		○	○～×	×	×	×
JCS※		0	Ⅱ -2	Ⅰ -1, 2, 3	Ⅱ -3	Ⅲ -3
GCS※		E4V5M6	E3V4-5M6	E4V4-5M6	E2V1-4M4-5	E1V1M1

※筆者の解釈に基づいてスコア化した

表 5-3 AIUEO-TIPS

A	Alcohol	急性中毒，離脱症状，Wernicke 脳症，ケトアシドーシス
I	Insulin	低血糖，ケトアシドーシス
U	Uremia	尿毒症
E	Electrolytes Endocrinopathy Encephalopathy	電解質異常（Na，Ca） 内分泌疾患（甲状腺，副腎） 脳症（肝性，敗血症）
O	Oxygen Overdose	低酸素血症，CO2 ナルコーシス 薬物中毒（向精神薬，麻薬）
T	Trauma Tumor Temperature	頭部外傷 腫瘍 低体温，高体温（熱中症，悪性症候群）
I	Infection	感染症（脳炎，髄膜炎）
P	Psychiatric Porphyria Poison	転換性障害，過喚起症候群 ポルフィリン症 毒物（青酸中毒など）
S	Shock	ショック

5) 意識障害患者の治療

a ルーチンでの治療

下記の物質の欠乏は短時間のうちに非可逆的脳障害を引き起こすため，原因の如何にかかわらず投与すべきでものです．

酸素：十分な喚起と循環を保ちながら
ビタミン B1：100mg IV
ブドウ糖：20~50g IV

※オピオイド中毒ではナロキソン 0.01mg/kg IV，抗不安薬の大量服薬ではフルマゼニル 0.2mg IV

b 原因に応じた治療

Key Words

1 pinpoint pupil：瞳孔が左右とも φ <1mm の場合を指す．拡大鏡で見れば対光反射は保たれていることが分かる．橋出血，オピオイド中毒，コリン作動性薬中毒などで見られる．

2 asterixis (flapping tremor)：肝性脳症などの代謝性脳症に見られる不随意運動．姿勢を保持するための持続性筋緊張が瞬間的に欠如することによって生じる非律動的な運動．上肢では手や腕が羽ばたくように動くことから，flapping tremor とも呼ばれるが，ある一定周波数の不随意運動である tremor とは明確に区別する．

3 見当識：現在の自分と自分が置かれている状況を（時間，場所）を正しく認識すること．覚醒度は十分でも見当識が障害されていることはしばしばある．

見逃してはならない疾患（OKとNG）

R2 救急外来で診察している患者さんの件で相談があるのですが….

S いいですよ．どんな患者さんですか．

R2 症例は以下の通りです．

NG

症例 1：糖尿病でインスリン治療中の 75 歳男性．

2 時間前発症の意識障害と右片麻痺を主訴に救急車で受診した患者さんですが，CT では脳出血なく，MRI の拡散強調画像でも high intensity area がなく，脳梗塞の所見もはっきりしませんが超急性期であることを考慮すると脳梗塞の可能性はあると思います．TPA の適応を考え神経内科にコンサルトしようと思うのですが．

S なるほど，脳血管障害，特に脳梗塞を考えたくなる状況ですね．ところでその病歴は誰から聴取したのですか．

R2 搬送した救急隊員からです．

S 意識障害の患者さんは本人から病歴を聴取するのは困難なことが多いですので，患者の病状を最も知っている人から聴取する方がよいと思います．

この場合であれば，患者さんがいつまで普段通りであったか，いつからどのようにして容体が変化したのか，を確認する必要があります．ところで，この患者さんは血糖値をチェックしましたか．

R2 まだしていません．主訴からてっきり脳血管障害と思いましたので．

S 低血糖症状で focal sign を呈することは時にあります．focal sign の有無とは無関係に意識障害の患者さんでは必ず血糖値をチェックすると同時に 50% ブドウ糖液を 40mL 投与するようにしましょう．意識障害の患者には一般に酸素・ブドウ糖・ビタミン B1 はルーチンで投与すべきとされています．

R2 分かりました．

同一症例：糖尿病でインスリン自己注射中の75歳男性.

前日より倦怠感があり家人が38℃台の発熱に気付いたという．当日朝から食欲がなく，ほとんど朝食を摂れなかったにもかかわらず，通常量のインスリンを自己注射したとのこと．その1時間後に買い物から帰ってきた長男の妻が床に倒れている本人に気付き救急搬送を要請し来院.

（追加処置と病歴再聴取を終えて，レジデントが指導医のもとへ戻ってきて）

R2 先生，やはり低血糖でした．血糖値は30mg/dLで50%ブドウ糖を投与するとすぐに意識も回復し，麻痺も消失しました.

S そうですか．よかったですね．ただ，発熱の原因も気になりますね．感染症であればそれが意識障害の原因にもなりえますので経過観察入院とし，発熱の原因も検索した方がよいでしょう.

R2 分かりました.

推奨する基本的治療（OKとNG）ー「敗血症による意識障害」編

日曜日に意識障害で受診した患者のマネジメントについて当番医の上級医に電話コンサルト

R3 休日のところすみません．先生にご相談したい，発熱・意識障害の症例があります.

S どうぞ，どうぞ.

症例2：症例は85歳男性.

意識障害を主訴に救急車で来院．39℃の発熱があり，意味不明の言動を発し不穏状態でした．胸部X線，尿検査ともに正常で項部硬直もありませんでした．頭部CT上明らかな異常所見なく，腰椎穿刺でも細胞数，糖の値は正常でした．入院の上，抗菌薬を投与する予定です.

S 抗菌薬を投与するとして，この患者さんの場合，感染部位はどこでどのような菌を想定してどんな抗菌薬を投与するのですか．

R3 それがよく分からないのです．細菌性髄膜炎かと思い，腰椎穿刺をしましたが否定的でありどうしたものかと….

S そうですか．まずこの患者さんにおいて細菌性髄膜炎をどれだけ疑うかということが問題です．他に感染症のフォーカスがなく，細菌性髄膜炎の可能性が否定できないのであれば細菌性髄膜炎として十分量の抗菌薬を投与すべきです．細菌性髄膜炎の抗菌薬投与量は同じ起炎菌でも肺炎などのその他の感染症のそれと比べて大量投与が必要だからです．ところでこの患者さんは髄液のグラム染色はどうでしたか．

R3 検査室に回してしまい，行うのを忘れていました．

S 細菌性髄膜炎でも超急性期の場合は，髄液中に細菌だけが存在し，細胞数や糖は正常ということがあり得ます．数時間後には細胞数は増加し糖は低下しますが．肺や尿に問題ないということですが，その他に感染のフォーカスとなりうる場所として，男性の場合は前立腺を忘れないでください．直腸診をしましたか．

R3 いえ．今から髄液グラム染色と直腸診を行ってきます．

OK

同一症例：

直腸診上，腫大し熱感，圧痛を伴った前立腺を触知．髄液グラム染色では有意な菌を認めず．急性前立腺炎として ceftriaxone を投与し翌日には解熱傾向となり，それとともに不穏状態は消失した．翌日の尿培養，血液培養から GNR（⇒大腸菌と判明）を検出した．

S 結局，急性前立腺炎＋敗血症により意識障害を呈したということですね．敗血症や低酸素血症で意識障害をきたすことはあり，特に高齢者の場合はその傾向が強く現れます．注意しましょう．

R3 よく分かりました．

Updates

髄膜炎を疑う成人症例において，頭部 CT を撮像するかどうか

髄膜炎を疑う成人症例において，頭部 CT を撮像するかどうかはしばしば議論となる．他の頭蓋内疾患を否定する目的においては，下記に記載する characteristic が見られない場合は高い確率で CT も異常ないことを示した報告がある（陰性的中率 97%）[1]．このような場合，頭部 CT 検査は不要かもしれない．

表 5-4　髄膜炎疑いの患者の臨床症状・身体所見と頭部 CT 所見の関係

Presence of any base-line characteristic	Result on CT of the head		
	NORMAL	ABNORMAL	TOTAL
	no.of patients (%)		
No	93(97)	3(3)	96(100)
Yes	86(62)	53(38)	139(100)
Total	176(76)	56(24)	235(100)

Characteristic：以下の因子のうち少なくとも一つを満たすかどうかで判断
60 歳以上・免疫不全・中枢神経疾患の既往・1 週間以内のけいれん・意識障害・連続 2 問の質問に正確に答えられない・連続 2 個の指示に適切に従えない・注視麻痺・視野異常・顔面神経麻痺・上肢または下肢挙上の異常・言語の異常〔文献 1）より転載〕

（東　光久）

6 失 神

診療ルール

1. 「失神」の定義を理解（特に「意識障害」とのちがいについて）し，患者が本当に失神を起こしたのかを正確に評価できる.
2. 基礎に心疾患を持つか否かで予後が異なる.
3. 失神の原因として一過性脳虚血発作（Transient Ischemic Attack, TIA）は極めてまれである.
4. 原因の鑑別には病歴が重要.

ポイント

S「失神」の定義を知っていますか？

R1「気を失うこと」としか言いようがありません.

S それでは質問を変えて,「失神」と「意識障害」の違いは何でしょうか？

R1 う～ん.「失神」は診察時には回復していることが多いけれど,「意識障害」はずっと続いているような印象があります.

S そうですね.「失神」は脳血流低下により生じ，以下の特徴を有する状態を指します．すなわち．①突然の意識消失，②姿勢反射の消失，③短時間（数秒からせいぜい2分程度）で自然に意識が完全回復する，の3点です．一方，意識レベルの低下が数時間も持続したり，完全回復に時間がかかり，時には意識の変容も伴う「意識障害」とは明確に区別されます.

R1 なぜ,「失神」と「意識障害」を区別する必要があるのでしょうか.

S いい質問ですね．それは，それぞれにおいて鑑別となる疾患群が大きく異なるためです.失神の原因についてはどのように鑑別を進めていきますか？

R1 失神の原因は心原性失神，神経調節性失神，起立性低血圧（→ Key Word 1)，中枢神経原性失神の 4 つに分けて考えます．心原性失神には不整脈，急性冠症候群，肺塞栓症，大動脈弁狭窄症，閉塞性肥大型心筋症など，起立性低血圧には急性出血（消化管，子宮外妊娠)，脱水，など，神経調節性失神（または神経介在性失神ともいう）は種々の刺激（疼痛·情動·排泄·咳·嚥下）に対する迷走神経反射などに基づく血圧低下・徐脈により生じます．また中枢神経原性失神には TIA，くも膜下出血が考えられます．

S すばらしいですね．ただ，失神の原因として TIA を挙げましたが，巣症状（focal sign）（→ Key Word 2）を伴わない失神で TIA と診断するのは無理があります．強いてあげれば椎骨脳底動脈不全なら TIA になっても良いと思います．ただし，この場合は脳幹症状である複視，構音障害，回転性めまい，顔面のしびれなどを伴うのが通常です．したがって，中枢神経原性失神の原因として脳血管障害 /TIA の頻度は低く約 4% 程度と報告されています [1)]．

ところでこれらの疾患をどのようにして鑑別していくのですか．

R1 心電図，胸部 X 線，頭部 CT，血液検査などを行って鑑別します．

S 検査も確かに大事ですが，失神の鑑別においては特に病歴が重要です．危険因子，発症時の状況，前駆・随伴症状，既往歴などで約 50 ～ 60% の症例は診断可能です（表 6-1 参照)．

R1 ところで，失神はけいれんを伴うことはないのでしょうか．

S いい質問ですね．失神はてんかんなどと違って，厳密にはけいれん性疾患ではないのですが，短時間（<15 秒）のけいれんは心原性失神，神経調節性失神，起立性低血圧でもありえます．失神とてんかんによる意識消失の違いは，その回復期において前者は直ちに意識清明になるのに対し，後者は頭痛，錯乱，記銘力障害などを伴うことが多い（post-ictal period）点にあります．また，失神患者で見られる悪心・嘔吐・発汗は，患者の自律神経機能が正常に保たれている証拠であり，この場合は糖尿病などの自律神経障害による起立性低血圧の可能性は低くなります．

S ここで，失神をきたす病態についてまとめてみましょう（表6-1）．失神をきたす疾患群の鑑別は危険因子，状況，前駆・随伴症状，既往歴，前駆期・前失神の有無，意識の回復過程などを病歴から推定することにより可能です．以下，表6-1にその概要を示します．

表6-1　失神をきたす病態の鑑別

分類	心原性失神	神経調節性失神	起立性低血圧	中枢神経原性失神
危険因子	**高齢**（※4）	若年者	**薬物**（※6），食事，発熱，入浴，アルコール	高齢
状況	・どんな体位でも起こる（不整脈） ・労作時（AS，HOCM） ・体位変換時（左房粘液腫）	・5分以上の立位保持後 ・疼痛，情動，排尿，排便，咳，嚥下，嘔吐 ・首を回したとき，ネクタイを締めたとき，**髭剃り時**（※5）	・起立直後	・上肢運動（鎖骨下動脈盗血症候群） ・過換気（もやもや病）
前駆・随伴症状	・動悸，またはなし（不整脈） ・胸痛（ACS） ・背部痛（大動脈解離） ・呼吸困難（PE）	・腹部不快感，発汗，嘔気	・起立時の眼前暗黒感 ・腹痛（消化管出血，子宮外妊娠），タール便（→Key Word 3）（消化管出血） ・便秘，発汗障害，インポテンツ（自律神経障害）	・頭痛（SAH，脳底動脈偏頭痛） ・巣症状（複視，構音障害，回転性めまい，顔面のしびれ→椎骨脳底動脈不全によるTIA）
既往歴	心疾患	―	自立神経障害をきたす疾患（糖尿病，アルコール症，神経疾患など）	高血圧（脳血管障害の場合）
前駆期（※1）	なし	あり	あり	あり
前失神（※2）	なし	あり	あり	あり
意識回復過程	2分以内で突然回復し即座に意識清明となる	―	―	―
頻度（※3）	20% ・不整脈15% ・それ以外5%	20%	10%	10%

AS：大動脈弁狭窄症，HOCM：肥大型閉塞型心筋症，ACS：急性冠症候群，PE：肺塞栓症，SAH：くも膜下出血

注

※1 心原性失神以外の失神において，意識消失に至る前に必ず存在する数秒間のことを指す．この時期に筋力低下，起立不能，眼前暗黒感などの症状が現れる．このため患者は倒れるまでにけがを避ける余裕がある．

※2 完全な意識消失までには至らない意識レベルの一時的低下のことをいう．

※3 約35～40%は原因不明のままである．また，対象となる患者群の年齢，心疾患の有無などでこの頻度は大きく変わる．すなわち，高齢や心疾患の既往があれば心原性失神の可能性が高くなる．

※4 高齢者は多因子性の失神を起こすことが多いので，患者の病状についてそれらしい病歴を見つけても，途中で病歴聴取を止めないことが重要．

※5 頸動脈洞過敏による失神で神経調節性失神の亜型とされる．

※6 降圧薬，前立腺肥大治療薬，抗うつ薬，抗精神病薬などが挙げられる．

Key Words

1. 起立性低血圧

定義：臥位から立位（できなければ下肢をおろした端座位）で収縮期血圧 20mmHg 以上の低下，または心拍数 30/ 分以上増加.

原因：循環血液量減少，血管拡張，自律神経障害の 3 パターンが考えられる.

2. 巣症状（focal sign）

中枢神経の限局した病変によってその部分の機能が脱落したために現れる徴候や症状のこと．運動・感覚障害や失行，失認，失語症などがある.

3. タール便（tarry stool）

血液が消化液に接することによりヘマチンやメトヘモグロビンに変化して生じる黒色軟便のことをいう．上部消化管出血を示唆する.
病歴聴取の際は「イカ墨色の軟便」，「岩のり色の軟便」と表現すれば患者さんは理解しやすい.

見逃してはならない疾患（OK と NG）－「消化管出血」編

R2 救急外来で診察している患者さんの件で相談があるのですが….

S いいですよ．どんな患者さんですか.

R2 症例は以下の通りです.

症例 1：生来健康な 30 歳男性

3 日前から上腹部痛があり，本日排便を終えて立ち上がった際に意識消失したため救急車で来院されました．救急車内では意識は回復し救急外来でのバイタイルサインは血圧 120/80mmHg，心拍 100/ 分・整，呼吸数 16/ 分，体温 36.5℃で問題なく上腹部に軽度の圧痛のみでした．採血でも Hb12.0g/dl と貧血もなく，全体的に特に大きな異常はなさそうなのですが….

S それで先生はどう考えますか？

R2 私は経過からして TIA でいいと思います．

S その根拠は何ですか．

R2 一過性の意識消失で他に大きな問題もなさそうですし….

S TIA は通常意識消失の原因となることは少なく，仮にあったとしても必ず巣症状（focal sign）が伴わないといけません．この患者さんの場合は起立直後の意識消失ですから，起立性低血圧が考えられます．特に先行する上腹部痛と心拍数の増加から上部消化管出血ではないでしょうか．もう一度その視点で病歴聴取と身体診察をしてみてください．

R2 はい，わかりました．

OK

同一症例：

上腹部痛とともにタール便の病歴があり，眼瞼結膜は貧血様で半座位でも血圧 95/75mmHg，心拍 130/ 分・整となり，直腸診でもタール便を認めました．上部消化管内視鏡で十二指腸潰瘍からの出血を確認し止血処置を行いました．

S 安易に TIA としないことが大切ですね．失神の鑑別で重要なのは，表 6-1 のような病態を想起してそれに応じた病歴聴取や身体診察をするかどうかです．消化管出血などの大量失血ではすぐに Hb は低下せず，血圧も低下せず心拍数が先に増加することを知っておいてください．

上手なコンサルトのしかた（OKとNG）－「くも膜下出血」編

午前10時に意識消失した入院中の担当患者（高血圧と慢性腎不全のコントロール目的で入院中の75歳男性）の件で外来中の上級医にコンサルトすべく連絡して….

R3 外来でお忙しいところすみません．レジデントのR3ですがP1さんの件で先生にご相談があって連絡したのですが….

S どうしたの？

R3（以下の内容を電話口でプレゼンテーション）

NG

症例２：

朝７時ごろに私が訪室したときは問題なかったのですが，10時ごろ病室の床で倒れているところを看護師が発見し私が病室に着いたときは意識は回復していました．診察上も巣症状はないものの，頭痛を訴えていたので頭部CTを撮影したのですが問題ありませんでした．このまま経過観察でよいでしょうか．

S 頭痛の原因はどう考えるのですか？

R3 頭痛は意識消失時に床か壁に頭部を打撲したためだろうと思います．

S 確かにその可能性もありますが，それなら頭部に血腫や創傷はありましたか？

R3 はっきりしませんでした．

S そもそもこの患者さんの失神の原因は何でしょうか．

R3 ….

S 高齢者の意識消失は重篤な場合があるので若年者のそれよりも注意が必要です．心原性であれば前駆期がないので，いきなり床に倒れたと推察されます．従って頭部に受傷している可能性が高くなりますが，他の原因による失神の場合は前駆期があり，受傷を避けることが可能です．

S すなわち，この患者さんの頭痛は受傷による頭痛ではなく，失神に先行して発症した頭痛ではないでしょうか．

R3 なるほど．そうすると，SAH も考える必要がありますが，頭部 CT は正常だったのですが….

S 確かにそうですね．しかし，SAH は必ずしも CT で検出されるとは限りません．どうすれば良いですか．

R3 腰椎穿刺ですね．

同一症例：病歴を再聴取すると以下の通りであった．

「失神前に人生最悪の頭痛を自覚し，その後気が遠くなる感じがあり，危ないと思い壁にもたれるようにしていた．気がついたら床に倒れていた．まだ頭痛は残っている．」

診察上も項部硬直あり，血圧も普段以上に高く 190/100mmHg であった．腰椎穿刺をすると血性髄液が確認され，脳神経外科で血管造影を行ったところ，中大脳動脈に脳動脈瘤が確認され緊急手術となり，一命を取りとめた．

S 救命できて良かったですね．

R3 頭痛は意識消失後の転倒による頭部打撲が原因と思い込んでいました．危なかったです．

Updates

高齢初発の失神

高齢者や心疾患を基礎に持つ場合の失神患者の生命予後は悪いため（図 6-1 参照），高齢初発の失神を見た場合は心疾患を常に念頭において診療すべきです[1]．

心原性失神を見逃さないための具体的方策として以下の 4 項目をチェックすると良いでしょう．

①心不全の既往，PVC（>10 回 / 時，2 連続以上，multifocal）の既往

②急性冠症候群に合致する症状

③心不全，心臓弁膜症を示唆する身体所見

④心電図異常（虚血，不整脈，QT 延長，ブロック）

以上の 4 項目のいずれかを伴うことで，心原性失神の検出において感度 100%，特異度 81% という報告があります[2]．

図 6-1　失神の原因別生命予後

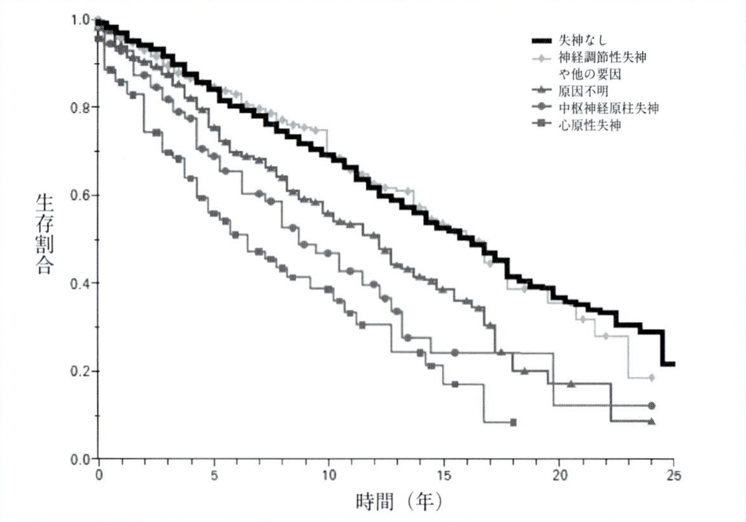

（東　光久）

7　けいれん

診療ルール

1. けいれんと紛らわしい病態の鑑別をする
2. 急性症候性けいれんの原因検索をする
3. けいれん重積の治療に精通する
4. てんかん性のけいれんが疑われる例は専門医へコンサルトする

けいれんの分類とアプローチ法

S 多くの研修医は「けいれん」と聞くとすぐに専門医を呼びたくなりますが，総合医として押えておくべきポイントを話しましょう．まず言葉の定義ですが，けいれんとは何ですか？

R1「全身の筋肉がけいれんして意識を失うこと」でしょうか？

S そうですね．正確には「けいれんとは全身または身体の一部の筋肉が不随意で発作性に収縮すること」です．一般的には大脳皮質のニューロンが過剰な同期性放電を起こす結果生じるものをさします．全身けいれんでは意識障害を伴います．

R1 分かりました．けいれんとてんかんは似ていますがどこが違うのでしょうか？

S てんかんは，慢性的にてんかん発作（epileptic seizure）を繰り返す疾患です．てんかん発作には「けいれん」を伴う発作（convulsive seizure）と「けいれん」を伴わない発作（non-convulsive seizure），たとえば複雑部分けいれん発作などがあります．従っててんかん発作＝けいれん発作ではありません．

R1 分かりました．初発の「けいれん」はどう対応すればよいでしょうか？

S 初発の「けいれん」は，てんかんの初回発作の場合もありますが，まず急性症候性けいれんとして徹底的な原因検索を進めることが重要です．急性症候性けいれんとはある原因（例えば脳炎など）によるけいれん発作で，原因が取り除かれれば原則として長期に抗けいれん薬を服用する必要はありません．（表7- 1）

R1 初回のてんかん発作と判断すれば抗けいれん薬を開始するのですか？

S いいえ，てんかんはてんかん発作を繰り返す疾患であり原則として初回発作では抗けいれん薬を開始しません．しかし個々の症例でけいれん再発の危険性を十分検討の上で抗けいれん薬を開始するかどうか決定するほうがよいと思います．

R1 その場合は専門医へコンサルテーションが必要ということですね．

S そうです．

R1 救急室でけいれんが持続している場面にときどき遭遇しますが，けいれん重積としてまずけいれんを止めることに専念しています．他に注意するべきことがありますか？

表 7-1　急性症候性けいれん発作の原因

1．脳疾患

中枢神経感染症

脳炎，脳膿瘍

頭部外傷

脳挫傷

脳血管障害

脳出血，くも膜下出血，脳静脈洞血栓症，血管奇形，脳梗塞

脳腫瘍

2．全身疾患

代謝内分泌疾患

低血糖、非ケトン性高浸透圧
高血糖、甲状腺機能亢進症、ポルフィリア

電解質異常

高ナトリウム血症，低ナトリウム血症，低カルシウム血症，低マグネシウム血症

子癇発作

薬物中毒

（けいれん発作を誘発する薬物については別記）

腎疾患

尿毒症，透析不均衡症候群

免疫疾患

ＣＮＳループス

その他

アルコールおよびアルコール離脱，熱中症，破傷風，低酸素

S よいと思います．救急のＡＢＣＤに沿って全身管理を行いつつけいれんをとめることに専念して下さい．日本神経学会の治療ガイドラインにけいれん重積の治療法が出ていますので参考になります．（表 7- 2）

R1 一過性意識消失または意識障害で受診した患者の鑑別として，常にけいれん発作が挙がるのですが，どのように診断したらよいですか？

S その場合は目撃者からの情報が非常に重要です．目撃者が同伴していない場合は呼び出すか電話で聞くくらいの熱意が必要です．けいれんの可能性が高まる病歴や身体所見がいくつかありますので参考にして下さい．（表 7- 3）

R1 わかりました．とてもわかりやすいと思います．

表 7- 2　けいれん重積の治療（日本神経学会治療ガイドラインより）

一般的な救急処置として；気道確保，換気，血圧維持，静脈路確保（生食）
検査：血液ガス，血糖値，薬物血中濃度

０－５分

けいれん重積状態の診断
酸素投与
バイタルサイン測定
静脈確保（生食）

６－９分

ビタミンＢ１　100ｍｇ静注　→　50%ブドウ糖　50mL 静注

１０－２０分

ジアゼパム 0.2mg/kg（50kg なら 10mg）を 5mg/ 分（10mg なら 2 分）の速度で静注
５分経過しても止まらない場合は，ジアゼパムを再度同量静注する

２１―６０分

フェニトイン 15 － 20mg/kg（50kg なら 750 － 1000mg）を 50mg/ 分を超えない速度（1000mg なら 20 分以上かけて）で静注する．その間心電図と血圧をモニターする

６０分～

止まらない場合はフェニトイン 5mg/kgを２回まで追加投与可
フェノバルビタール 100mg 筋注

セルシンを連続で使用する場合に（特に高齢者），呼吸停止の危険性あり
アンビューバッグを手元に置いておく

表 7- 3　けいれんの可能性が高い病歴・身体所見・検査所見

けいれん発作の既往
意識障害から回復が遅い（>５分）
舌咬傷あり
全身の筋肉痛あり
血清 CK 上昇
血中プロラクチン値上昇

けいれんの鑑別診断（ＯＫとＮＧ）

R2 今日病棟で診察した患者について相談したいのですが，よろしいでしょうか？

S もちろん．どうぞ．

R2 症例プレゼンは以下の通りです．

症例１：80 歳男性．

脳梗塞後遺症による認知症のため寝たきりの患者さんで，誤嚥性肺炎にて入院５日目です．本日午前 10 時看護師が吸引中に突然全身強直間代性けいれんを起こし 30 秒ほどで自然に止まりました．
意識レベルはＪＣＳⅢ－200，神経学的には右片麻痺あるが変化なし，頭部 CT で新たな病変なく，デパケンを開始して来週神経内科へコンサルト予定です．

S これは「ＮＧ」です．

R2 え～　どうしてですか？

S 初めての全身けいれんの場合は，まず急性症候性けいれんとして脳障害，代謝障害の面から徹底的に原因検索をすべきです．表７-１に急性症候性けいれんの原因疾患を挙げました．

R2 わかりました．もう一度考えてみます．

同じ症例の診察：

けいれん後から意識レベルの低下がみられました．けいれんの原因検索として血液検査（血糖値，電解質，腎機能，アンモニア），血液ガスを調べたところ，Ｎａ 118mEq/L と著明に低下しており低ナトリウム血症に伴う症候性けいれんと診断しました．低ナトリウム血症の原因は肺炎による SIADH と診断，抗けいれん薬は開始せず Na を補正していくと，徐々に意識レベルは回復しその後のけいれんはありませんでした．

S すばらしい，この対応は OK です．
ちなみに薬剤性の原因について検討しましたか？

表7- 4　けいれん発作を誘発する薬物（文献1より一部変更）

鎮痛薬
フェンタニル，メフェナム酸，メペリジン，ペンタゾシン

抗生物質
ペニシリン，アンピシリン，カルベニン，セファゾリン，セフォタキシム，ラタモキセフ，イミペネム，イソニアジド，メトロニダゾール，ナリジクス酸

抗うつ薬
アミトリプチリン，マプロチリン，ノルトリプチリン

抗腫瘍薬
クロールプロマジン，ハロペリドール

気管支薬
アミノフィリン，テオフィリン

全身麻酔薬
ケタミン

局所麻酔薬
ブピバカイン，リドカイン

自律神経作動薬
エフィドリン

その他
アルコール，アンフェタミン，抗コリン薬，抗ヒスタミン薬，水溶性イオン造影剤，バクロフェン，ドンペリドン，フルマゼニール，インスリン，メチルフェニデート，タクロリムス

R2 はい，入院後新たに開始した薬剤は抗生剤（クリンダマイシン）のみです．その他けいれんを誘発する薬剤（表7- 4）は使用していませんでした．

S はい，OKです．

けいれん発作時の基本的治療（OKとNG）

R3 次の症例を相談したいと思います．

症例2：18歳男性，左官業．

1年前からてんかんにてA医院へ通院中，本日職場でけいれんを起こしているのを同僚が目撃し救急車で搬送されました．搬送途中に意識は回復，バイタルサイン異常なし，意識傾眠傾向，理学所見，神経学的所見に異常ありませんでした．最近薬が切れていたとのことで怠薬によるてんかん発作と考え，1週間分の薬を処方してA医院を受診するように指示しました．

S これは「NG」ですね．てんかんの治療中に発作を起こした場合は服薬状況，発作の誘因についてもう少し詳しい情報が必要です．また薬物血中濃度を測定しておくことも重要です．

R3 はい，わかりました．もう一度診察してみます．

同じ症例の診察：

A 医院に診療情報の依頼をしたらすぐに FAX で診療情報提供書が送られてきました．内服薬はデパケン® 錠 200mg　4 錠分 2 でした．最終受診日は 2 ヶ月以上前でとっくに薬は切れていました．本人に詳しい状況を聞くと仕事が多忙で受診できず薬が残り少ないので量を減らして飲んでいたとのこと，ここ 1 ヶ月は睡眠不足が続いてました．新たに始めた内服薬はなし．バルプロ酸血中濃度を測定し 2 時間ほど経過をみて，同薬を 3 日分処方して A 医院へ診療情報提供書を作成し帰宅としました．後日バルプロ酸血中濃度は 5 未満と判明しました．

S すばらしい，この対応は OK です．

専門医にコンサルトすべき病態・疾患の判断（OK と NG）

R4 次の症例を相談したいと思います．

症例 3：60 歳男性，既往歴なし．

就寝中に大声を上げたので妻が行ってみると両目をぱちぱちさせ呼びかけに反応なく四肢を突っ張っていた．2- 3 分でおさまったが意識がないため救急車でＥＲへ搬送された．搬送途中に意識は回復．バイタルサイン異常なし，意識ほぼ清明，理学所見，神経学的所見に異常なし，けいれんと失神の両面から精査したが異常なく外来フォローアップとなった．しかし 1 ヵ月後の就寝中に同様の発作ありＥＲ受診した．頭部 CT，脳波検査したが異常なくけいれんを除外した．心理的な問題として外来フォローアップとした．

S これは「NG」ですね．一過性の意識消失の症例ですが，四肢は突っ張っていたということですからけいれん発作は否定できません．また脳波で異常なくてもけいれん発作は否定できません．

R4 了解しました．再度検討します．

同じ症例の経過：

就寝中に四肢を突っ張り意識消失する発作が２度あったのでてんかんの可能性について神経内科へコンサルトを行った．３度目の脳波でも発作波は見られなかったが状況からてんかんの可能性は否定できず，本人家族と相談の上抗けいれん薬を開始することにした．薬物開始後３ヶ月経過したが発作はないとのことである．

S すばらしい．この対応はOKです．脳波はてんかんに対する特異度は高いが感度は低く異常なくてもてんかんを否定する根拠にはなりません（Key Word）．てんかん発作の診断はやはり目撃者からの情報が最も大切になります．

けいれん重積の治療（OKとNG）

R5 次の症例をお願いします．救急外来で診ている症例です．

症例４：75歳女性

2-３日前から微熱あり，本日突然全身けいれんを起こし救急車で搬送された．受診時もけいれんは続いており生食でラインを確保しセルシン®5mgを静注しけいれんは止まった．バイタルは体温38.6℃，その他異常なし，意識レベルはＪＣＳⅢ－２００，頭部ＣＴ撮影中に再び全身けいれんを起こしセルシン® 5mgを静注し止まった．

S これは「ＮＧ」です．ＥＲ受診した時点でけいれん重積と考えるべきです．セルシンの効果は15分程度なのでけいれん再発予防にアレビアチン®を開始すべきでした．

R5 わかりました．

同じ症例：

受診時もけいれんは持続しており，マスクにて酸素開始，
血糖 200mg／dL, ラインを確保しセルシン®５ｍｇ静注にてけいれんは停止，心電図モニターを装着し，フェニトイン 500 ｍｇを５０ｍL/ 分より遅い速度で点滴静注した．意識障害は持続しており頭部ＣＴ撮影しＨＣＵへ入院となった．髄液検査の結果脳炎と診断しアシクロビルを開始し経過観察中である．

S この対応はＯＫです．

＊けいれん患者のライン確保は生食で行う．ブドウ糖が含まれる点滴ではセルシン®やアレビアチン®を投与した際に化学反応により沈殿物が出来てラインが詰まることがある．

Key Words

てんかんの予後

てんかんの有病率は 0.5 ～１％とごくありふれた疾患の一つである．全人口の約３％は生涯に１度てんかんと診断されその７割は完全寛解する．てんかんと診断され抗けいれん薬を内服し２年間発作がない人で，薬を中止した人の６割，薬を続けて人の８割はその後もけいれんを起こさない．つまりてんかんと診断されても生涯抗けいれん薬を飲み続ける人は少なくて比較的予後良好な疾患である．

脳波の感度と特異度

てんかんの患者に対して１回の脳波検査でてんかん性発作波が捉えられる感度は 20 ～ 50％である．つまり脳波で異常なくてもてんかんを否定する根拠には全くならない．感度を高めるには何度か脳波を施行する，発作後 24 時間以内に脳波を行うなどの方法がある．一方脳波のてんかんに対する特異度は成人の場合 90％と高い．しかし脳波診断に不慣れな者が診断した場合はアーチファクトや正常波形を発作波と間違えることが多く特異度が低下すると言われている．

Updates

てんかんの用語と概念の改訂

本稿を執筆中に国際抗てんかん連盟 (ILAE) の分類・用語委員会による「てんかん発作およびてんかんを体系化するための用語と概念の改訂」(Eplepisia,51(4):676-85,2010) の邦訳案が日本てんかん学会のホームページ上 http://square.umin.ac.jp/jes/ で公開された．改訂の目的はてんかんの分類を専門家の意見や根拠の乏しい断定や主張を排除して科学的な根拠を反映させて利用しやすい形にまとめることであるようだ．特記すべき用語の変更として「特発性 (idiopathic)，症候性 (symptomatic)，潜在性 (cryptogenic) に代わる概念として素因性 (genetic)，構造的 / 代謝性 (structural-metabolic)，原因不明 (unknown) を用いるということである．

（稲福　徹也）

8 複 視

診療ルール

1．単眼性の複視を除外する．

2．複視の最も強い方向が垂直か水平か斜め方向かを確認する．

3．眼の痛みや充血，他の神経症候など随伴症状に注目する．

4．脳動脈瘤の拡大による動眼神経麻痺を見逃さない．

ポイント

R1 やっぱり複視というと即座に脳外科，神経内科，眼科の専門医に相談したくなりますが，その前に総合医として押えておくポイントを教えて下さい．

S はい，脳神経領域の中でも眼（Ⅱ，Ⅲ，Ⅳ，Ⅵ脳神経）をきちんと診ることでさまざまな神経疾患の鑑別に役立ちます．まず，眼球運動障害としての複視かどうか確認することですが，問診ではどのような点に注目しますか？

R1 まず，両目で見てダブって見えるけど片目で見ると一つに見えるかどうか確認します．

S その通り！　すばらしいね．患者さんは見えにくいとか，ぼやけて見えるとか二重，三重に見えるとかさまざまな訴えをしますが，両眼視で二重に見えるのが眼球運動障害としての複視です．単眼視で二重三重に見えるのはレンズの屈折異常であり眼科疾患ということになります．

R1 わかりました．単眼性複視は即，眼科コンサルトですね．

S 次のステップとして特定の脳神経障害かどうか検討します．眼球運動をつかさどる脳神経とその機能を述べてください．

R1 え〜と，動眼（Ⅲ）神経，滑車（Ⅳ）神経，外転（Ⅵ）神経です．眼球を外転させるのは外転（Ⅵ）神経，それ以外の上転，下転，内転は動眼（Ⅲ）神経，滑車（Ⅳ）神経は眼球を内下転させます．

S その通り！　外眼筋とその作用および神経支配について表8- 1にまとめました．そして以下の３つについて検討します．

①複視が最もが強くなる方向は？　横方向なら外転神経麻痺（Key Words 1），縦方向なら　動眼神経麻痺，斜め方向なら滑車神経麻痺（Key Words 2）と大雑把な見当をつけます．

②遠くを見るときか近くを見るときか？　外転神経麻痺は遠くを見ると複視が強くなり，動眼神経麻痺は近くを見るとき複視が強くなります．

③特定の頭位で複視が消えるか？　滑車神経麻痺では内下方を見ることが障害されるため首を傾けることで補正しようとする動きが見られます．

Key Words

1 滑車神経麻痺の見方と原因疾患

滑車神経の単独障害は稀だが，理学所見で簡単に確認できる．Bielschowsky's head tilt testという方法があり，上斜筋麻痺の患者に頭部を患側へ傾けると患眼が上転し強い複視を生じる．滑車神経単独障害の原因として多いのは外傷性と特発性である．外傷性（中脳出血）は頭部　ＭＲＩを撮れば確認でき，ＭＲＩで病巣がない場合は特発性であり予後良好である．

2 外転神経麻痺の原因疾患

外転神経の単独麻痺の予後は一般的に良好である．臨床症状の特徴としては突然発症，患眼の痛みを伴うことであり，危険因子としてコントロール不良の糖尿病がある．ある研究によると８割弱の患者は６カ月以内に自然に回復したが，逆に回復しない例は重篤な原因が隠れていることがある．

表8- 1　外眼筋とその作用及び支配神経の関係

筋	作　用	神経支配
上直筋	上方注視	Ⅲ神経
下斜筋	内転位にて上方注視，外旋	Ⅲ神経
下直筋	下方注視	Ⅲ神経
上斜筋	内転位にて下方注視，内旋	Ⅳ神経
内直筋	内方注視	Ⅲ神経
外直筋	外方注視	Ⅵ神経

R1 よくわかりました．診察上のポイントは何ですか？

S まず正面視の眼位を診ます．眼球が内転位なら患側眼の外転障害（＝外転神経麻痺），外転位なら動眼神経麻痺を考えます．（眼位が上下方向にずれている場合は skew deviation と言って中枢性の障害を意味します）

次に眼球を上下左右に動かして眼球運動を診ます．わずかな麻痺は複視（自覚症状）の有無で確認します．特に外側を見ると水平性複視があり外側の目を覆うと２つ見える物体の外側の像（虚像）が消える場合は外側の目の外転神経麻痺です．

その次に瞳孔の大きさ，対光反射，眼瞼下垂の有無をチェックします．動眼神経麻痺の場合は，瞳孔が散大し対光反射が消失，眼瞼下垂が見られます．脳動脈瘤の圧迫による動眼神経麻痺の特徴を知っていますか？

R1 え～　知りません．

S 脳動脈瘤の圧迫による動眼神経麻痺では nonpupil-sparing であり，瞳孔散大，対光反射消失が外眼筋麻痺や眼瞼下垂よりも時間的に先に生じるので，これがあればレッドフラッグサインです．すぐに頭部ＭＲＩ／ＭＲＡをオーダーすべきです．

反対に外眼筋麻痺があるのに pupil-sparing（瞳孔は正円同大で対光反射は迅速）であれば動眼神経の虚血（高齢者や糖尿病合併例）の可能性があり経過観察が可能です．

R1 なるほど！　ＭＲＩ／ＭＲＡで脳動脈瘤が見つかれば脳外科コンサルトですね．それ以外の原因にはどのような疾患がありますか？

S 複視が単一の脳神経障害で説明できないときは，重症筋無力症眼筋型，バセドウ病による眼球突出，多発性脳神経障害などを考えます．ピットフォールとして単一脳神経障害と思われても原因が脳幹部（脳神経核の障害）にある場合もあります．その際は他に脳幹の神経症状（例えば片麻痺，構音障害，小脳失調）を伴うことがほとんどで複視以外の神経症状に注目します．

R1 わかりました．そういう場合に頼りになるのが神経内科の先生ですね．

複視の鑑別診断（ＯＫとＮＧ）

R2 今日総合外来で診察した患者について相談したいのですが，よろしいでしょうか？

S もちろん．どうぞ．

R2 症例プレゼンは以下の通りです．

症例１：１７歳女性，高校２年生，主訴　複視

２～３日前から物が二重に見えるようになり母親が脳病変を心配して受診しました．受診時には複視は改善しており神経学的に異常なし．頭部ＣＴ撮影したが異常なく，再度悪化するようなら受診するように指示して帰宅としました．

S これは「ＮＧ」です．どのような疾患を想定して頭部ＣＴを施行したのか見えません．この症例の特徴を１行で表すとどうなりますか？

R2 若年女性に急性発症した一過性の複視です．

S これはどんな病態で起こりえますか？

R2 え～と，血管性，外傷性，機能性，内分泌性，自己免疫性などです．明日呼び出してもう一度診察してみます．

症例１の続き：
よく聞くと，２ヶ月前に一過性の右眼瞼下垂あり近医眼科で異常なく自然に改善しました．２～３日前からの複視は単眼視では生じず，複視の方向は詳細不明．その他神経症状はなく，頭痛なく，最近の外傷歴もありません．複視は夕方から出現し翌朝には改善したようです．偶然にも神経内科の診療日で指導医と一緒に診察してもらいました．右わずかに眼瞼下垂あり，**Enhanced ptosis（Key Words 3）**陽性，瞳孔正円同大対光反射迅速，眼球運動障害なし，その他異常ありませんでした．テンシロン試験陽性，眼瞼下垂は易疲労性，日内変動あり重症筋無力症（眼筋型）の疑いで，後日電気整理検査の予定となりました．

S すばらしい，この対応は OK です．

Key Words

3 Enhanced ptosis
重症筋無力症でみられる両側性の眼瞼下垂時には，上方固視時に一側の上眼瞼を強制的に挙上すると他側の眼瞼がゆっくりと下垂する．この現象は本来存在した眼瞼下垂がより明確になったという意味でEnhanced ptosisと呼ばれている．ミトコンドリア脳筋症のような筋病変による眼瞼下垂でも軽度認められるが，ホルネル症候群や動眼神経病変などの神経性病変による眼瞼下垂時にはほとんど認められないため重症筋無力症による眼瞼下垂の有用な徴候である．

（神経内科，49（Supple.1）：114-5，1998）

専門医にコンサルトすべき病態・疾患の診断（OKとNG）

R3 次の症例を相談したいと思います．

症例2：47歳女性，主婦

糖尿病のため当院へ通院中，昨日より左目の痛み，近くを見るとき二重に見えるので受診しました．血圧130/70 mmHg　意識清明，眼底は異常なし，瞳孔は左散大（径5mm）対光反射消失，右は3mmで対光反射迅速，眼球運動は左で上下内転に制限あり，眼瞼下垂なし，項部硬直なし，その他神経学的な異常なし，頭部単純CTで異常なく，糖尿病性動眼神経麻痺と考え眼科コンサルトしました．

S お〜っと，これは「NG」です．

動眼神経麻痺の診断はOKですが，外眼筋麻痺に加えて瞳孔の散大と対光反射の消失を伴い（nonpupil-sparing），眼瞼下垂は生じていません．このようなタイプの動眼神経麻痺は動眼神経が外部から圧迫されている所見であり，最も危険な内頚動脈—後交通動脈（IC-PC）動脈瘤を考えなければなりません．

糖尿病があるからといってすぐに原因に結び付けてはいけません．糖尿病による動眼神経麻痺は通常pupil-sparingであり外眼筋麻痺があっても瞳孔の大きさや対光反射は正常に保たれます．また糖尿病性（あるいは動脈硬化性）の場合も発症機序としては末梢神経の虚血なので眼窩の痛みを伴うことがあります．眼窩の痛みの有無で鑑別は出来ません．まず危険な疾患からルールアウトすべきです(表8-2)．

R3 了解しました．

表 8- 2　眼痛を伴う外眼筋麻痺

原因として血管性，炎症 / 感染性，腫瘍性，その他が考えられる.

1．血管性	海綿静脈洞内頸動脈瘤，後大脳動脈瘤，後交通動脈瘤，頸動脈 - 海綿静脈洞瘻，内頸動脈解離など
2．炎症性 / 感染性	細菌性，ウイルス性,，真菌性（ムコール），結核性，梅毒性，その他（サルコイドーシス，Wegener 肉芽腫症，好酸球性肉芽腫症，トロサハント症候群）
3．腫瘍性	頭蓋内原発，頭蓋外原発，局所転移性，遠隔転移性（悪性リンパ腫，多発性骨髄腫，転移性癌）
4．その他	糖尿病性，外眼筋麻痺を伴う片頭痛，側頭動脈炎など

OK

同じ症例の診察：

直ちに患者さんを呼び出し頭部 MRA と MRI を施行しました.
左 IC-PC に 7 mm 大の動脈瘤が見つかり，脳外科医へコンサルトの上直ちに入院となりました. 後日動脈瘤に対してコイル塞栓術の予定です.

S　この対応は OK です．動脈瘤の場合「幕は最後に下がる，(眼瞼下垂は最後になる)」と覚えておきましょうね.

Updates

単独外転神経麻痺

単独外転神経麻痺の多くは突然発症し一般に予後良好である. 同側の眼痛を伴うことが多いことから原因としてⅥ脳神経 (末梢神経) の虚血が想定されている. 最近の論文 (case-control study) では，新たに発症した単独外転神経麻痺の 76 名と年齢と性とマッチさせた一般住民について糖尿病と高血圧の有病率を比較した. 外転神経麻痺群では糖尿病のオッズ比が 6 倍で，糖尿病と高血圧の合併はオッズ比 8 倍となるが，高血圧のみではオッズは上昇しないとの結論であった[3]. 単独外転神経麻痺の症例で糖尿病合併例の場合は経過観察でもよいかも知れないが，稀に頭部 MRI で脳幹病変が見つかることがあり注意を要する.

（稲福　徹也）

9　充血眼

診療ルール

1. 視診で診断がつく疾患を知っておく
2. 解剖学的な異常，機能的な異常を見極める．
   早急に眼科医にコンサルトすべき疾患を見逃さない．
3. 内科的疾患を見逃さない．

ポイント

S 君は自分の患者さんが赤目を訴えたことがあるかね？

R1 二，三度ありますが…．

S どう診断しました？

R1 結膜下出血でした．

S で，どうしたの？

R1 経過観察としました，予想通り，数日後には回復しました．

S 他に何か鑑別はあったの？

R1 いえ，特には…限局しており，鮮紅色だったのでそう判断しました．

S つまり君は，生半可な知識で，内科医であるという言い訳で，眼科的疾患をしっかり否定できなかったというわけだ．

R1 しかし，内科のマニュアル本にあまり充血眼鑑別など載っていませんが…．

S 君が内科医として，眼科的疾患から逃げたのであれば，それよりは，眼科医になんと思われようが，結膜下出血疑いを紹介した方がよかったのではないかね？

R1 理屈はそうです.

S 理屈ではない. もっとも優先すべきは, 君のプライドや利便性ではなく, 患者の安全ではないのかね.

R1 そこまでいわれると返すことばがありません. おっしゃるとおりです. では私はどうしたらよいのでしょうか?

S 専門外だからと, 全くみないか, きちんと勉強して, その場をしっかり対処するか, どちらではないのかね?

R1 私は自分を内科医というよりプライマリ・ケア医だと思っています. 自分の患者はある程度自分で診たいと思っています. また, 一人で当直することもあります. 勉強させてください.

S よし! 実は, そんなに鑑別は多いものではない. おさえておかないといけない疾患はもっと少ない. そもそも目が赤いとはどこのことをいうのかね. また, その前に解剖がわかっているのかね?

R1 そこからですよね.

S そう, そこからだ. 解剖の絵を100回描きなさい. 角膜, 前房, 虹彩, 毛様体, 毛様体小帯, シュレム管, 水晶体, 硝子体, これだけがすぐ描けたら合格だ.

R1 すぐですね.

Key Words

「充血眼」

目およびその周辺が発赤をきたすことは, しばしばプライマリ・ケアの設定でみられるが, 鑑別が広がるためこれらをまとめてRed eyeと呼んでいる.

「ぶどう膜」

ぶどう膜とは, 脈絡膜〈みゃくらくまく〉と毛様体〈もうようたい〉, 虹彩〈こうさい〉の三つをまとめて呼ぶ総称である. これらは眼球全体を包み込むように広がっている. 特に全身性の疾患を背景とすることが多く, その鑑別は多彩である.

S 解剖学上ほとんどすべとの構造物に，充血症状が現れうる．よって目の周囲の構造を理解することがこの主訴の鑑別を理解するはじめの一歩である．

- 結膜：細菌性結膜炎，ウィルス性結膜炎，アレルギー性結膜炎，紫外線角結膜炎，ドライアイ，結膜下出血
  上強膜炎，強膜炎（上強膜は結膜と強膜の間）
- 角膜炎：角膜潰瘍，睫毛内反，コンタクトレンズによる合併症，異物
- 眼瞼：麦粒腫，霰粒腫
- 緑内障
- ぶどう膜炎

プライマリ・ケア設定において，急性の眼症状のなかで結膜炎が30％を占めるといわれている．

病歴／身体所見

病歴で大切なことは，1）危険な兆候，2）原因と経路，3）全身の問題の３つを考えながら行う．

1）眼痛，視力低下，羞明は重症を示唆する大切なキーワードである．また緑内障を示す嘔吐，頭痛，腹痛も重要である．

2）薬剤ではスチーブンスジョンソン症候群
難治性の結膜炎は淋病かクラミジアが原因としてあるため，sexual historyは必須と考えてよい．アレルギー性結膜炎は両側から感染性は片側からはじまることが多い．

3）関節症状を伴っていないか，消火器症状を伴っていないか？ほかの感染兆候たとえばレプトスピラ症，麻疹などの感染症も原因となる．また，強膜炎は膠原病に多くRA>WG>RP>SLEの順に多い．

S ドライアイをみたときにSJSを忘れてはいけない．

身体所見では，解剖学的にどの部分に炎症があるかは，視診によってほとんど見当がつく．

視力，充血の部位，色調，眼脂，瞳孔，眼球運動，そしてフルオレセン染色，眼底検査 の順番にみるとよい．

細隙灯，日本ではプライマリ・ケア医が使うことはほとんどないが，ペンライトを横から当てるよりも角膜のカーブの評価が容易である． 眼底検査は緑内障を誘発する危険があるためできる限り散瞳させずに行う． 眼圧測定はSchiötz眼圧計により行う． 眼球運動の障害は眼窩の疾患が予想される． 瞳孔の観察は必ず行う．

見逃してはならない疾患（OKとNG）

症例１：

３４歳の女性．目の充血を主訴に来院されました．

角膜に問題はなく眼球結膜はびまん性に発赤，かゆみもありました．
アレルギー性結膜炎を疑いザジテン点眼を処方し，帰宅としました．

NG

S 君がこの方をアレルギー性結膜炎と診断した根拠は？

R2 まず，結膜の充血だったので結膜炎と判断しました．かなり痒がっていたのと，この時期毎年起こり，鼻炎も伴っていたからです．

S なるほど，確かにそうかもしれないが，君は救急室でこの患者を診たわけだね．救急室のもっとも大切な役割が忘れられたようなプレゼンだったね．

R2 たしかにそうです．ではどのあたりがポイントになるのでしょうか？

S 重要な陰性所見を忘れてはいけない．ERでこそこれは生きてくるのだよ．視力，痛み，羞明，嘔吐，頭痛，角膜に近づくと吐き気が増強するのかそれとも逆というのがポイントになるね．

R2 フルオレセン染色もした方がよかったでしょうか．

S そうだね，しかし視力もOKで痛みもなければ，まず必要ないけれどね．

R2 ザジテンが効かないときにはどうしましょうか？

S フルメトロンを使ってもよいがアレルギー性だという自信があればの話．ここから先は眼科医にまかせたほうがよい．

R2 わかりました．ステロイド点眼はどんなときに危険なのでしょうか？

S もっとも有名なのが単純ヘルペスの角膜炎のときだね．

R2 緑内障や白内障はどうですか？

S 1日4回程度では惹起されないといわれてる．ちなみに教科書的なアレルギー性の結膜炎は，眼瞼結膜は石垣状，眼球結膜は泡状といわれているね．
→プライマリ・ケア医のもっとも大切な仕事は眼科への紹介が必要かどうかの判断！

OK

症例２：

６５歳の女性，嘔吐にて来院．比較的突然の発症で視力低下もあり，角膜輪周囲の著明な充血あり，眼圧測定したところ 44 mm Hg であり直ちに眼科医に紹介しました．

S OK．突発性の眼痛，羞明，嘔吐，視力低下，瞳孔散大，角膜潰瘍，緑内障，角膜炎を疑うときはなるべく早期に眼科医に相談するのが原則だね．
→眼科的疾患を診たとき，医師として最も大切なことは視力低下を防ぐこと！
急性の充血眼で鑑別すべき疾患は，閉塞偶角緑内障，前房出血，眼窩蜂窩織炎，急性角膜炎，角膜潰瘍，強膜炎，虹彩炎，ぶどう膜炎などがあげられる．

NG

症例３：

24 歳男性 主訴は目の充血 痛みなし視力も良好，頭痛嘔吐なし．
３日前から上気道炎症状あり流涙あり．（透明）耳前リンパ節の腫脹がありウィルス性結膜炎と判断し，フルオレセン染色にて角膜に傷がないことを確認し，流涙が強いので眼帯をさせ，プリビナ点眼薬を処方し帰宅させました．

S 患者さんには何と言って返したの？

R3 4時間おきに点眼して，よくなればやめてよいと伝えました．

S NG がたくさんあるね．

R3 ？？

S まず，結膜炎を症状だけでウィルス性と細菌性を区別するのは難しい．

R3 しかし，細菌性であったとしても，抗生剤が必要かどうかわからないですね．

S うん，だからこそ，たとえば，「5 日間治療してもよくならなければ，細菌性結膜炎の治療をしましょう」と伝えたほうがよい．患者さんの中には，抗生剤は要らないのだろうか？などという疑問をもっている人もいるからね．

もうひとつはウィルス性結膜炎であればなおさら，伝染性であることをしっかりと患者に伝えなければならない．ことあるごとに手洗いをしてもらい，枕やタオルを最低 10 日間は共有しないことを強調しなければならない．そして当然君も診察後念入りに手洗いをしなくてはならない．

R3 あっ！

S それから，感染した目に眼帯をしてはいけない．涙で洗浄するのをむしろ阻害してしまうからね．

R3 あっ，すみません．

S 今すぐ電話をしてその旨を伝えるように．あと，コンタクトレンズ使用者かどうかというのは重要なポイントだから忘れずに．

→医師として最も大切なことは　感染を広げないことである！

OK

症例 4：

56 歳の男性．
目の不快感を主訴に夕方受診 いつも朝には軽快するということでした．
ドライアイを疑い，人工涙液を処方し，帰宅とし，よくならないときは再診を促しておきました．

S OK．同じドライアイの人でも，睡眠時に完全に目が閉じない人は日内変動が逆になるから気をつけるように．一重まぶたの人にそういうタイプの人が多いね．この方は虫歯がやたら多かったりしなかったかね？

R3 虫歯ですか？　聞いていませんが….

S 目が渇くからは必ずSicca　syndromeを，ひいてはSJSを思い出して欲しいね．

→目が主訴の人も必ず全身疾患を想定して考えること，そしてどの疾患がどんな眼症状を来すかを事前に勉強しておくこと！

ぶどう膜炎を診断することは重要である．これは片側性の眼痛，羞明，視力障害を伴う．充血は輪部が中心となり縮瞳を起こすことが多い．三大疾患として ベーチェット病，サルコイドーシス，原田病が挙げられるが，感染や膠原病，強直性脊髄炎，リンパ腫なども原因となりうる．

NG

症例5：

27歳の男性．
仕事場の洗面所で，自分の左目が赤いことに気がつき，あわてて受診．特に，激しい運動もしておらず，痛みも視力障害もありません．限局した鮮紅色であり，結膜下出血を疑い，安心させて帰宅させました．

S NG．結膜下出血だからそれで安心ではない．全身性の血液疾患が隠れていることもありうるだろう？

R4 では結膜下出血をみたら，採血して，凝固や目視によるCBCを見ることにします．

S それもNG．ほかに出血を示唆する症状がなく，既往歴もないことが確認できたら，問診のみでOK．それから，抗凝固剤などの投薬の確認も忘れずに．

R4 なるほど，健康そう，だから大丈夫ではなく，きちんと聞くことが大切なのですね．いろんな意味で．

S そう，自身の防衛の意味も含めてね．

→出血しているからには原因がある！

症例 6：

28 歳の男性.
両目の灼熱感を主訴に来院. 診察上は結膜の充血と流涙 フルオレセイン染色にて正常. あまり痛みが強いので, 局所麻酔点眼液を使用したところ軽快したので, 視力検査 眼底検査など施行のうえ, 麻酔点眼液を処方して明日の朝必ず眼科に行くように伝えました.

S この方の職業はなんだね？

R4 湘南でサーフショップを開いているといっていました.

S 日焼けしていたかね？

R4 ええ，ですから.

S NG. この方は日焼けサロンにいった数時間後に症状が始まったという病歴がとれたら，これは紫外線角結膜炎を疑うべき. この場合，楽になるからといって局所麻酔薬を処方してはいけない. 防御反射を抑制して，角膜損傷を起こす可能性があるからね. 非ステロイド消炎鎮痛点眼液を処方するべきだったね.

→目は外の環境に直接触れる臓器である. 職業や，生活も重要な要因になることがある！

Updates

HLA-B27 関連ぶどう膜炎

HLA クラスⅠに属するHLA-B27 陽性者に相関を示す疾患はHLA-B27 関連疾患と呼ばれ，強直性脊髄炎，やライター症候群 反応性関節炎がこのグループに属する．HLA-B27 陽性者は急性前部ぶどう膜炎（acute anterior uveitis：AAU）を発症することがあり，HLA-B27 関連ぶどう膜炎あるいはHLA-B27 関連前部ぶどう膜炎と呼ばれている．

なかでも強直性脊椎炎（ankylosing spondylitis：AS）の90％がHLA-B27 陽性であり，その５０％にAAU を合併する．HLA サブタイプの研究も進んでおり中でもDR 8はAS という疾患のもとでAAU の発症に関与すると言われている．

現在はステロイドの全身投与や局注が行われているが，TNF α innhibitor が新しい治療としてまた，この疾患概念に特異的な治療法として注目されている．

(Curr Opin Ophthalmol. 2003, vol.14,no.6,p.378-383. HLA-B27-associated uveitis: overview and current perspectives.)

超音波生体顕微鏡

超音波検査は侵襲が少なく，その割に得られる上情報が多いことから，いろいろな分野に応用されている．眼科分野も例外ではないが，プライマリ・ケア医の新しい武器として将来使われることもあるかもしれない．

(Expert Rev Ophthalmol. 2010, vol.5,no.1,p.59-74. Anterior-segment imaging for assessment of glaucoma)

（松下　達彦）

10 難　聴

診療ルール

1. 高齢者に対しては常に聴力の問題がないかチェックする
2. 騒音暴露歴，外傷歴，家族歴，薬物歴など聴取する
3. Weber テスト，Rinne テストを行い伝音性難聴，感音性難聴を鑑別する
4. 突発性難聴，メニエール病を疑ったら早めに耳鼻科へコンサルトする

ポイント

R1 難聴と聞くとすぐに耳鼻科にコンサルトしたくなりますが，その前に総合医として押えておくポイントを教えてください．

S まず難聴を主訴としない患者さんに対しても常に難聴を疑う習慣をつけることです．６５歳以上の約４０％はある程度の老人性難聴を持っていると言われているので，高齢の患者さんに対しては聴力の問題がないか訊くことが大切です．

R1 そうですね．何度も聞き返す患者さんは難聴があるのかなと思ったりします．

S 鋭い観察力だね．老人性難聴の初期は自分で気づかず，テレビのボリュームが大きいと家族に指摘されたり，騒がしいパーティーなどで会話が聞き取りにくくなったりします．では，聴力のスクリーニングはどのようにしていますか？

R1 えーと，指ならしではダメですか？

S Whispered vice test（Update）という方法があります．難聴に対して感度90-100%，特異度70-87%と優れているので使ってみて下さい．高齢の方で，①聴力に問題があると自覚している，② Whispered voice test で陽性のいずれかの場合は，精密検査が必要なので耳鼻科へコンサルトしてください．

R1 はい，わかりました．では，難聴を訴えて受診する患者さんへのアプローチは？

S 病歴では，難聴の発症時期とその後の進行程度，騒音暴露歴，外傷歴，家族歴，薬物歴が大事ですね．ある程度鑑別診断を知っておかないと上手な病歴聴取が出来ないので，表 10- 1 に難聴の鑑別診断を挙げました．

R1 診察ではどこに重点を置きますか？

S 一般理学所見，神経学的スクリーニングに加え，中耳炎，外耳炎，耳垢栓塞などを見逃さないように耳鏡で鼓膜を見ること，伝音性，感音性，混合性難聴を区別するために Weber テスト，Rinne テストはやってください．(Key Words 1, 2)

R1 はい！　ルーチンに検査すべきものは？

S やれやれ，もう少し自分で考えてほしいけど，急性の感音性難聴の原因を表10- 2 に挙げました．原因不明の感音性難聴に対しては，血糖値，血算，甲状腺機能，梅毒反応などはみておいたほうが良いと思います．(表 10- 3)

さらに純音聴力検査などの精査が必要なので耳鼻科へコンサルトしてください．

R1 ありがとうございました．

表 10- 1　難聴の原因（文献 1 より一部変更）

◎伝導性

外耳	外耳炎，外傷，扁平上皮癌，外骨腫，骨腫，乾癬，耳垢塞栓
中耳	中耳炎，真珠腫，耳硬化症，鼓膜穿孔，側頭骨外傷，グロームス腫瘍

◎感音性

内耳	遺伝性難聴，老人性難聴，髄膜炎，甲状腺中毒症，ウイルス性蝸牛炎，耳毒性薬剤，手術，メニエール病，突発性難聴，騒音性難聴，圧外傷，穿通外傷，聴神経腫瘍，髄膜腫，自己免疫疾患，多発性硬化症，脳血管虚血など

表 10-2　急性の感音性難聴の原因（文献１より一部変更）

1．感染症	ウイルス性蝸牛炎（ヘルペス，パラインフルエンザ，インフルエンザ，ムンプス，麻疹，風疹，HIV），細菌性髄膜炎，マイコプラズマ感染，ライム病，結核，梅毒，真菌感染症
2．薬剤性	アミノグリコシド，バンコマイシン，ループ利尿薬，マラリア治療薬，シスプラチン
3．腫瘍性	聴神経腫瘍，髄膜癌腫症，リンパ腫，白血病
4．外傷性	頭部外傷，圧外傷，騒音暴露
5．自己免疫疾患	自己免疫性内耳疾患，Cogan 症候群，SLE，抗リン脂質抗体症候群，関節リウマチ，シェーグレン症候群，再発性多発軟骨炎，血管炎（結節性動脈炎，ベーチェット病，川崎病，Wegener 肉芽腫症，側頭動脈炎，原発性中枢神経系血管炎）
6．血管性	椎骨脳底動脈系 CVA または TIA，小脳梗塞，内耳出血
7．その他	メニエール病，耳硬化症，Paget 病，多発性硬化症，サルコイドーシス，甲状腺機能低下症

表 10-3　原因不明の感音性難聴の血液検査

血糖値，血算，甲状腺機能，梅毒反応

Key Words

1 Weberテスト
音叉を振動させ額の中央に置くと正常なら音は中央から聞こえる．右伝音性難聴なら音は右（患側）から聞こえ，右感音性難聴なら左（健側）から聞こえる．

2 Rinneテスト
音叉を振動させ左右の耳後部の骨に当てて（骨導：ＢＣ）音が減衰して聞こえなくなったが合図してもらい，すばやく音叉を耳のそばに置いて（気導：ＡＣ）聞こえれば正常である（ＢＣ＜ＡＣ）．伝音性難聴の場合はＢＣ＞ＡＣとなり，骨導で聞こえなくなった音叉は気導では聞こえない．両テストを組み合わせて伝音性，感音性難聴の区別を行う．

難聴の病態と基本的疾患の鑑別

R2 今日外来で診察した患者について相談したいのですが，よろしいでしょうか？

S もちろん．どうぞ．

R2 症例プレゼンは以下の通りです．

NG

症例１：４５歳女性

高血圧のため定期通院中．１週間前から左聴力低下を訴え受診した．指鳴らしの聴力検査で左聴力低下の疑いあり，後日耳鼻科を受診するように紹介状を作成した．

S ん〜，どのような疾患を想定しているのか見えません．

R2 左聴力低下を疑ったので早めに精密検査を受けたほうがよいと考えたのですが….

S もう少し突っ込んで訊いてみましょう．難聴，耳鳴，めまいは密接に関連しているので，このうちどれが主訴であっても他の症状について問診することは大事です．また聴力低下のきっかけがなかったかも気になります．診察では神経学的スクリーニングや耳鏡できちんと鼓膜を診ることも大事です．

R2 はい，わかりました．この症例を再度診察してみます．

OK

同じ症例１の診察：

病歴を聞きなおすと，１週間前夫と口論になり左耳に平手打ちを受け，その後左聴力低下，回転性めまいが出現したとのこと．耳鳴なし，耳閉感なし．神経学的には脳神経領域異常なく，Whispered vice test で左聴力低下，Weber テストは右へ偏倚，左 Rinne テストで AC ≦ BC であり左伝音性難聴を疑いました．鼓膜を見ると左鼓膜穿孔がありました．圧外傷による鼓膜穿孔と診断し，耳鼻科へ紹介状を作成しました．

S この対応はOKです．耳鼻科では左高音部の難聴，左鼓膜穿孔（圧外傷）と診断，回転性めまいと眼振をみとめ外リンパ瘻の合併を疑った．鼓室開放術で蝸牛窓の穿孔を確認，修復術を施行し，難聴やめまいは完全に回復した．

R2 もう1例お願いしたいのですが．

症例２：４２歳男性，
２型糖尿病のため通院中，今朝起きたときから左耳の聞こえが悪いのに気づき受診，めまいなし，耳鳴なし，頭痛なし，今回が初めてのエピソード．
診察ではバイタルサイン異常なし，神経学的にも異常なし，鼓膜異常なし，Weber テストは右へ偏倚，左感音性難聴と考え，突発性難聴やメニエール病を疑い，１週間後の耳鼻科外来受診を予約しました．

S 鑑別診断まではきちんとできているけど，これは「ＮＧ」です．

R2 え～　どうしてですか？

S 突発性難聴やメニエール病の治療は急を要するので1週間後の受診では遅すぎます．1～2日以内に診てもらうべきでしょう．

R2 わかりました．患者さんに連絡して早めの耳鼻科受診を設定します．

同じ症例２の診察：

翌日耳鼻科と受診したところ，聴力は左低音が低下していた．
左突発性難聴または左蝸牛型メニエール病と診断され，ステロイド，利尿薬，ATP 製剤による治療が開始された．血糖コントロールに関しては内科でフォローアップすることになった．

S すばらしい．この対応はOKです．

急性の感音性難聴は早期に治療開始しなければ難聴が回復しない例があり，できるだけ早く（７２時間以内）耳鼻科医へコンサルトすることが大切です．

Updates

Whispered voice test

聴覚のスクリーニングテストの一つである．患者の背後60 ｃｍに座り（口唇の動きを読み取られないように）３つの数字とアルファベッドの組み合わせ（例えば3A 9など）をささやいて，それを復唱させ聞こえたかどうか判定する．検査は片耳づつ行い，片方の外耳をふさいでさらに指ならしでマスクしながら検査する．６つのうち３つ正解すれば正常とする．陽性尤度比 6.3　陰性尤度比 0.03 で聴力障害をルールイン，ルールアウトするのに有用な診察法である[2)]．

（稲福　徹也）

11 耳鳴

診療ルール

1．観察者にも聞こえる耳鳴かどうか判断する

2．難聴やめまいなど随伴症状をチェックする

3．片側性か両側性か

4．メニエール病と聴神経腫瘍を見逃さない

ポイント

S 耳鳴はよくある訴えですが効果的な治療法もなく敬遠しがちです．しかし総合医として基本的な知識を持って対応すれば意外と楽しいものです．まず耳鳴の定義は何でしょうか？

R1「実際にない音が聞こえること」でしょうか？

S 正確には「外部に音源がない状態でも，耳の中か頭蓋の中に音を知覚すること，ごくまれに，観察者にも聞こえる耳鳴がある（客観的耳鳴）」ということです．

R1 えっ！それじゃ，患者さんの耳鳴が聞こえることがあるんですか？

S あります．頭頸部の血管雑音（血管狭窄や動静脈瘻など）や軟口蓋や鼓膜の神経学的な不随意運動を患者さんは耳鳴として自覚することがあります．ですから診察する際は頭頸部に聴診器を当ててみることが大事です．

R1 なるほど，それ以外の耳鳴（主観的耳鳴）にはどうアプローチしたらよいでしょうか？

S まず耳鳴の随伴症状として難聴やめまいがないか訊く，そして片側性か両側性（頭鳴？）かを見分けることです．片側性で難聴（蝸牛症状）や回転性めまい（前庭症状）を伴う場合は何らかの器質的な疾患のことが多いです．

表 11-1　耳鳴の原因（文献 1 より一部変更）

主観的耳鳴

片側性	メニエール病，聴神経腫瘍， 神経疾患（多発性硬化症，脳幹腫瘍，脳幹梗塞など）
両側性	老人性難聴，薬剤性，中毒性，代謝性，精神的（うつ病，不安）

客観的耳鳴

拍動性	血管性（頸動脈狭窄，頸部動静脈奇形など）
持続性	耳管開放症，神経疾患（口蓋ミオクローヌス，アブミ骨筋れん縮など）

R1 老人性難聴はどちらに入りますか？

S よい質問だね！　左右差はあるかも知れないけど両側性耳鳴に進行性の難聴があり高齢者の場合に疑います．耳鳴は難聴の初期症状として現れる場合があるので必ず難聴の有無をチェックしてください．表 11- 1 に耳鳴の鑑別診断を挙げました．

R1 薬剤性の耳鳴というのが気になります．

S そうだね．内服薬は必ずチェックしたいね．表 11- 2 に耳鳴を起こす薬剤や物質を列挙しました．内耳毒性のある化学療法薬や抗生物質はよく知っていると思うけど，ループ利尿薬や鎮痛薬にも内耳毒性があることを知っておくといいね．それ以外の薬剤でも耳鳴をきたすものがたくさんあるので必ず医薬品医療機器総合機構のホームページ（http://www.info.pmda.go.jp/index.html）を開いて医療用医薬品の添付文書情報で調べておくといいね．

表 11- 2　耳鳴の原因となる薬剤（文献 1 より一部変更）

解熱鎮痛薬	アスピリン，NSAIDs
抗生物質	アミノグリコシド，クロラムフェニコール，エリスロマイシン，テトラサイクリン，バンコマイシン，クラリスロマイシン，フルオロキノロン
化学療法薬	ブレオマイシン，シスプラチン，メトトレキセート，ビンクリスチン
ループ利尿薬	フロセミド
降圧薬	ACE 阻害薬，Ｃａ拮抗薬
抗けいれん薬	バルプロ酸ナトリウム，カルバマゼピン

R1 そこのホームページを見るために何か登録が必要ですか？

S いえいえ，登録の必要はない無料のサイトです．

R1 わかりました．では，慢性的に耳鳴を訴える患者さんに対して何かよい方法はありますか？

S まず大切なことは背景にうつ病などが隠れていないか検討することです．うつ病で耳鳴を伴う場合は自殺の危険性が高まるというデータもあります．器質的な疾患が除外された慢性の耳鳴に対して，薬物療法は過去にいくつかの検討がされましたがどれも効果的な薬物はありません．現時点で効果があるとされる治療法として Tinnitus retraining therapy（耳鳴順応用法：TRT）や Masking（マスカー治療），バイオフィードバックや認知行動療法などがありますが，日本では発展途上であり実施している施設は限られています．主治医としてはその耳鳴が患者さんの日常生活及ぼす影響を考慮しつつ寄り添っていくしかないと思います．（文献２より）

耳鳴の病態と基本的疾患の鑑別（ＯＫとＮＧ）

R2 今日外来で診察した患者について相談したいのですが，よろしいでしょうか？

S もちろん．どうぞ．

R2 症例プレゼンは以下の通りです．

症例１：22 歳男性，主訴：左耳鳴り

２日前から左耳鳴り，左耳が詰まる感じ，聞こえが悪いのを自覚し受診．めまいなし．バイタルサインは異常なく，指鳴らしの聴力検査で左聴力低下の疑い，その他脳神経領域に異常なし．
突発性難聴を疑い，明日耳鼻科を受診するように紹介状を作成した．

S これは「ＮＧ」です．患者さんを病院に呼び出してください．

R2 え～　どうしてですか？

S 急性の片側性耳鳴，耳閉感，難聴の場合に，突発性難聴以外に耳垢塞栓，外耳道炎，中耳炎の可能性もあります．鼓膜は診ましたか？　出来る限り診断を絞ってからコンサルトした方がよいと思います．

R2 わかりました．この症例を呼び出して再度診察してみます．

同じ症例１の診察：

耳鏡で右の鼓膜を見ようとすると耳垢のようなものがありよく見えない．
耳垢塞栓の疑いにて紹介状を作成しなおした．
翌日耳鼻科で耳垢塞栓と診断，耳垢を取り除き症状は改善した．

S すばらしい．この対応は OK です．

耳垢の除去は慣れないと外耳を傷つける可能性があり近くに専門医がいる場合は任せた方がよいと思われます．離島やへき地などで近くに専門医がいない場合は自分で出来るように器具をそろえておくことが大切です．

R2 次の症例を相談したいと思います．

症例２：42 歳女性　主訴：右耳鳴り

２～３ヶ月前から右耳鳴りと右耳が詰まった感じがする．日常生活で聴力低下は自覚していないが，右耳では受話器の音が割れて聞きづらい．先行感染なし，耳漏なし，発熱なし，めまいなし．バイタルサインは異常なく，鼓膜異常なし，指鳴らしの聴力検査で左右差なし，その他脳神経領域に異常なし．
器質的疾患は否定的と考え，近医耳鼻科に紹介し経過観察とした．

S これは「ＮＧ」です．明日患者さんを病院に呼び出してください．

R2 え～　どうしてですか？　神経学的には異常がないですが．

S 片側の耳鳴と耳閉感については突発性難聴，メニエール病，そして聴神経腫瘍を疑うべきです．聴覚異常を訴える例に対しては音叉を用いて Weber テスト，Rinne テストまで行うべきでしょう．聴神経腫瘍の場合は初期に片側の耳の音弁別が悪くなるのが特徴です．通常の状態では反対側の耳で聴力をカバーしますが，電話では聞こえているが音が割れて言葉として聞きづらいと訴えます．

R2 わかりました．この症例を呼び出して再度診察してみます．

同じ症例２の診察：

再度病歴を聞きなおすと，電話は右耳では音が割れて内容がよく聞き取れないので左耳で電話をしているとのこと．Weber テストは左へ偏倚し，Rinne テストでは左正常（AC > BC），右異常（AC <= BC）で，右感音性難聴の疑いであった．
聴神経腫瘍の可能性があることを話し頭部 MRI（Ga 造影）検査を施行，右聴神経腫瘍が発見され脳外科へコンサルトとなった．

S この対応は OK です．聴神経腫瘍は慢性の経過をとりますが早期に発見することで後遺症なく治療することが可能な疾患であり絶対に見逃してはいけません．

Updates

耳鳴り順応療法 (TRT：tinnitus retraining therapy)

耳鳴りのメカニズムは完全に解明されているわけではないが，脳内神経回路の異常興奮というのが有力説である．耳鳴りの治療として米国では耳鳴り順応療法が一般的である．これは耳鳴りを生じている異常な脳内神経回路をTCI(tinnitus control instrument) という装置 (補聴器のようなもの) で耳に心地よい音を聞かせることで順応されていく原理と，耳鳴りを理解するためのカウンセリングを組み合わせたプログラム治療法である．治療期間は 1 ～ 2 年かかるが厳密なプログラムを実施している治療機関では 80%の人に有効という報告がある．最近のシステミックレビューでは 1 つの RCT が見つかり単なるマスカー療法に比べ有効との結論である[3)]．日本ではまだ限られた施設しか行われておらず，現在のところ保険適用はない．

（稲福　徹也）

12　めまい

診療ルール

1．めまいを①回転性めまい，②前失神，③平衡感覚障害，④心因性の4つのカテゴリーに分類する．

2．脳卒中を除外するために脳幹・小脳症状に注目する．特に糖尿病，高血圧，脂質異常症を持つ者，高齢者，喫煙者には注意する．

3．良性発作性頭位めまい（BPPV）の診断と治療に精通する．

4．耳鳴り，難聴を伴うめまいは耳鼻咽喉科にコンサルトする．

ポイント

S“めまい”は，苦手とする研修医が多いでしょうが，救急外来，病院の総合外来，診療所などどこでも遭遇する症状の一つです．まず，めまいの原因としてどのような疾患が多いと思いますか？

R1 小脳出血やメニエール病などでしょうか？

S いえいえ，全く違います．この2疾患はめまいの原因としては稀です．めまいの原因疾患を表12- 1に示します．診療の場によって多少の違いはありますが，末梢性めまいが最も多く（40%），次いで前失神または平衡感覚障害（25%），心因性(15%)，中枢性・脳幹障害（10%）の順で，原因不明も10%あります．年齢による違いでは高齢者ほど脳卒中の割合は高くなりますが，それでも末梢性めまいの方が高頻度です．

表12- 1　めまいの原因

回転性めまい	35－44%	前失神	4－14%
良性発作性頭位めまい	12－17%	平衡感覚障害	1－16%
前庭神経炎	1－10%	心因性	9－21%
その他の内耳性	6－10%	中枢性	4－10%
片頭痛による	1%	過換気症候群	1－23%
その他非特異的	10%	複合的原因	12－13%
		不明	8－19%

めまいの病態と中枢性，末梢性の鑑別点

S では，一言で「めまい」と言っても患者さんの訴えは千差万別です．診断を絞り込むためにはめまいをいくつかのパターンに分けるのが良いでしょう．どのように分類したらよいでしょうか？

R1「回転性めまい」と「非回転性めまい」・・・．

S そうですね．「非回転性めまい」はさらに「前失神型」，「平衡感覚障害型」，「心因性」に分けるとアプローチしやすいです．めまいの病態と分類を表 12- 2 に示します．それぞれの病態を決める際に，病歴の影響度は，回転性めまい 87%，前失神 74%，心因性 55%，平衡感覚障害 33% です．従って回転性めまいと前失神の診断には病歴がとても重要です．

表 12- 2　めまいの病態と分類

回転性めまい：自分または周囲が回転したり，動いているあるいは流れている感覚のめまい．必ずしも回転性ではなく「ぐるぐる回る」という言葉にこだわりすぎるとこれを見逃す可能性がある．病態としては急性の片側前庭機能低下であり末梢性障害である．しかし脳幹部の前庭神経核の障害（中枢性障害）でも前庭機能低下を生じうるので，必ずしも回転性めまい＝末梢性ではないことに注意が必要である．

前失神型：頭がふらふらする，目の前が真っ暗（または真っ白）になり気が遠くなる，頭から血の気が引く感じ，冷汗を伴う，周囲の人が見ると顔面蒼白という状況である．心疾患などによる血圧低下，あるいは失血など循環血液量の低下に伴う全脳虚血の症状であり，「失神」と同じ病態なので迅速な対応が求められる．

平衡感覚障害：足元がふらつく，宙に浮いたような感じ，船に乗っているような感じと訴える．身体の平衡機能の調節に関与する種々の感覚系（視覚，固有感覚（位置覚），前庭機能や運動系（小脳，錐体外路））の障害により生じる．原因疾患は多彩でありもちろん中枢性の可能性もある．原因を絞り込むために詳細な神経学的診察が重要である．

心因性：めまいの随伴症状として気分の落ち込みや不眠，倦怠感などを伴う場合は，うつ病，不安障害，身体表現性障害など精神的・心理的要因による可能性がある．

R1 平衡感覚障害と心因性の区別はどのようにつけるのでしょうか？

S 確かにこの 2 つは病歴による区別が難しいです．気分の落ち込みや不眠，倦怠感を伴う場合は心因性の可能性が高まります．平衡感覚障害の診断には神経学的診察において異常を見つけることが重要と思います．

R1 やはり，難しいのですね．

S では，めまいの中枢性と末梢性をどう見分けますか？

R1 眼振のパターンでしょうか？

S もちろん眼振は大切な所見ですが，中枢性めまい（特に脳卒中）を除外することに重点を置きます．まずバイタルサインは必ずチェックすべきです．高血圧が持続する例では脳卒中を疑います．次に神経学的所見は意識レベル，構音障害，瞳孔，眼球運動，眼振，バレー徴候，小脳症状，歩行の状態をチェックします．病歴と診察所見で中枢性を疑う異常がなければ否定してもよいです．しかし 100%ではありません．

R1 その辺がいつも悩ましいところで，画像診断をしないと不安になります．

S 末梢性めまいの特徴はめまいの自覚症状に一致して水平回旋混合性眼振を認めることです．末梢性眼振の特徴を表 12- 3 に示しました．これらの特徴とは異なり一定の頭位でめまいを生じて眼振が観察されるが，持続性で減衰傾向にない場合は脳幹小脳の小さな病変による中枢性眼振の可能性があるので気をつけて下さい．これを CPPV（中枢性発作性頭位めまい）と言います．

R1 ふ～ん．眼振って奥が深いですね．でも眼振が観察されない場合はどのようにしたら良いでしょうか？

S 良性発作性頭位めまいを疑う病歴（表 12- 4）があれば，積極的に Dix-Hallpike 手技（Key Words　1）を行い，診断が確定すれば Epley 法（Key Words　2）を試みます．耳鳴りや難聴を伴う場合は最終的に耳鼻科コンサルトが良いでしょう．特に聴神経腫瘍を見逃さないように注意が必要です．（本書のそれぞれの項目を参照して下さい）　心因性めまいの可能性が高ければ神経科，精神科受診を検討してもよいでしょう．

R1 了解しました．苦手なめまい診療が少し出来そうな気がします．

表 12- 3　末梢性眼振の特徴

1．自覚的なめまいの程度に一致して，水平回旋混合性眼振を認める（眼振の向きと反対側の前庭機能低下）
2．眼振は中枢性代償機能により徐々に減衰する（慣れの現象）
3．凝視することにより眼振は抑制される（フレンツェルの眼鏡を用いると凝視による眼振の抑制を抑え，大きく見えるので眼振の方向を観察しやすい）

表 12- 4　病歴から良性発作性頭位めまい（BPPV）の可能性が高いもの

①激しい回転性めまい（または流れるような感覚）
②頭位を変えた時や寝返りをうった時に出現する
③じっとしていると２分以内におさまる
④めまい以外に耳鳴り・難聴，神経症状がない
⑤意識清明で記憶障害がない，詳細な病歴聴取ができる

Key Words

1. Dix-Hallpike 手技（BPPV の診断）

まず，始める前に
①頚椎疾患や脳血管障害の可能性が高ければ禁忌
②患者さんにこれからやることをきちんと説明して了解を得る

手技：患者をベッドに座らせ頭部を右向きまたは左向き（最初にどちらからやるかがポイントであるが基本的に両方やる）にした状態ですばやく懸垂頭位（水平より 45 度低く）にする

1）短い潜時（2 ～ 15 秒）をおいてめまいが出現し
2）地面側に急速相のある水平回旋混合性の眼振が見られ
3）短時間（約 1 分以内）に減衰消失し
4）頭位変換を繰り返すと慣れの現象によりめまいも眼振も出現しなくなる

以上の 4 条件が揃えば陽性とする．右向きで陽性なら右後半規管の浮遊耳石，左向きで陽性なら左後半規管の浮遊耳石である．懸垂頭位の状態からそのまま Epley 法（変法）に移ることが出来る．

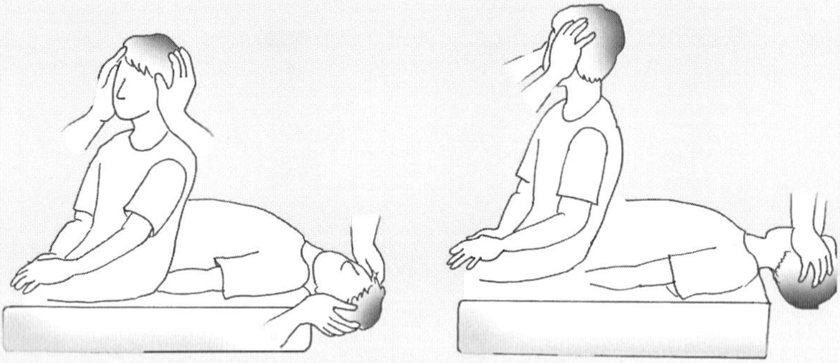

2. Epley 法（変法）（BPPV の治療）

右側が患側の場合（左側が患側の場合はこの逆になる）
① Dix-Hallpike 手技と同様にベッドに座らせ頭部を右 45 度にする
②そのまますばやく懸垂頭位にして 30 秒待つ
③頭部を 90 度左側に向けて 30 秒待つ
④胴体を 90 度左側に回し 30 秒待つ
⑤そのまま横向きに起き上がり座位になるとめまいは消失している

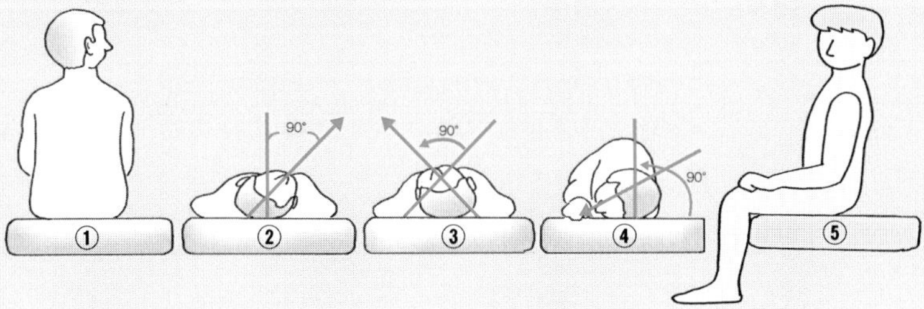

めまいの鑑別診断（ＯＫとＮＧ）

R2 今日 ER で診察した患者について相談したいのですが，よろしいでしょうか？

S もちろん．どうぞ．

R2 症例プレゼンは以下の通りです．

症例１：56 歳男性，主訴はめまい

糖尿病，脂質異常症にて近医へ通院中．昨日大量に飲酒して今朝 12 時ごろ目覚め，トイレに行こうとしたところふらついて右に傾く，左手のしびれ感，嘔気あり救急車にて受診．筋力低下なし，複視なし，構音障害なし，胸痛や背部痛なし，頭痛や頚部痛なし，外傷歴もありません．バイタルサインは体温 36.9℃，血圧 160 ／ 100 mm Hg，脈拍 57bpm です．一般理学所見，神経学的所見には異常なし．血糖値 180，電解質等の異常なく，心電図正常，脳梗塞を否定する目的で頭部 MRI を施行しましたが異常なく，飲酒によるふらつきの可能性があると思いますので帰宅させてよいでしょうか？

S これはＮＧです．入院させた方がよいと思います．

R2 え～　どうしてですか？

S この患者さんでは脳幹部梗塞は否定できません．左手のしびれ感を訴えていますが感覚障害の有無，それと実際に歩行状態を診ましたか？

R2 すみません．やっていません．もう一度診察してみます．

同じ症例１の診察：

神経所見を詳しく取り直してみると，左上下肢の痛覚鈍麻をみとめました．歩いてもらうと右へ右へ傾いてしまいまっすぐ歩行できませんでした．明らかに神経学的異常があり脳幹部梗塞は否定できないと考え脳卒中センターへコンサルテーションしました．

S はい，この対応は OK です．

脳卒中専門医の診察では左方向へ回旋性要素を含む眼振，歩行時に右へ引かれる症状（lateropulsion），左上下肢の温痛覚低下（顔面は含まず）でありWallenberg症候群不全型の疑いで入院となりました．急性期脳梗塞の治療を開始し，翌日の頭部MRI拡散強調画像にて右延髄外側に梗塞巣が見つかりました．

S 頭部MRI拡散強調画像は脳梗塞の早期診断に役立つと言われますが，脳梗塞に対する感度は発症3時間で73%です．つまり残り27%は脳梗塞があってもMRIに写らないということです．めまいとの関連が深い脳幹部梗塞ではさらに感度が落ちます．やはり脳梗塞の診断は病歴と身体所見が大事で，見逃さないためにはめまい以外の神経症状（複視，構音障害，小脳失調，感覚障害，麻痺など）に注目すること，リスクファクター（高齢者，男性，糖尿病，高血圧，脂質異常症，喫煙）が多いものについては常に疑ってみることです．

めまいを訴える患者の基本的治療（OKとNG）

R3 今日総合外来で診察した患者について相談したいのですが，よろしいでしょうか？

S もちろん．どうぞ．

R3 症例プレゼンは以下の通りです．

症例2：70歳男性　主訴：めまい

高血圧にて通院中起床時から周囲がぐるぐる回るめまいあり．起き上がると吐き気がするため横になっていましたが，寝返りを打つと同様のめまいと嘔吐あり家族と共に受診しました．
耳鳴りなし，難聴なし．血圧160／90 mm Hg，脈拍94bpmです．
患者さんは不安そうでしたが一般理学所見に異常なく，神経学的にも異常所見はありませんでした．末梢性めまいと考え，安静を保ち外来処置室でプリンペランとメイロンの点滴にて経過観察中です．

S めまいに対して対症療法を行っている点でよいですが，これはNGです．病歴より良性発作性頭位めまい（BPPV）を強く疑う（表12-４）患者さんですので，Dix-Hallpike手技を行い診断が確定すればEpley法まですべきですね．

R3 めまいで吐いてる患者さんにこの手技をやるのはちょっと気が引けるのですが，どのようにしたらよいですか？

S そうですね．無理矢理するのは問題ですが，この場合しばらく安静にしているとめまいは治まるはずです．その時点でこの手技は，診断と治療を兼ねていること，診断が決まればめまいは劇的によくなることを十分説明した上で始めることが大事です．また頚椎疾患がないことを確認しておくことも重要です．患者さんはめまいと嘔吐でパニックになっていることも多いので脳に異常がないことを十分に説明することも大切です．

R3 はい，わかりました．この症例を再度診察してみます．

OK

同じ症例２の診察：

患者さんは右を下にして寝ていた．承諾をもらい頚椎疾患がないことを確認してから，右側からDix-Hallpike手技を行い典型的な右BPPVの診断となった．引き続きEpley法を施行するとめまいは消失し歩いて帰っていった．念のため１週間後に指導医の外来受診をしてもらうことにした．

S この対応はOKです．

専門医にコンサルトすべき病態・疾患の診断（ＯＫとＮＧ）

R4 内科外来で診察した患者について相談したいのですが，よろしいでしょうか？

S もちろん．どうぞ．

R4 症例プレゼンは以下の通りです．

症例３：70歳男性　主訴はふらつき

高血圧，糖尿病のため近医に通院中，１ヶ月前から徐々に歩行時のふらつき，両下肢の感覚が薄れる感じあり，飲酒中にふらついて転倒しそうになることがあるため受診．
喫煙歴40本×50年　飲酒歴泡盛１ボトルを不定期に飲酒，血圧160/100mmＨg，脈拍87bpm，体温35.8℃，BMI26.9，意識清明とは言えず（JCS1-1），脳神経領域異常なし，バレー徴候陰性，指-鼻-指試験異常なし，ワイドベースな歩行でつぎあし歩行不可能，振動覚は下肢で4-5秒と低下，深部反射消失（増強法）でした．
血液検査では随時血糖210mg/dl，HbA1c7.0%でしたがそれ以外は問題なく，頭部CTで小脳半球に陳旧性の梗塞がありました．
緊急性はないと思われたので近医へ逆紹介しようと思いますが如何でしょうか？

S これはNGです．主訴である１ヶ月前からのふらつきの原因は，糖尿病性神経障害や陳旧性小脳梗塞ではうまく説明できませんね．下肢筋力は正常ですか？　ロンベルグ徴候はどうだったのでしょうか？

R4 下肢筋力はしゃがみ立ちが可能なので問題ないと思います．ロンベルグ徴候は診ていません．もう一度診察してきます．

同じ症例３の診察：

指導医と共に診察した結果，ロンベルグ徴候は陽性でした．ふらつきの原因は主に脊髄後索の障害と考え，ビタミンB1，B12などの検査を追加オーダーして後日神経内科を受診することにしました．

神経内科での診察の結果，両下肢の振動覚低下，位置覚低下，ロンベルグ徴候陽性により脊髄後索病変が疑われた．ビタミンB1，B12値は異常なく，血清梅毒反応（RPR）陽性であったことより，神経梅毒による脊髄障害と診断された．入院の上でペニシリンGを2週間点滴静注したところふらつきは徐々に改善した．

S はい，この対応はOKです．平衡機能障害の原因は多岐にわたり診断が難しい場合もあります．神経学的所見を丁寧に診て異常があれば積極的に専門医へコンサルテーションしましょう．

Updates

良性発作性頭位めまい（BPPV）の分類

理論的には，Dix-Hallpike手技に引き続きEpley法が有効なのは後半規管内に迷入した浮遊結石によるBPPVである．BPPVの発症機序には2つの説があり，①浮遊結石説は耳石器から剥離した耳石が半規管内に迷入し重力に従って動くためリンパの流れが生じてめまいが起こるとする説であり，②クプラ結石説は剥離した耳石が半規管内感覚器（クプラ）へ付着するためめまいが生じるという説である．どちらの機序によるかで臨床症状にも多少の違いがあると言われている．

一方半規管は後半規管，外側（水平）半規管，前半規管の3つがそれぞれ90度の角度で異なる向きをしている．以前はBPPVのうち後半規管によるものが90%と言われていたが，最近は外側（水平）半規管の割合が後半規管と同じくらいという報告がある．その理由として自然寛解の時間が違うことが原因とする文献があり，後半規管は外側（水平）半規管よりも自然寛解に時間がかかるというのである．つまり研究の場が救急外来だと早期の受診で外側（水平）半規管の頻度が高くなり，めまいがなかなかよくならないので受診する耳鼻科外来や大学病院では，外側（水平）半規管のBPPVは自然寛解で淘汰され後半規管が多いというのである．

そのようなことを考慮に入れても，Epley法のNNT（Number Needed to Treat; 1人の治療効果を上げるために何人治療しなければならないかという数字）が2というから2人に1人は有効である．しかも1回の手技で成功することもあり患者さんには大変感謝される．Dix-Hallpike手技ならびにEpley法は多少手間はかかるが是非ともチャレンジしてほしい手技である．

（稲福　徹也）

13 咽頭痛

診療ルール

①多くの急性咽頭炎では抗菌薬は必要ない．

②急性喉頭蓋炎は絶対に見逃してはならない．

③鼻汁，咳などの気道症状を欠く咽頭炎はA群β溶連菌が原因である可能性が高い．

④咽頭痛では急性 HIV 感染症も鑑別に入れる．

ポイント

S 次に，早速ですが，咽頭痛をきたす原因微生物を挙げてみましょう．（表13-1）この原因の中で，抗菌薬が有効なのはどれですか？

表 13-1　咽頭痛をきたす原因微生物

①感染性

ウイルス性：ライノウイルス，コロナウイルス，EB ウイルス，アデノウイルス，インフルエンザ，パラインフルエンザ，コクサッキー，HIV，単純ヘルペスウイルス，サイトメガロウイルス

細　菌　性：A群β溶連菌，淋菌，梅，マイコプラズマ，クラミジア・トラコマティス，ジフテリア，インフルエンザ菌

真　菌　性：カンジダ

②非感染性

白血病，SLE，MCTD など

亜急性甲状腺炎

R1 …抗菌薬はウイルスには無効なので，細菌性のA群β溶連菌，淋菌，マイコプラズマ，ジフテリア，ヘモフィルスインフルエンザ菌だと思います．

S その通りです．カンジダも抗真菌薬が効果的です．次に，これらの原因微生物を疾患・症候群に分けると，頭が整理できます．大きくわけると，急性咽頭炎，伝染性単核球症，急性喉頭蓋炎となります．（表13-2）

これらの疾患のうち，抗菌薬の投与が適応となるものは，実際の診療では頻度は高くありません．どれが適応かわかりますか？

表 13-2　疾患・症候群別の原因微生物

1. 急性咽頭炎	ライノウイルス，コロナウイルス，アデノウイルス，インフルエンザ，パラインフルエンザ，コクサッキー，単純ヘルペスウイルス，A群β溶連菌，淋菌，クラミジア・トラコマティス，マイコプラズマ，梅毒，ジフテリア
2. 伝染性単核球症	EB ウイルス，サイトメガロウイルス，HIV ウイルス
3. 急性喉頭蓋炎	インフルエンザ菌

R1 急性咽頭炎の原因がA群β溶連菌の時には，抗菌薬が適応だと思います．でも，他のウイルスが原因の急性咽頭炎では抗菌薬は無効です．あと，EBウイルスによる伝染性単核球症ではペニシリン系の抗菌薬は皮疹が出るので避けるべきだと思います．

S その通りです．日常的によく遭遇する急性咽頭炎のうち，報告により異なりますがA群溶連菌が原因となるのは 10 ～ 20% 程度であると言われています[1)]．他の細菌性咽頭炎の頻度は，実はよくわかっていませんが，多く見積もっても数%程度と予想されます．

R1 なるほど，咽頭炎にルーチンに抗菌薬を出すのは間違いなんですね．

見逃してはならない疾患（OKとNG）

NG

症例 1：25 歳男性．既往歴は特になし．

昨日より咽頭痛が出現．痛みが強いため外来を受診した．
唾液を呑み込むと咽頭痛を自覚し熱も上がってきたため受診した．

体温は 38.5℃，血圧は 120/60mmHg，脈拍 110 回 / 分，呼吸回数は 20 回 / 分．

咽頭は明らかな発赤や腫脹などは認めず．胸部も特に異常なし．

R2 症状が強くて何かありそうなのですが，よくわかりません．救急外来のベッドに寝ています．どうしたらよいでしょうか．

S ダメです．今すぐ救急外来に戻ってください．

R2 何故ですか？

S 誰か近くにいないと急性上気道閉塞が起きた時に窒息してしまいます．

R2 もしや急性喉頭蓋炎ですか？

同じ症例の追加問診事項：

咽頭痛が強くて，何も飲み込む気がしない．
呼吸が苦しい感じがするし，声がいつもよりこもっていて出にくい．
喉頭の軟線レントゲンを施行したところ喉頭蓋の腫脹を認めた．

急性喉頭蓋炎の診断で緊急入院．入院後，呼吸状態が悪化し気管挿管となった．(図 13-1)

S 咽頭痛は救急外来で診察することがとても多い主訴の一つで，どの診療科の医師でも失敗しない程度の知識は必要です．特に，診断を間違えて，その患者さんの命が関わることは絶対に避けなければいけません．急性喉頭蓋炎は見逃すと，後に急性上気道閉塞となり，窒息してしまいます．救急外来を数年やれば，一度は怖い目をみる疾患の一つです．最悪の場合，心肺停止となります．これは絶対に避けるべきで，入院治療し，いつでも気管挿管や気管切開が出来る状態としていれば助けられることが多い命です．

図 13-1　急性喉頭蓋炎

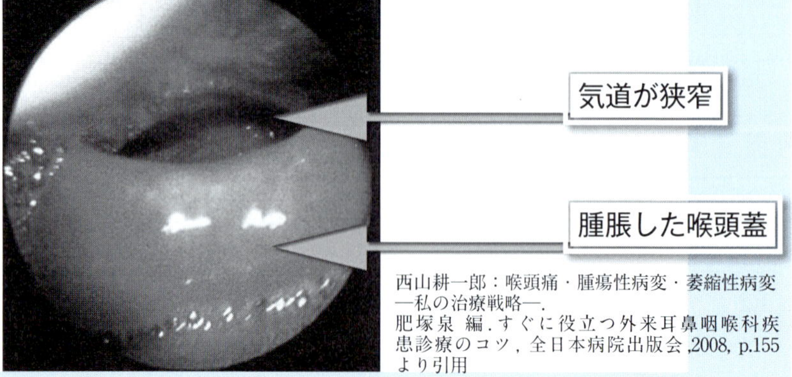

西山耕一郎：喉頭痛・腫瘍性病変・萎縮性病変—私の治療戦略—.
肥塚泉 編．すぐに役立つ外来耳鼻咽喉科疾患診療のコツ，全日本病院出版会 ,2008, p.155 より引用

R2 典型的な症状とは，激しい咽頭痛とこもったような声以外にはどんなものがありますか？

S そこが重要です．急性喉頭蓋炎の症状をまとめてみましょう．（表 13-3）この中で，最も有用なのは「咽頭所見の無い激しい咽頭痛」です．基本的に症状が強い場所に所見も強いはずです．でも，咽頭所見が無い激しい咽頭痛や嚥下時痛は危険な所見の一つです．ただし，喉頭蓋は刺激により急速に閉塞しうるので，舌圧子で咽頭を刺激しすぎないように注意が必要です．

表 13-3　急性喉頭蓋炎の症状[2)] より一部改変

1) 咽頭痛：「咽頭所見の無い咽頭痛」がポイント
2) 嚥下時痛：あまりに痛くて唾液が飲み込めないこともある
3) こもったような声
4) 呼吸困難：典型的には sniffing position になる
5)Stridor
6) 発熱
7) 流涎

（寺澤秀一，他．研修医当直御法度，第 4 版，急性喉頭蓋炎，p.60-61，三輪書店，2007 より一部改変して引用）

R2 分かりました．注意しないといけないですね．でも，患者さんによってはなかなか咽頭が見えないために，つい舌圧子を奥まで差し込んで，嘔吐反射が出てしまうこともあります．どうしたら，うまく咽頭所見が観察出来ますか？

S 日常的に咽頭所見をみる際には，舌圧子を咽頭の奥に入れて，「あ～」と声を出してもらうようにすると，軟口蓋が挙上し舌が下方に下がるので，あまり舌圧子を咽頭の奥に入れることなく上手く咽頭所見が確認できます．

R2 では，次に診察する時に，やってみます．

S あと，慢性の咽頭痛と気道閉塞では扁桃周囲膿瘍も忘れてはならない疾患ですね．

咽頭痛をきたした患者の基本治療（OKとNG）

R3 では先日見た患者の相談です．

症例２：21 歳男性．既往歴は特になし．

３日前より咽頭痛と発熱を自覚．市販の感冒薬を内服していたが，咽頭痛が強くなり，熱も 38℃以上が持続するため外来を受診した．

熱は 38.5℃で，血圧 120/65mmHg，脈拍 98 回 / 分，呼吸回数 18 回 / 分．咽頭は両側の口蓋扁桃が腫大していたが，白苔や滲出液は認めなかった．
前頸部のリンパ節腫脹があり，圧痛を認めた．アレルギー歴なし．

R3 熱は出ていましたが，全身状態は安定していましたし，最近彼女が出来たとのことだったので，EB ウイルスなどのウイルスによる急性咽頭炎と考えました．

S ウイルス性の咽頭炎と診断するにはまだ早すぎます．その他の症状はどうだったかわかりますか？ Centor's score を聞いたことはありますか？

R3 他の症状は…．Centor's score も知りません．

S すごく使えるスコアですから，理解しましょう．（表 13-4）

表 13-4　Centor's score[3)]

〜〜〜〜〜〜〜〜〜〜〜〜〜〜〜〜〜〜〜〜〜〜〜〜〜〜〜〜

1. 発熱
2. 圧痛を伴う前頸部リンパ節腫脹
3. 口蓋扁桃の白苔や滲出液
4. 咳嗽を欠く

〜〜〜〜〜〜〜〜〜〜〜〜〜〜〜〜〜〜〜〜〜〜〜〜〜〜〜〜

①〜④が揃えばＡ群β溶連菌の可能性が 75%程度になる．
実際には，「全て揃えばＡ群β溶連菌感染として抗菌薬治療開始．２つか３つの場合には溶連菌迅速検査を行い陽性であれば抗菌薬治療．１つ以下であれば抗菌薬治療しない．」と判断する．

（林寛之．ステップビヨンドレジデント２　救急で必ず出合う疾患編，「咽頭炎の Centor's Criteria」表２「Centor's Criteria」2006，羊土社，p13-15 より引用）

S Centor's　score の重要なところは，咽頭症状以外の気道症状を欠くかどうかです．

A 群 β 溶連菌の時には咳や痰，鼻汁などはありません．これらがある場合には，その他のウイルス性疾患を考えます．また，A 群 β 溶連菌の場合には迅速診断キットがあります．この診断キットは感度 90％以上と高いため，使用できる施設では活用すると便利です．

また，子供から親などに感染が広がることもあるため，周囲の人の症状についても状況を聞くことが手掛かりとなるかもしれません．

OK

同じ症例の追加問診事項：

鼻汁，咳，痰は経過中ずっと認めなかった．
また，後頸部のリンパ節腫脹やソケイリンパ節腫脹も認めなかった．
脾臓は触知せず．

Centor's score が 3 点であったため，溶連菌の迅速検査を行ったところ陽性となった．

R3 この症例は咽頭痛で受診した患者の中では少数に入る，抗菌薬の適応になる症例だったのですね．

専門医にコンサルトすべき病態・疾患の判断（ＯＫとＮＧ）

NG

症例 3：21 歳男性．既往歴は特になし．

10 日前より咽頭痛と発熱を自覚．市販の感冒薬を内服していたが，咽頭痛と発熱が持続するため外来を受診．

熱は 37.2℃で，血圧 120/65mmHg，脈拍 98 回 / 分，呼吸回数 18 回 / 分．

咽頭は両側口蓋扁桃が軽度に腫大し発赤を認める．頸部リンパ節腫脹を認めるが，圧痛は軽度．胸腹部は特に異常所見を認めない．

R4 症状が長く，単純な感冒とは異なると思います．専門医にコンサルトする方がよいと考えました．

S そうですね．症状が長引いているのは，何か違うぞと思うきっかけになると思います．でもこれではＮＧです．もう少し症状を聞いて，検査を追加する必要があります．

R4 何を追加して聞いたらよいですか．既往歴も聞いているし，診察もしっかりしたと思います．

S ポイントは既往歴の聞き方です．「大きなご病気はありませんでしたか？」や「入院した病気などありますか？」と聞くのでは不十分です．

若い人で性活動が盛んな人の場合には，STD の既往をしっかり聞きだす必要があります．これは HIV 感染症を否定するためです．

STD は既往歴に出にくい疾患です．自分なら言いづらいですよね？こういう時には診察の最後に聞く，閉鎖式の質問で聞く，「若くてのどの痛みが続く方にはみなさんに聞いているんですけど」と前置きをするなどいった工夫をすると良いと思います．

OK

同じ症例の追加問診事項：

３年前にクラミジア尿道炎，１年前に梅毒の治療をしたことがある．
性交渉の相手は同性．

急性 HIV 感染症の可能性があるため HIV 抗体だけでなく，HIV － RNA 量の測定も行った．（急性 HIV 感染症では抗体がまだ陰性である可能性があるため）

S 咽頭炎や伝染性単核球症を見た場合に，特に若い年代の患者さんの場合には，私は HIV 感染ではないか注意して診療しています．HIV 感染の中でも急性 HIV 感染は，急性咽頭炎や伝染性単核球症の病型をとることが最も多いと言われています．急性 HIV 感染は HIV 感染の感染後，数週間～数カ月以内に発症することが多いと言われていますが，この時にはウイルス量がとても多いため，その時期にコンドームを装着しないなどのリスクの高い性行為をすると周囲への感染するリスクが高い状態です．またこの時期を逃すと，進行し AIDS まで進行し，次に病院に受診した時には「いきなりエイズ」になってしまう可能性があります．

Key Words

STD

STD とは Sexually transmitted disease のことで性行為によって感染する疾患のこと. STI（Sexually transmitted infection）とも呼ばれる. 咽頭炎症状を来す STD は多く, 発熱などの全身症状が強いものとしては急性 HIV 感染症が代表的である. また, 咽頭症状が主体となるものとしては梅毒, 淋菌性咽頭炎, クラミジア性咽頭炎などがあり, oral sex の一般化により珍しくない疾患となっている.

Updates

ＨＩＶの増加について

日本における HIV 感染症は 2008 年末現在で約 15,000 人と報告され, 増加の一途をたどっている. しかしこの 10 倍以上の患者が存在するとも言われており, HIV 感染者の増加を止めることが急務である. 急性 HIV 感染症は, 初期の段階で見つけることができる, いわば「チャンス」であり, この機会を逃すと次に医療機関を受診するのは「AIDS」になった状態であることも少なくない. この間, 感染を知らずに周囲へ広げてしまう. 医療機関に受診した際に既に AIDS を発症している「いきなり AIDS」の症例は新規の HIV 感染症報告者の 30%強を占める. 急性 HIV 感染症は疑って始めて診断できるものであり, 是非, 積極的に疑う習慣をつけて欲しい.

（中村造・松永直久）

14　咳・痰

診療ルール

1. 咳・痰の発生機序から鑑別診断を考える．
2. 慢性咳嗽では非感染性の原因も検討する．
3. 必ず結核の可能性を否定する．
4. 咳が出る患者の多くは抗菌薬投与の必要がない．

ポイント

S では，次は咳がテーマです．咳を主訴に外来を受診する患者はとても多く，かつ不快な症状ですね．特に夜間に増悪するため，不眠となり睡眠障害を来すこともあります．

咳をうまくコントロールしてあげることが，外来診療の重要なポイントとなります．咳が発生する機序を理解すれば，自然にその原因・鑑別診断につながります．

咳が出る病態や機序は分かりますか？

R1 咳は気管・気管支に何らかの刺激があって，それに対する反射で発生します．気道に溜まった分泌物や異物を気道外に排出する生体防御反応の1つです．

S そうですね．では，刺激を感じる部位は気管・気管支のみですか？

R1 …．確かに，気管・気管支以外にも，喉頭に刺激があっても咳は出るかもしれません．他には，肺実質外の胸腔への刺激でも咳は出ます．

S そうです．外耳道，喉頭，気管・気管支，胸膜などが刺激を感知し，延髄にある咳中枢に働きかけることで発生します．咳中枢からの指令で，声帯は閉鎖し胸腔内圧を高め，一気に声帯を解放することで息を吐き出し咳が発生します．刺激は例えば，痰などの分泌物のこともあれば，冷気などの場合もあります．痰を伴う咳は湿性咳嗽と言いますね．

R1 咳をしすぎて嘔吐してしまう患者がいると思うのですが，何故でしょうか？

S 咳が発生する時には胸腔内圧が著明に上昇し，同時に腹圧も上昇します．咳をしすぎて腹筋が痛むことがありますね．これは咳の時には同時に腹部の筋も緊張することを意味します．そのため腹圧が上昇し，場合によっては嘔吐してしまうのですね．これは特に子供に多い症状です．

Key Words

湿性咳嗽

湿性咳嗽とは痰を伴った咳嗽のことで，細菌性肺炎や慢性気管支炎などでみられることが多いもの．一方，痰を伴わない咳嗽と乾性咳嗽という．間質が病変の主座である間質性肺炎や肺線維症，肺外の原因で見られることが多い．ただし日常診療では必ずしも明確に分けられない場合も少なくない．

見逃してはならない疾患（OKとNG）

症例 1：

67 歳男性．糖尿病があり，経口血糖降下剤を内服しているが，コントロールは不良とのこと．
3 週間前より咳・痰が出るようになり，1 週間前より微熱が出現．市販の感冒薬を内服して様子をみていたが改善せず，本日内科外来を受診した．
血圧 150/90mmHg，脈拍 90 回 / 分，呼吸回数 20 回 / 分，体温 38.2℃，SpO_2 90%（室内気）．
胸部聴診で右肺に coarse crackle を認めた．
胸部 X 線で右上肺野に浸潤影を認めた．血液検査では WBC 12,000/μL，Hb 9.8 g/dL，BUN 25 mg/dL，Cre 1.2 mg/dL，CRP 15.0 mg/dL と炎症反応高値であった．

R2 右肺炎の診断で，呼吸回数も多く，腎機能障害もあり，入院適応と考えました．

先程，痰のグラム染色をして，WBC は多数認めましたが，明らかな細菌は認めませんでした．抗菌薬は何を使用したらよいでしょうか．非定形肺炎もカバーが必要ですか？

S 入院したのですか？

R2 はい．CURB-65 にも合致するため救急病棟に入院させました．

S ただ入院させただけではだめです．結核を否定したのですか？

R2 …．していません．

同じ症例に対して：

痰の抗酸菌検査を施行したところ鏡検で 1＋ 相当．

結核の PCR を追加し，TB-PCR 陽性と診断され，結核病床のある病院に転送となった．

S 2 週間以上持続する咳や，糖尿病などの免疫不全疾患がある人が肺炎で入院する場合には，痰の抗酸菌染色を行なって結核を否定して下さい．

R2 すみません．

S 日本では結核がまれではない疾患です．先進諸国の中では極めて患者数が多いのです．

だから，肺炎を見たら結核ではないか，咳が持続する場合には結核ではないか，と常に疑う必要があります．この人はマスクをしていましたか？

R2 はい，マスクを着用していました．

S それは少し良い情報です．咳が出る場合には，必ずマスクをしてもらう必要があります．「咳エチケット」ですね．

咳以外にも急性上気道炎症状やインフルエンザ症状がある場合には，必ずマスクを着用してもらいましょう．結核だったとしても患者がマスクをしていれば周囲への曝露のリスクは減少します．

Key Words

CURB - 65[1]

外来で肺炎を診断した際に，入院適応かどうかを判断するスコアーの1つで，Confusion（意識障害の有無），Urea（BUN20mg/dL 以上），Respiratory rate（呼吸回数 30 回 / 分以上）， Blood pressure（収縮期血圧＜ 90 または拡張期血圧≦ 60），Age（65 歳以上）の頭文字をとり CURB-65 としたもの．この 5 つの要素のうち，要素を満たすのが 1 つ以下の群では死亡率が 1.5% で外来治療が可能と判断される．2つでは死亡率 9.2%，3 つ以上では死亡率 22%であり，これらの群では入院治療を行うべきであると判断される．また血液検査が出来ない状況では CRB-65 として判定する方法も提唱されているが，詳細は是非原文を参照されたい．

咳・痰を訴える患者の基本治療（ＯＫとＮＧ）

R3 外来でいま診察した患者についてです．

症例２：

45 歳女性．既往歴は特になし．
２カ月程前より咳が出るようになり，近医を受診．感冒薬を１週間分処方され帰宅．しかしその後も咳が持続．痰は出ないが，夜寝ているとひどくなるため不眠傾向が持続している．これまで熱や寝汗はなし．
来院時，発熱はなく，その他のバイタルサインにも異常はなし．胸部聴診では明らかな異常所見は認めず，胸部Ｘ線写真でも明らかな浸潤影は認めず．
慢性咳嗽と判断し鎮咳薬を処方し帰宅とした．

R3 この症例は熱や寝汗などもなく，胸部聴診も胸部Ｘ線も正常で，結核は否定的と考えました．症状が２ヶ月も持続しており慢性咳嗽と判断して咳止めのみで帰宅としました．でもこれで治療は良かったのでしょうか？

S 結核を否定しようとしたのは良いことですね．

確かに，この経過と身体所見・Ｘ線所見では結核の可能性は低いと思います．でも，咳の原因はなんでしょうか？

R3 原因ですか….

S 慢性咳嗽と判断したのですから，急性咳嗽と慢性咳嗽で鑑別を分けて上げてみてみましょう．(表 14-1, 2)

表 14-1　咳・痰の鑑別診断

(1) 感染性
気道に原因：急性上気道炎，気，インフルエンザ，肺炎，百日咳，肺結核，肺膿瘍
気道以外に原因：胸膜炎

(2) 非感染性
気胸，喘息，肺気腫，間質性肺炎，肺癌，縦隔腫瘍，逆流性食道炎，後鼻漏，薬剤性，気管異物，アレルギー性鼻咽頭炎，副鼻腔炎，心不全，寒冷刺激，誤嚥，ヒューム吸入．

表 14-2　急性咳嗽と慢性咳嗽

(1) 急性咳嗽：上気道炎
急性気管支炎・・・ウイルス性，マイコプラズマ，クラミジアなど

(2) 慢性咳嗽：感冒後咳嗽
百日咳
アトピー咳嗽
咳喘息
気管支喘息
慢性閉塞性肺疾患
肺癌
間質性肺炎，肺線維症
逆流性食道炎
後鼻漏，慢性副鼻腔炎
薬剤性（ACE 阻害薬など）
心因性

S こうやって原因を考えてみると，咳に対して抗菌薬が有効な疾患は少ないのが分かりますか？ マイコプラズマでさえも，肺炎でなければ抗菌薬投与は必要でないと言われています．肺炎が否定できていれば，咳が主な症状の場合には抗菌薬は無効であり適応ではないことは覚えておいて下さい．

R3 確かに原因を見ると抗菌薬のほとんどが無効ですね．

S 慢性咳嗽は鎮咳薬以外の薬剤を使用した方が効果的な疾患があります．どれだと思いますか？

R3 気管支喘息，咳喘息は喘息の治療，アトピー咳嗽は抗ヒスタミン薬，逆流性食道炎は胃薬でしょうか．

S そうです．ですからこの症例も原因を突き詰める必要があるでしょう．

OK

次回受診時の診察にて：

咳は持続．アレルギー歴はなし．鼻汁は認めず，副鼻腔炎もなし．
心窩部のむかつきがあり，胃酸が逆流してくる感じや，口の中がすっぱいことがある．

翌日上部内視鏡検査を施行したところ，逆流性食道炎を認めた．

S この症例では，プロトンポンプ阻害薬が咳の治療としては最も有効と思います．咳が出るからといって，肺や気管支に原因があるとは限らない良い症例ですね．

専門医にコンサルトすべき病態・疾患の判断（OKとNG）

NG

症例3：

75歳男
1カ月前より咳が出るようになり，2週間前より夜間になると発熱がみられるようになった．寝汗もあり．食事はなんとか食べているが，3kgくらい痩せてしまった．咳は出るが痰は少量出るのみ．右胸が重い感じがして心配になり受診した．
来院時，体温は37.5℃と発熱あり，血圧120/90mmHg，脈拍100回/分，呼吸回数18回/分．右呼吸音の低下があり．胸部X線では右胸水貯留を認めた．
右胸水を穿刺し，リンパ球優位の細胞増加あり，LDH500と高値であった．一般培養は陰性，結核PCRも陰性であった．細胞診もClass 3であった．入院後，3日間セフトリアキソンで治療するも，改善傾向がない．

R4 現時点では原因が不明です．悪性疾患，特に肺癌が高いと思います．

S 結核を否定したのは？

R4 胸水の PCR が陰性だからです．

S 胸水の PCR は感度が高くありません．痰の抗酸菌検査や胸水の ADA は測定していますか？ 痰は少ないようですので，早朝空腹時に胃液の抗酸菌検査を行う必要もあります．また，肺癌の評価には，胸水の細胞診以外にも痰の細胞診の提出してみる必要があります．また胸水をある程度少なくした状態で胸部 CT を施行してみると，胸水でつぶれていた肺が良く観察できるようになります．

R4 わかりました．早速やってみます．

OK

痰の抗酸菌塗抹は 3 回施行し陰性．胃液の抗酸菌塗抹検査は陰性，TB − PCR がも陰性であった．痰の細胞診は class 5（adenocarcinoma）であった．胸水を減らした状態での CT では右肺末梢に結節影を認めた．

S 胸水の原因を突き詰める場合にも，常に結核をしっかり否定して，れと並行して悪性疾患などの評価を行う必要があります．結核は忘れたころに，痛い目にあいます．注意しましょう．

Updates

クオンティフェロン[2)]

結核感染の新しい診断法にクオンティフェロン（QFT）がある．これは結核菌の特異的な蛋白質で，被検者のリンパ球を刺激し，放出される IFN- γを測定する方法である．ツベルクリン反応はウシ型結核菌を使用した BCG 接種の影響を受けるが，この QFT は BCG の影響を受けない点でツ反より有用であると考えられる．結核に感染して８～１０週後に陽転すると言われる．現在，使用可能な QFT 検査は QFT-2G（第２世代）であるが，この検査の結核診断の感度は 89%，特異度は 98.1%と言われている．ただし陽性でも活動性結核と潜在性結核の判断は出来ないことに注意する必要がある．

（中村造・松永直久）

15 喀　血

診療ルール

1. 本当に喀血？
2. 重症度の判定(massive　とは24時間で100－600 mLの出血をいう)
3. 鑑別を広く！
4. 治療，コンサルト，搬送のタイミングをあやまらない.

ポイント

S 喀血の人をみたとき，君はどう対応しますか？

R1 ちょっと待ってください．喀血という主訴は疾患も重症度もピンきりですし，働いている施設によっても対応が変わってくるのではないでしょうか？

S ん？どういうことだね？

R1 つまり，気管支内視鏡ができるDrがすぐに来てくれる施設とDr自体いない施設も多いと思うのですが，それによって，われわれプライマリで診るものの対応が変わってくるということです．

S ほう，若いのになかなか現実的にものを見ているね．すべての患者に平等なレベルの医療が与えられるべきとは思わない？

R1 そうです．だからこそ，設備のない施設では迅速な判断が必要になるのではないでしょうか？

S 確かに大切な視点だね，君はいつこの病院を去るかわからない．つまり，次にどんな施設で働くことになるかわからない．もしかすると，単純X線しかない診療所かもしれない．一般的にもいえることだが，喀血の場合特に患者にも施設にもばらつきがあるからね．では，喀血を診療するときのポイントは？

R1 重症度を見際める！ということ．そして，その施設でできる範囲を見極めることも重要ですよね．

S ほかには喀血でないことも含めて，鑑別を広くとること．治療のタイミング，搬送のタイミングを見誤らないこと．

R1 大丈夫です．いつもシミュレーションしていますから．

S では基本的な知識をまとめておこう．

Key Words

massive hemoptysis sudden onset
何をしているとき？
片肺挿管
気管支動脈

見逃してはならない疾患（OKとNG）

NG

症例１：

７８歳の男性
頚部骨折術後７日の方が喀血で内科にコンサルトとなりました．
突然の喀血で酸素が１０L マスクで 90%であり，
PCO $_2$29mmHg，P0 $_2$58mmHg，HCO$_3$24 mEq/L であり挿管しました．
気管支ファイバースコープ（FOB）による止血をお願いしたくコンサルトいたしました．

S 今何をしているのですか？

R2 取り敢えずアドナ・トランサミンで止血を試みています．

S 完全に NG です．

R2 血が止まらないと窒息で死んでしまいます．先生がこられるまで１時間以上あったので…血圧も低下傾向でした．

S 1時間以上もあればもっとできることがあるだろう．この患者は立って歩いていたのかね？

R2 いえ，術後不隠状態が続き….

S 下肢の edema は？

R2 栄養状態が悪く…

S アドナとかトランサミンとかはすぐやめなさい．すぐに造影 CT を，そして放射線科をよびなさい！

R2 どういうことですか？何かまちがっていましたか？

S きみのやっていることは逆だ！この患者は肺塞栓が疑われるだろう！造影 CT で出血部位と，肺塞栓の診断を行い片肺挿管して，気管支動脈を詰めてもらうんだ．

NG

症例 2：

53 歳の男性一人暮らし，本日からの喀血で来院されました．
血圧は安定，呼吸数は３０回，SaO_2 は RA で 95%，肺音は清でした．
肺梗塞を疑ったので来院してすぐさま Chest 造影 CT をとりました．
右の上肺野に異常陰影があり肺炎として CTRX を投与しています．

S 完全に NG です．

R3 確かに，単純の X 線で肺の病変はわかりました．でも，PE ならば急ぐと思いましたし，単純を確認してからもう一度 CT を取り直すのは効率がわるいと考えたのです．先生はいつも Sa が正常でも呼吸数が早いければそれは低酸素だと思えとおっしゃっているではないですか．患者の安全のために，単純を十分カバーできる CT を優先しました．ベストとはいいませんが間違っていたとも思いません．

S なるほど，この患者はやせているかね？

R3 はい….

S 以前から寝汗や体重減少はなかったかね？

R3 以前はもう少し栄養がよかったようですが….

S 喀痰のグラム染色は？

R3 明らかな菌は見られませんでした.

S きみはWell'sのクライテリアを知っているかね？

R3 それほどリスクは高くなかったです．でも患者の命にはかえられないのではないでしょうか？救急では重篤な疾患がまず，否定の対象になります.

S では君はCreが例えば1.3のヒトに造影CTを行ったときの腎不全を悪化させるリスクを具体的に知っているかね？

R3 …つまり，この患者さんは造影CTは必要なかったということですか？体重減少があって，寝汗があれば，この人が結核だといえるのでしょうか？

S 必要であったかどうかを問題にしているのではない．もっとも問題なのは君がこの患者にわずか1分で聞きだせる病歴聴取を怠らなければ，この方の腎機能がわからないままに造影CTをとるなどという，リスクを患者におわせずにすんだかもしれないということだ.

R3 ….

S 体重減少，盗汗，タバコ，性癖，栄養状態，免疫状態を落とす基礎疾患（糖尿病，腎不全，HIV）などから，PE以外のものが疑わしいのならば，Well'sのクライテリアであまり疑わしくない患者に腎機悪化のリスクを負わせることは医師として，罪ではないのかね.

S こんな診療ならばそもそもこの患者喀血だったのかまでが疑わしくなるね．君は検査を選ぶためにプライマリ・ケアをやっているのではない．検査前の考察で，同じ疑い疾患でも検査を行う域値が変わってくる．そのことが患者を救うことになるということを忘れないでほしい．

R3 わかりました，このことはこの事例に限らないですね．

症例 3：

36 歳の男性が喀血を主訴に来院されました．
出血は 1 回のみ手のひらに乗る程度です．本人はウォークインで来院．けろっとしているのですが，37.5℃の微熱があり，よくよく聞いてみると，3 日前から歯を磨いたとき，血が混じることがあったそうです．
採血したところ CBC は正常．凝固も伸びていませんでした．
バイタルもまったく異常がなく，Chest も異常陰影がなかったためトランサミンの経口剤を処方して，いったん帰宅としました．

S 君は 25 歳だが，血を吐いたらどう思うかね？

R4 びっくりします．

S 一度医者にいって大丈夫といわれて納得するかね？

R4 …若い医者ならなおさらですが，また出たらどうしようと思います．

S で，きみはこの患者をどうしました？

R4 また何かあったら来院してくださいとして帰しました．

S 今すぐこの患者の携帯電話に電話してきてもらいなさい！

R4 えっ？

S きみはなんらかの coagulapathy を疑った．そこまではよかったのだが，CBC が正常なら否定できるのだろうか？血液疾患，特に急性白血病をきちんと否定しなければ，帰宅させてはいけないのでは？

R4 えっ!! すぐ呼んで骨髄検査をします.

NG

症例 4：

25 歳の男性
１ヶ月前から時々咳嗽がありました
２日前より血液が喀痰に混じってきたため来院されました.
酸素化はよく呼吸数も２０回程度. いったん入院して精査とします.

S 君は医療者を危険に陥れるつもり？

R5 えっ？

S 結核の疑いがあるとは思わなかったの？

R5 鑑別に入るとは思いました. しかし血痰ですから窒息の恐れがあると思いまして….

S どれぐらいのものが窒息の可能性があるのか知っている？

R5 喀血でなく, 血痰でも可能性はあるのではないのですか？

S 基本的に喀痰に血液が混じる程度なら窒息の可能性は少ないと言われている. そして, 患者の来院までの出血の量は推定できてもこれからの出血は推定できないね.

これまでの出血の量が少ないときは推定疾患で考えるのだろう？
結核だとしても, 空洞病変がない限りは massive な出血にはならないと考える. よってバイタルも酸素化も問題なければ, 自宅待機で, AFB（抗酸菌）を繰り返すべきでは？ 最初の一回で出るようならなおさら, 結核の治療を行っている病院へ直接お願いすることになる.

どうしても入院が必要なら 3 回 AFB を外来で行ってからにするか, 陰圧の部屋で逆隔離するべきではないのかね？

R5 おっしゃるとおりでした.

症例 5：

70 歳の男性が喀血で来院.
血圧 110/56mmHg, 体温 37.5℃, 呼吸数 28/ 分, Sa　88%　RA
ABG, CBC, 生化凝固 , 尿沈渣, Chest　CT, 心エコー, ルート確保しながら呼吸器の Dr. をコールしました.
コールと同時に気管内挿管し, FOB を準備しました.

S OK です. バイタルが安定しない方はいろんなことを同時にするのですが, すぐできる検査はしながら, 止血を優先するという方法がいいですね.

心エコーや DVT エコーは PE に対してと思われるが, 同時に僧帽弁狭窄症（MS）なども否定できますね. 造影 CT までするかどうかの決まりはないと思います. が, 胸部の CT は専門医が到着するまでに撮影してよいです. もしかすると放射線科医にも声をかけておいてもよいかもしれません.
血管造影でも止血できないようなら肺切除となりますから, 胸部外科に報告が必要になるかもしれません.
いずれにしても喀血の度合いによりコンサルトするタイミングも相手も違ってきます. あらかじめ院内でディスカッションを持っておくことが, 推奨されます.

症例 6：

呼吸器内科医にコンサルトした 28 歳の女性.
喀血で来院. バイタルは安定, 酸素化も問題ありません.
また貧血もありません.
既往に甲状腺機能亢進があります.

S 本当に呼吸器内科でいいの？

R5 はい…喀血ですから.

S 若い女性の喀血の原因には何があると思う？

R5 ええと…血管炎？ 肺炎？ 肺塞栓？

S この人は甲状腺機能亢進があるといったね，プロピルチオウラシル(PTU)を飲んでいない？

R5 飲んでいましたが….

S それならまずPTUの副作用としての血管炎から考えるべきではないのかね？

R5 そうなんですか？

S 異質なものには裏がある．
プライマリ・ケアに携わるものはcommonなものから考えることが大切だが，commonでないシチュエーションの知識も知っておかないとコンサルトする相手自体を間違えてしまうことになりえるということだね．

Updates

喀血に薬で対抗できるのか？

massive hemoptysisに対しては，気管支内視鏡，もしくは気管支動脈の塞栓術がスタンダードだが，投薬だけではどれほどの効果を持っているのだろうか？

インダシン：インダシンがプロスタグランジンを抑制することで，気管支動脈を収縮させるという報告がある．

バゾプレッシン：ほとんど報告はない

デスモプレッシン：特殊な例での報告はある．

トラネキサム酸：繰り返す出血に対していくつかの報告がある．

（松下　達彦）

16 嗄 声

診療ルール

1. 問診により，発症パターンが急性か慢性か，症状を引き起こす感染や手術などの悪化要因がないか確かめる．
2. 嗄声以外のサインがないか，注意しながら身体所見を取る．
3. 原因は声帯そのものによるのか，反回神経麻痺によるものか大きく二つに分けられる．

ポイント

R1 嗄声の患者さんを診たときにどのようなアプローチをするのがよいでしょうか．

S まず，問診が大事です．そのポイントを（表 16-1）に示します．急性発症では，急性喉頭蓋炎を見逃さないことが大切です．慢性で徐々に悪化する経過の時は，悪性腫瘍を合併している可能性を念頭においてください．まずは，急性と慢性にわけて鑑別にあげておきたい代表疾患を（表 16-2）に示します．

表 16-1　嗄声の問診のポイント

- 期間（急性，慢性）
- 発症パターン（突然か徐々に悪化）
- 症状を悪化させる因子（声帯酷使，気道感染，薬，アレルゲン，毒素暴露），寛解させる因子（声帯の安静など）
- 嗄声以外の頭頸部症状の有無（嚥下困難，耳痛，嚥下痛）
- 喫煙やアルコール歴
- 副鼻腔疾患や逆流症状の既往
- 頭頸部手術（特に甲状腺，頸部，頸椎）や頭蓋底や胸部手術歴
- 外傷歴や気管内挿管歴
- 職業，趣味（声を使う習慣）

（UpToDate ONLINE 17.2:Hoarseness in adults を参考に作成）

表 16-2　嗄声の鑑別に挙げておきたい代表疾患

○急性：
急性喉頭炎，急性喉頭蓋炎，声帯の酷使，声帯の外傷，血管性浮腫，喉頭蓋炎

○慢性：
喫煙，声帯酷使の反復，GERD，甲状腺機能低下症，心因的要因，声帯ポリープ，声帯結節，喉頭神経損傷（反回神経麻痺），喉頭癌

R1 具体的例を教えてください．

S 表 16- 3 に示します．

表 16-3　嗄声の具体的な例

- 頚部（甲状腺）や胸部（心臓，食道，縦隔）術後→術後の反回神経麻痺
- 喫煙→刺激性，喉頭癌，肺癌による反回神経麻痺
- 歌手など声帯を酷使する職業→声帯の酷使，声帯結節（謡人結節）
- 咽頭痛→（急性）急性喉頭蓋炎　（慢性）咽頭癌，喉頭癌
- 息苦しさ→急性喉頭蓋炎，急性声門下炎，大きな声帯ポリープ，進行した喉頭癌
- 胸焼け，咳→ GERD（刺激性）
- 心血管疾患の既往→胸部大動脈瘤による反回神経麻痺
- 中枢疾患の既往→ ALS：筋萎縮性側索硬化症，MS：多系統萎縮症，パーキンソン病

S 嗄声患者をみた場合，問診をとりながら経過が急性か慢性か即座に判断し，疾患をしぼりこみ，同時に原因を 2 つわけて考えることが大事です．原因は，声帯そのものの変化か声帯を支配する迷走神経（反回神経）麻痺で分けます．

R1 反回神経麻痺がよくわからないのですが？

S 迷走神経の走行を覚えておくとよいでしょう．

Key Words

反回神経

迷走神経は脳幹より出て，頸静脈孔にて中頭蓋を抜け，副咽頭間隙後部を下行する．迷走神経は頚部を内頸静脈に沿って下行し，右は鎖骨下動脈の高さで反回神経を分枝し，迂回する．左は大動脈の高さで分枝し，大動脈を迂回し，左右反回神経は気管と食道の間を上行して声帯の運動を司る．

図 16-1

反回神経の走行

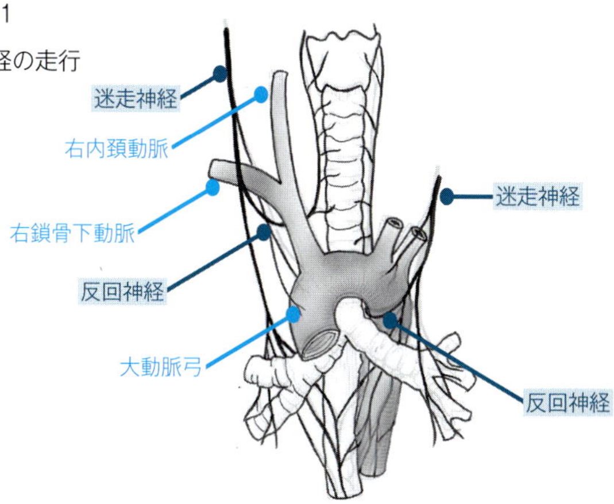

S 甲状腺癌，肺癌，食道癌など癌およびリンパ節浸潤，胸部大動脈瘤の増大による神経圧迫，手術（甲状腺，食道，心臓）後操作による損傷などによって反回神経麻痺が起こり，嗄声となります．頻度的には半側の反回神経麻痺が多く，病変は左に多いです．

R1 解剖がわかれば，疾患も自然と理解できました．

見逃してはならない疾患（OKとNG）

R2 症例を提示します．

症例 1：

70歳　男性　フリーアナウンサー　喫煙歴なし　高血圧にて近医フォロー中の患者．起床時からふらつきと嗄声を認めたため受診．
来院時バイタルサインは血圧 130/70mmHg, その他正常範囲内．
身体所見では，意識清明で，上肢バレーサイン陰性で，両側バビンスキー反射は陰性であったが，嗄声と歩行時のふらつきを認めた．
頭部 CT にて小脳出血は認められず，内耳性めまいとして補液して経過をみようと思っています．

S これはNGですね．急性発症のふらつきは中枢性のこともあり，その原因が小脳出血だけではありません．嗄声以外の神経症状，また他にも神経所見がなかったか再度確認してください．では，一緒に診察しましょう．

身体所見では嗄声以外に，右眼瞼下垂があり瞳孔は右 2 mm / 左 4 mm と右が縮瞳しています．右顔面は汗をかかないようですし，右ホルネル徴候がみられ，さらに右顔面の温痛覚低下，対側の上下肢の温痛覚低下，右側への躯幹失調があり，右延髄外側病変（ワレンベルグ症候群）と診断されます．緊急 MRI を施行したところ，拡散強調画像にて右延髄外側に小梗塞が確認でき，延髄外側梗塞と診断しました．

S OKです．
ここで，ホルネル症候群をきたす代表的疾患を整理しましょう．

- 視床下部より毛様体脊髄中枢の障害→延髄外側病変（ワレンベルグ症候群）
- 脊髄中枢から頚部交感神経節の障害→パンコースト腫瘍
- 頚部交感神経節より末梢→内頸動脈系の動脈瘤，星状神経ブロックなど

次に嗄声とホルネル症候群を合併する代表的な疾患（表16- 4）を覚えていくと便利です．

表 16-4　嗄声とホルネル症候群を合併する代表的な疾患

1）橋・延髄外側病変（梗塞，脱髄疾患，腫瘍）
2）転移性を含む縦隔，甲状腺の悪性腫瘍
3）鎖骨下動脈瘤

S 漫然と診察していては，見えているものも見逃すことがあります．解剖学的に特定の疾患を疑って注意深く身体所見を取れば診断は容易となります．

R2 よく分かりました．

推奨する基本的治療（OK と NG）

R3 症例を提示します．

症例 2：

19 歳男性　発熱，咽頭痛にて受診．喫煙歴なし．既往歴なし．学生．3 日前からの咽頭痛，発熱あり．昨日からすこし声がかれるようになり，咽頭痛も強くなった．来院時バイタルサイン　意識清明．血圧 146/82mmHg, 心拍数 96 回 / 分・整，呼吸回数 20 回 / 分，体温 38.5℃，Sat ９６%(RA) 身体所見　咽頭軽度発赤のみ　扁桃腫大なし．軟口蓋の腫脹なし，頚部リンパ節腫脹なし

若い男性の発熱，咽頭痛で，咽頭軽度発赤のみなので，上気道感染として総合感冒薬を処方し帰宅予定としています．

S これは NG です．この症例は急性の嗄声を認めていますね．咽頭痛などの上気道炎症状に嗄声が伴うときは，急性喉頭蓋炎を鑑別にあげましょう．その他，嚥下痛はありませんでしたか．一般的に咽頭炎や扁桃炎では強い嚥下痛はありません．(表 16-5)

表 16-5　急性喉頭蓋炎に認められる症状　（文献2を参考に作成）

病歴・身体所見	頻度
咽頭痛	91％
嚥下痛	82％
呼吸困難	37％
嗄声	33％
発熱	26％
咳	15％

S では一緒に診ましょう．

同じ症例の診察：

発熱，咽頭痛，嗄声に加え嚥下痛もあり．急性喉頭蓋炎を疑い，喉頭蓋を確認するため耳鼻科にコンサルトした．

S OK です．口腔所見に乏しい急性の咽頭痛，嚥下痛は，積極的にこの疾患を疑ってください．また気道閉塞を来すため，気道確保（気管内挿管，気管切開）の準備は必要です（気道確保が必要な症例は 10 ～ 20％）．

上手なコンサルトの仕方（OK と NG）

R4 症例を提示します．

症例３：

63 歳　男性　喫煙歴あり（１０本×４０年）半年前から 5kg の体重減少あり，１ヶ月前から声がかすれるようになり，半月前から労作時に息切れをみとめるようになり症状が増悪したため受診．来院時バイタルサイン：意識清明．血圧 110/60mmHg, 心拍数 110 回 / 分・整，呼吸回数１６回 / 分，体温 37.2℃，Sat ９６％（RA）身体所見　眼瞼結膜貧血なし，吸気時右胸郭の動きの低下あり．肺野　右上肺野呼吸音低下　心音清　胸部 X 線にて右上肺野上縦隔に沿って 5cm 大の不整腫瘤陰影あり．喫煙歴，体重減少，胸部 X 線所見から，肺癌を疑い，呼吸器内科にコンサルト予定としています．

S OK ですが，嗄声についての原因はなんでしょうか．

R4 余り気にしていませんでした．咽頭の病変でしょうか？

S 肺癌による反回神経麻痺の可能性があります．肺癌の初発症状として嗄声を呈するものは全症例の約 4％と報告されており頻度はそれ程多くはないのですが，所見が特徴的ですので，ぜひ覚えておいてください．腫瘍による反回神経麻痺の中では，7～8 割は肺癌が原因と言われており，続いて多いのが食道癌です．急性の気道感染がない場合の嗄声で咽頭，呼吸器症状＋体重減少がともなう場合は，悪性腫瘍が潜んでいる可能性を十分考慮してください．

R4 はい分かりました．

Updates

急性喉頭蓋炎

急性喉頭蓋炎は，気道閉塞をきたし得る緊急疾患である．著者は，咽頭炎の診断で帰宅後呼吸困難で再来院した症例や，呼吸困難で来院し頚部蜂窩織炎を合併した重症例を経験したことがある．重症化する場合はまず細菌感染が原因といえるが，急性喉頭炎についてはどうであろうか．急性喉頭炎の抗生剤使用については，十分なエビデンスはない．ほとんどがウイルス感染で，細菌であればモラキセラカタラーリス，ヘモフィルスインフルエンザ，肺炎球菌である．急性喉頭炎のランダマイズスタデイーでの有益性については，ペニシリンとプラセボでエリスロマイシンとプラセボで比較したがその違いはなかった．明らかに細菌性急性喉頭炎でないかぎり，抗性剤使用は適応ではない．それは，エビデンスがないことやコストの問題，一番問題は，不要に耐性菌を増やしてしまうからである．

（北川　泉，川田　純也）

17 嚥下困難・障害

診療ルール

1. 原因を２つに分けて考える（①咽頭部，②食道）.
2. 液体を嚥下した際にも障害が生じるかどうかを問診する.
3. 咽頭部由来の嚥下障害の鑑別は，SIM NIM (Structural, Infectious, Myopathic, Neurological, Iatrogenic, Metabolic).
4. 進行性の嚥下障害では悪性腫瘍（食道癌）を検索する.

ポイント

S 嚥下困難・障害は，口腔内〜咽頭部〜食道のどの部位が障害されても生じます．しかし，患者さんは，どこの部位が障害されても，区別することなく，"物が飲み込みにくい" と訴えます．的確な問診で，患者さんに生じている異なる病態を解明していきましょう．

R1 嚥下障害と言えば，脳梗塞後の後遺症のイメージしかなかったのですが，どうやら奥が深そうですね．

S まず１番初めに区別するべきポイントは，嚥下障害の主座が，"咽頭部" にあるのか？それとも，"食道" にあるのかを明確にすることです．

R1 どのように問診するのが良いのでしょうか？

S 良い質問ですね．"飲み込みにくさは，物の飲み込み初めに自覚しますか？ それとも，飲み込んだ後，数秒してから詰まる感じを自覚しますか？" と質問するのが良いでしょう．

R1 嚥下の初期の障害→咽頭部の異常，嚥下開始から数秒後に生じる障害→食道の異常と理解して良いのでしょうか？

S はい，そうです．それに加えて，患者さんの“物を飲み込む際のむせ（誤嚥）”の訴えは，咽頭部の異常を示す所見ですので，注意して聴きましょう．咽頭部の異常，食道の異常の違いにより，次のアプローチ方法が異なるために，初めに意識して区別することが重要です．

R1 分りました．次のステップは，それぞれの異常における鑑別診断の挙げ方でしょうか？

S そのとおりです．それでは，まず，食道の異常に関しての鑑別診断を考えていきましょう．食道の異常を鑑別する際に Key となる問診は，“飲み込みにくさは，液体を飲み込む際にも生じますか？”です．

R1 液体が飲み込みにくいと何が違うのでしょうか？

S 液体の飲み込みにくさは，障害が機能的であることを示します．

R1 機能的な障害？ とは何のことでしょうか？

S 機能的障害と対になるのが機械的障害といえば分かりやすいでしょうか？ 機能的障害には，食道アカラシア，全身性硬化症，びまん性食道れん縮（Diffuse esophageal spasm：DES），非特異的食道機能障害（nonspecific esophageal motility disorder：NEMD）などが含まれます．

R1 機械的障害は，想像するに，腫瘍（悪性，良性）による物理的な狭窄や，感染症などによる粘膜の障害のことを指すのでしょうか？

S そのとおりです．問診で絞りこみ，最終的には内視鏡検査で診断に至ります．それと，1つ特に注意しとくべき点があります．嚥下障害が進行性に悪化する場合には，躊躇することなく，内視鏡を依頼しましょう．食道癌が原因である可能性があります．それと，粘膜の障害ではビスフォスフォネートなどの薬剤が原因で食道炎を起こしていることもあるので，新しく加わった処方内容や薬の飲み方なども必ず抑えましょう．

R1 よく分りました．解剖学的な位置関係や，病態を考えながら鑑別を挙げると頭の中が整理されて覚えやすいですね．

S それでは，今度は，咽頭部の異常が原因で生じる嚥下障害の鑑別を考えていきましょう．これは，鑑別すべき疾患が数多くあるので，少し覚えるのが大変です．疾患群別に分類してみたのでみてみましょう．

表 17-1　嚥下障害の鑑別　頭文字の SIM NIM で覚える．
(Structural, Infectious, Myopathic, Neurological, Iatrogenic, Metabolic)

構造上の異常（Structural）	：奇形など口腔，咽頭部の構造上の異常
感染症（Infectious）	：ジフテリア，ボツリヌス，ライム病，梅毒，粘膜の炎症を引き起こす疾患（ヘルペス，サイトメガロ，カンジダなど）
筋疾患（Myopathic）	：皮膚筋炎，多発筋炎，重症筋無力症，筋緊張性ジストロフィー，眼咽頭型筋ジストロフィー，サルコイドーシス，腫瘍随伴症候群
神経疾患（Neurological）	：脳幹部の腫瘍，頭部外傷，脳梗塞，脳性麻痺，ギラン・バレー症候群，ハンチントン病，多発性硬化症，ポリオ，遅発性ジスキネジー，代謝性脳症，筋萎縮性側索硬化症（ALS），パーキンソン病，認知症
医原（Iatrogenic）	：薬の副作用，術後の神経，筋障害，放射線照射後，腐食性薬品の誤飲など
代謝性（Metabolic）	：アミロイドーシス，クッシング症候群，ウィルソン病

R1 この中で，特に注意しておくべき疾患はどれでしょうか？

S 意識していないと見逃しやすいのが，神経・筋疾患です．特に ALS は要注意です．

R1 何を意識しながら診察するのがよいでしょうか？

S 嚥下困難以外の随伴症状や特徴的な身体所見を抑えておきましょう．

球麻痺型 ALS の場合は，嚥下困難や呼吸苦を主訴に来院し，ALS の診断に繋がることもあります．体重減少を伴う場合には ALS の可能性が高まるので特に注意が必要です．

身体所見や一般検査での注目する点は，身体所見では，腱反射亢進と線維束れん縮など，上位運動ニューロン障害と下位運動ニューロン障害が併存することです．また，一般検査での特徴的な所見としては，II 型呼吸不全を認める場合の動脈血ガス検査にて，$A\text{-}aDO_2$ の開大を伴わないことです．

S まとめると，注意深く問診をおこない，嚥下困難以外の呼吸苦，体重減少を見逃さないようにします．そして，身体所見では腱反射の所見や舌などの線維束れん縮を確認します．呼吸苦があれば，動脈血ガス検査で，A-aDO_2も診断の助けとなります．

Key Words

A-aDO2

肺胞気 - 動脈血酸素分圧較差のこと．肺の血液酸素化能の指標として用いる．正常では 10mmHg 以下であるが，年齢とともに増加する．A-aDO_2 の開大は肺におけるガス交換の障害の程度を表す．A-aDO_2 の計算式は，

$$A\text{-}aDO_2 = 713 \times 0.21 - PaCO_2 \ /0.8 - PaO_2 \quad (FiO_2=0.21)$$

である．

R1 わかりました．最後に，今教えていただいた，嚥下困難・障害の体系的なアプローチ方法をまとめてみたのでみてください．

図 17-1

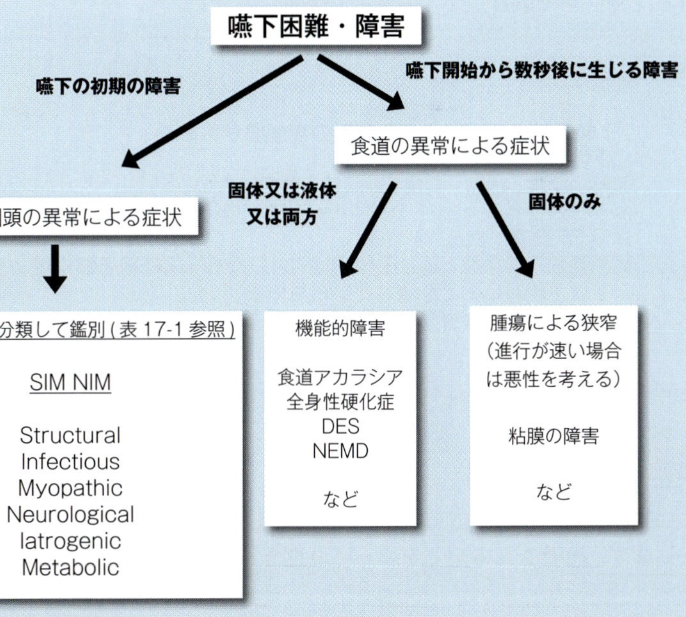

S すばらしいですね．これで，明日から嚥下困難・障害がきても問題ないですね．これにもう1つ付け加えるならば，この表で当てはまらない場合は，口腔内乾燥が原因で，飲み込みにくさを自覚する場合になります．クッキーやパンなどは，口腔内乾燥症状があると飲み込みにくくなります．Sjögren症候群や，抗コリン作用のある薬など唾液の量が減る作用を持つ薬を内服している患者さんは注意が必要です．

見逃してはならない疾患（ＯＫとＮＧ）

R2 さきほど診察した患者について相談したいのですが，よろしいでしょうか．

S もちろん．ではどうぞ．

R2 症例プレゼンは以下です．

症例１：

78歳男性，1日20本30年間の喫煙歴がある．
嚥下困難を主訴に受診．
発熱，悪寒，疼痛，胸痛，呼吸苦，動悸はない．
バイタルサインは血圧160/90mmHg，脈拍80/分，呼吸回数10/回，体温37.3度，Sat 99%(RA)．
高齢男性，喫煙歴，高血圧（内服薬なし）から，脳梗塞を強く疑いました．
まずは，頭部ＣＴで評価したいと思います．
現在は，外来待合室で，緊急MRIの順番待ちをしてもらっています．

S これは「ＮＧ」です．すぐにもう１度患者さんを診にいきましょう．

R2 えー！なぜですか？

S まず，患者さんの話しをゆっくり聞きましたか？

R2 …．

S 嚥下困難・障害の診察の基本は，詳細な問診と身体所見です．検査は，診断をある程度絞った後に確認目的で行うようにするべきです．まず，発症は急なのでしょうか？いつから起こったのですか？

R2 半年前に違和感があったそうですが，放置していたら，ここ1～2ヶ月で症状が悪化してきたそうです．

S そうですか．次に，嚥下困難の原因が咽頭部なのか，食道なのかを同定しましょう．嚥下困難が飲み込みのすぐ直後に起こるのか，数秒後に遅れて生じるのかを確認します．それと，むせなど，誤嚥がないかも聞きましょう．

R2 数秒後に，詰まる感じがするそうです．誤嚥はなさそうです．

S 脳梗塞の発症様式とは異なりますね．また，脳梗塞後の嚥下困難の場合は，咽頭部の運動障害が原因なので，今回の患者さんはどうやら違う原因がりそうです．

それ以外の随伴症状はありませんか？ 微熱があるようですが？

R2 もともと60kgなのですが，半年間で8kgの体重減少と微熱があるそうです．

S これは，食道癌による，食道の狭窄があるのではないでしょうか？ おそらくこの患者さんの嚥下困難は，固形物の飲み込みが中心で，液体は問題がないでしょう．

R2 そのとおりです．液体の場合は自覚しないです．

S 脳梗塞ではなさそうなので，MRIの必要はないでしょう．その代わりになるべく早く，内視鏡で食道を観察する必要がありそうです．

同じ症例１の診察：

神経所見は，問題なし．
発症様式も脳梗塞とは合わず，脳 MRI は中止した．
問診から，咽頭部の病変であり，かつ食道の狭窄を示唆する機械的障害であることを同定した．それに加えて，症状が進行性であること，微熱と体重減少を伴う点から，食道癌を疑い，上部消化管内視鏡検査を予約した．

数日後に，内視鏡で食道癌がみつかり，消化器外科にコンサルテーションとなった．

S それでよいです．この対応はＯＫです．

推奨する基本治療（ＯＫとＮＧ）

R3 次に，別の症例について相談したいと思います．

症例２：

70 歳女性，昨年に脳梗塞の既往がある．
発熱，悪寒，疼痛，胸痛，呼吸苦，動悸はない．
嚥下困難は３日前から自覚している．
脳梗塞の既往があります．
脳梗塞の後遺症に高齢が加わって生じている可能性があります．
嚥下困難に対して，理学療法士に嚥下リハビリテーションを依頼する予定です．

S これは「ＮＧ」と思いますね．嚥下困難の治療は，病態に応じて考えます．確かに，脳梗塞後の後遺症であれば，バリウムを用いた嚥下評価（Videofluoroscopy）で障害の詳細を把握し，嚥下リハビリテーションの検討を行います．しかし，この患者さんは本当に脳梗塞が原因なのでしょうか？

この患者さんの脳梗塞の部位や大きさはどうでしたか？

R3 小脳の２～３ｃｍ大の小さい範囲だったと聞いています．

S 脳血管障害が原因で嚥下困難が生じる場合は，脳幹梗塞後です．小脳では通常は起こりません．この方の嚥下障害は，咽頭部由来なのですか？食道の異常が原因ということはありませんか？

R3 そうでしたね．飲み込みにくさと脳梗塞の既往だけに注目していました．嚥下して数秒後に嚥下困難を自覚します．また，むせなどはないようです．

S それは，食道の異常の可能性が高いですね．食道の異常が疑われて，かつ急性の発症をきたしています．このような場合では，粘膜の異常を疑います．

R3 といいますと？

S 粘膜の異常は大きく分けると，薬剤による副作用と感染症の２つになります．この方は，最近新しい薬を内服開始していませんか？

R3 そういえば，最近，骨折したらしく，かかりつけ医で，骨密度を測定したようです．骨粗鬆症がみつかり，内服薬が開始されたと言っていました．

S それがあやしいですね．ビスフォスフォネートでしょう．ビスフォスフォネートによる食道の粘膜障害は要注意です．粘膜障害を示唆する症状の１つに嚥下困難があることを意識しましょう．まずは，薬剤の中止を指示します．

OK

同じ症例２の診察：

骨粗鬆症に対する，ビスフォスフォネート開始直後の症状であることが判明．また，嚥下した後数秒後の症状であり，食道炎による嚥下困難と推測．

原因薬剤のビスフォスフォネートを中止したところ，症状は自然に改善した．

S ＯＫです．すばらしい対応でした．このように，嚥下困難の治療は，病態に応じて大きく異なります．まずは詳細な問診と身体所見から正しい判断に至ることが重要です．ちなみに，脳梗塞後の後遺症であれば，嚥下リハビリテーション，感染症による粘膜障害であれば感染症の治療，食道癌が原因であればStage に応じた癌の治療など，臨機応変な対応が必要です．

R3 非常によく分りました．それと，ビスフォスフォネート以外で注意すべき薬剤は他に何があるかを教えてください．

S 低カリウム血症に対する，KCl 製剤，アスコルビン酸，テトラサイクリン系抗菌薬，アスピリン，NSAIDs などです．

上手なコンサルトのしかた（ＯＫとＮＧ）

R4 次に，また別の症例について相談したいと思います．

症例３：

65 歳男性，糖尿病加療中．ここ２ヶ月で３度の肺炎を起こしている．
今回は，むせやすさと，発熱を主訴に来院．
来院時バイタルサインは，血圧 130/80mmHg, 脈拍 70/ 分，呼吸回数 14/ 回，体温 38.5 度 ,Sat 94%(RA). 身体所見では右下肺野に湿性ラ音を聴取する．
血液検査では，WBC 15000/ μ L，CRP 8.2mg/dL，胸部単純レントゲンでは，右下肺野に浸潤影あり．
繰り返す誤嚥性肺炎の診断．
繰り返す誤嚥性肺炎の加療目的で呼吸器内科コンサルト．

S これは「ＮＧ」と思いますね．診断は，誤嚥性肺炎で間違いないでしょう．ただ，繰り返す誤嚥に対するアセスメントが全く出来ていませんね．

この患者さんの誤嚥の原因を明らかにして，誤嚥の治療に繋げることが根本的な治療であり，総合医の腕の見せ所でもあります．

R4 そうでした．誤嚥性肺炎を繰り返す＝呼吸器内科は短絡的過ぎでした．

S それでは，誤嚥の原因を評価してみましょう．

R4 むせ込みが主訴なので，咽頭部の異常が原因だと考えます．表１の鑑別診断を参考に疾患群別に（SIMNIM）考えていきたいと思います．

S この方の嚥下障害以外の随伴症状は何かありましたか？

R4 両側の眼瞼下垂と軽度ですが，四肢の筋力低下も認めました．それと，最近はやせてきて，体重減少もあるようです．

S それは，神経・筋疾患を疑う所見です．まれな疾患ですが，眼咽頭型筋ジストロフィーを疑います．この疾患は，中高年の眼瞼下垂で発症し，咽頭筋も障害される疾患です．常染色体優性遺伝であることが報告されています．家族にも同様の症状をきたした方がいれば，可能性はさらに高まります．

R4 家族歴では，父親が同様の症状がり，肺炎を繰り返し，亡くなったそうです．

S この患者さんは，眼咽頭型筋ジストロフィー疑いで，呼吸器内科でなく神経内科にコンサルトしましょう．抗菌薬で肺炎の治療も開始しましょう．

同じ症例３：

むせ込みが主訴であり，咽頭部の異常が嚥下障害の原因と推測．
随伴症状に，両側の眼瞼下垂，四肢の筋力低下，体重減少あり．
家族歴に同様の経過をきたした方がいる．
以上から，眼咽頭型筋ジストロフィー疑いで神経内科コンサルト．
誤嚥性肺炎に対しては，抗菌薬での加療開始．

S OKです．このように，丁寧な問診と身体所見から，出来る限りのアセスメントを加えてから，専門家にコンサルトする姿勢が大事です．専門家の力を借りながら，総合的な患者のマネジメントを行う能力を持つのが，総合医です．

Updates

加齢に伴う，嚥下障害はどの程度あるのだろうか？

個人差はあるものの，加齢に伴い，嚥下機能は低下していく．加齢とともに，むせやすくなる．しかし，加齢だけが原因で，嚥下障害が，明らかな臨床的問題となることはほとんどない．高齢者だからといって年齢だけのせいにするのは，誤りである．上述した，咽頭部の異常をきたす疾患が原因で嚥下障害が生じると考えるべきである．
(NEJM 1990: 322 438-443)

（西崎　祐史）

18 呼吸困難

診療ルール

1. はじめに機械的気道閉塞がないかを判断する．
2. 呼吸困難に伴い，発声が可能かどうかを見極める．
   発声が不可能な場合は，直ちに対応することが必要である．
3. 常に経皮的酸素飽和度をモニターし，低酸素血症の進行性増悪に注意する．
4. 鑑別診断は，病態生理学と解剖学的なアプローチで行う．

ポイント

S 呼吸困難は，あくまで主観的な訴えであるため，必ずしも緊急度・重症度とは一致しません．総合診療の現場では遭遇する頻度も高く，呼吸困難を来す疾患は多く存在します．鑑別診断をあげて，致死的疾患を見落とさないことが大事です．病歴聴取と身体所見で 2/3 は診断できるので，代表的疾患のポイントを知っておくべきです．ゆえに系統的なアプローチ方法で診断する必要があります．

R1 呼吸困難の症状が重篤であり緊急性が高い場合には，致死性となることがあると思います．これらの判断を速やかに行うためにはどうすれば良いでしょうか？

S 緊急性が最も高いのは気道閉塞です．病歴聴取を行っていて，発声が不可能である場合には，肺野および喉頭部の聴診が有効です．喉頭部での連続性乾性ラ音は機械的閉塞の可能性を示唆し，肺野での呼吸音減弱は低換気状態を示唆します．

R1 呼吸困難を呈する場合，長時間の病歴聴取は困難と思われますが，病歴聴取の要点はなんですか？

S そうですね．呼吸困難を有している人は，重篤であれば発声が困難であり，また，たとえ声が出せるとしても長時間の発声はさけなければなりません．もし，通常どおりに会話ができれば，多少の時間的猶予があると考えられ，より慎重に鑑別診断を行うことができます．病歴から重症度を示すものに，Hugh-Jones(HJ) 分類があります．これは主に呼吸器疾患に用いられる分類であり，心疾患の際に用いられる NYHA 分類と合わせて判断して下さい．

Key Words

Hugh-Jones 分類

Ⅰ度：同年齢の健康者と同様の労作ができ，歩行，階段の昇降も健康者並にできる．

Ⅱ度：同年齢の健康者も同様に歩行できるが，坂，階段は健康者並にできない．

Ⅲ度：平地さえ健康者並に歩けないが自分のペースでなら 1.6km 以上歩ける．

Ⅳ度：休みながらでなければ 50m 以上歩けない．

Ⅴ度：会話，着物の着脱も息切れがする．息切れのため外出ができない．

NYHA (New York Heart Association) 分類

クラスⅠ：心疾患はあるが身体活動に制限はなく，通常の身体活動では疲労・動悸・呼吸困難・狭心痛を生じない．

クラスⅡ：軽度の身体活動の制限はあるが，安静時には苦痛がない．通常の身体活動で疲労・動悸・呼吸困難・狭心痛を生じる．

クラスⅢ：身体活動に強い制限がある心疾患の患者であるが，安静時には苦痛がない．通常以下の身体活動でも疲労・動悸・呼吸困難・狭心痛を生じる．

クラスⅣ：苦痛なしにはいかなる身体活動もできない心疾患の患者．安静時にも心不全症状や狭心症徴候が認められることがある．いかなる身体活動によっても苦痛が増悪する．

R1 まず，呼吸困難の患者を診察するときの先生流のアプローチ方法を教えてください．

S はじめに緊急処置必要性の判断を行いつつ，病歴聴取を進めます．呼吸困難の症状出現が，突発的なのか，比較的短時間で出現したのか，長期間に渡り徐々に出現したのかを判断することです．これは，より危険な呼吸困難を見落とさず，より重篤で緊急性の高い状態を把握することで，スムーズな治療開始が可能になるからです．(表 18-1)

表 18-1　呼吸困難の発症様式と特徴

発症様式	特徴
急性 (突発～数分～数時間)	比較的限られた疾患に起因する 既往の心・肺疾患がある
慢性 (数週間～数ヶ月間)	原因不明の場合のほとんどは，喘息， COPD 間質性肺炎，心筋症等の心疾患

(UpToDate ONLINE 17.2:　Approach to the patient with dypsnea より改変)

R1 呼吸困難の症状発症が，より急激で短時間に生じている場合，その病態は，より重篤であると判断できますか？

S 急性に発症する呼吸困難症状の場合，多くは重篤な疾患に基づく病態であることが多いと考えられます．急性の発症と判断した場合には，重篤な疾患を念頭におき，より迅速な対応を行います．過換気症候群等のように病態が重篤ではない場合もありますが，急性発症の呼吸困難では，常に致死性の疾患の存在を考慮した対応が望まれます．

R1 急性に発症した呼吸困難では，心・肺疾患であることが多いでしょうか？

S はい． 急性発症の呼吸困難の場合， 約 70% は心血管系疾患および呼吸器疾患によるものです．まずは，呼吸困難を呈する代表的な疾患より除外していくことが重要です．まれな疾患の鑑別診断には時間を有することが多く，必要な処置開始を遅らせることがあり注意が必要です．(表 18-2)

表 18-2　急性の呼吸困難を呈する疾患

心血管系	急性冠症候群（心筋梗塞・狭心症），頻拍性または徐脈性不整脈 心不全，心タンポナーデ，肺塞栓，解離性大動脈瘤
呼吸器系	気管支喘息，気胸，肺感染症，間質性肺炎の急性増悪，無気肺 上気道閉塞
代謝的要因	代謝性アシドーシス
血液学的要因	出血，重症貧血
精神的要因	過換気症候群

R1 病歴聴取後，診察での要点を教えてください．

S 救急外来で呼吸困難症例を診た場合，病歴聴取の開始と同時にバイタルサインのチェックをはじめます．この際，経皮的血液酸素飽和度（SpO_2）の測定を行います．SpO_2 測定は，非常に簡便で低酸素状態を把握する指標には有効です．さらにほぼ同時に，場合によっては病歴聴取に先立ち胸部の聴診を行います．呼吸音の減弱やラ音の有無は鑑別診断への近道であり，同時に心音の減弱や心雑音の有無も聴取します．呼吸困難症状を有し，頻脈を呈し，静脈圧上昇，湿性ラ音および奔馬調の心音聴取が認められれば，心不全の存在が極めて高いと考えられます．この他，気管支喘息発作のときの呼吸音，ラ音の変化など，特徴的な呼吸音，心音の特徴を捉えてください．

R1 鑑別診断を思い浮かべるこつはありますか？

S 呼吸困難という症候を呈する原疾患は，単独とは限らず多種にわたります．はじめに緊急の処置を要する病態であるか否かを判断した後，原因疾患の鑑別を行います．疾患を鑑別していく場合には，病態生理と解剖学的な知見に基づき疾患を整理して考えることで，意外と楽に鑑別診断が思いつきます．まずは，大まかな病態生理に基づき呼吸困難を分類します．呼吸器系呼吸困難，循環器系呼吸困難およびその他の呼吸困難に分類し考えてみましょう．(表 18-3)

表 18-3　病態生理に基づく呼吸困難の分類

呼吸器系呼吸困難	呼吸中枢の機能障害	アスピリン（中毒量）などの薬物，糖尿病性ケトアシドーシス，脳腫瘍など
	換気ポンプとしての横隔膜，胸郭を中心とした臓器の障害	重症筋無力症，ギランバレー症候群，後側弯症，肺線維症，閉塞性肺疾患，胸膜炎
	末梢の肺胞でのガス交換の異常	肺気腫，肺線維症，肺炎
循環器系呼吸困難	心疾患	心室拡張・収縮不全，弁膜症，心タンポナーデ
	肺循環不全	肺塞栓症
その他	循環血液の変化	出血，貧血，脱水
	体力減退に起因する体外循環系の変化（deconditioning）	

表 18-4　臓器部位別にみた呼吸困難の疾患分類

上気道疾患	誤嚥・異物、血管浮腫（喉頭浮腫）、急性喉頭蓋炎、甲状腺腫 縦隔腫瘍
呼吸器疾患	喘息、COPD 増悪、（緊張性）気胸、肺梗塞、肺炎・胸膜炎 間質性肺炎、ARDS
心臓疾患	左心不全、狭心症、心筋梗塞、弁膜症、心タンポナーデ、 心外膜炎心筋炎、大動脈解離、不整脈
血液・代謝疾患	貧血，アシドーシス（DKA），尿毒症，薬物，敗血症
精神・神経疾患	過換気症候群、パニック障害、ボツリヌス中毒、ギランバレー症候群、重症筋無力症、筋萎縮性側索硬化症、進行性ジストロフィー

S 次に解剖学的な知見で疾患分類を考えてみます．臓器部位別に 5 つに分類し考えてみます．心・肺疾患は，比較的多く認められるものですが，血液・代謝疾患および精神・神経疾患は，呼吸困難の原因としては比較的まれなので，見落とさないよう注意が必要です．(表 18-4)

R1 呼吸困難を呈する症例の病歴聴取，身体所見および鑑別診断への考え方を知ることができました．それでは，スキルアップを図るために，疾患からみた病歴聴取や身体所見の特徴的ポイントを教えて下さい．

S そうですね．より迅速な診断と的確な判断に基づく治療を行うためには，種々の疾患の特徴的ポイントをおさえておくことは重要ですね．特に急性に発症する呼吸困難を呈する疾患群の問診と身体所見のポイントをまとめてみましょう．(表 18-5)

R1 呼吸困難を呈する症例の診察には苦手意識がありましたが，問診から鑑別診断まで系統的思考を行うことで，より迅速に的確な判断ができることがわかりました．明日からも積極的に診療を行っていきたいと思います．

S 呼吸困難を呈する症例に対する理解を深め，苦手意識を改善し，明日からの診療を頑張っていきましょう．

表 18-5 呼吸困難を呈する疾患群の問診と身体所見のポイント

	分類	問診のポイント	身体所見のポイント
上気道疾患	血管浮腫（喉頭浮腫）	アレルゲンの接触，嗄声	stridor，膨疹，血圧低下
	急性喉頭蓋炎	咽頭痛，嗄声，嚥下痛	stridor，頸部圧痛
	喉頭異物	発症時の状況（食事中など）	stridor
	外傷性気道閉塞	顔面外傷，頸部外傷	stridor
呼吸器疾患	重症喘息	喘息の既往	wheeze，重症では呼吸音減弱
	COPD 増悪	喫煙歴，COPD の既往	wheeze，重症では呼吸音減弱
	緊張性気胸	外傷の既往	片側の呼吸音減弱，頸静脈怒張
	肺塞栓	胸痛，血痰，下肢痛，血栓のリスク	頸静脈怒張，Ⅱ音の亢進，DVT
	重症肺炎	発熱，咳嗽，喀痰	湿性ラ音
	間質性肺炎	乾性咳嗽	fine crackles（ベルクロラ音）
	ARDS	感染症，誤嚥，ショックなど原疾患	浅い頻呼吸
	フレイルチェスト	胸部打撲	呼吸時の胸壁の動揺
心臓疾患	左心不全	起座呼吸，泡沫状痰，心疾患既往	ラ音，Ⅲ音，頸静脈怒張
	狭心症，心筋梗塞	胸痛，胸部圧迫感，冷汗	発作時にⅢ，Ⅳ音聴取
	心タンポナーデ	外傷，心不全に類似した所見	低血圧，頸静脈怒張，心音減弱，奇脈
	大動脈解離	移動する胸痛，高血圧既往	脈拍欠損，AR
血液・代謝疾患	重症貧血	労作時息切れ	顔色不良，結膜に貧血所見
	糖尿病性ケトアシドーシス（DKA）	口渇，不穏	クスマール呼吸，意識混濁
	薬物		
	CO 中毒	CO の暴露，頭痛，嘔気	皮膚紅潮，酸素飽和度低下なし
	有機リン中毒	有機リンの暴露	縮瞳，刺激臭，流涎
	シアン中毒	シアンの暴露	呼気アーモンド臭，皮膚紅潮

（大田 凡：呼吸困難 救急医学 32：250-251,2008 を参考に作成）

見逃してはならない疾患（ＯＫとＮＧ）

R2 時間外外来に来院された症例を相談したいのですが？

S どのような症例ですか？

R2 症例プレゼンは以下です．

症例１：

72 歳男性，喫煙歴があり，脳梗塞の既往あり．
高血圧にて加療中でアムロジピン，アスピリン内服中の患者．
10 日前から湿性咳漱，咽頭痛を自覚，本日，労作時呼吸困難が出現し受診となりました．

バイタルサインは血圧 108/66mmHg，脈拍 114/ 分・整，呼吸回数 24 回 / 分，体温 37.6℃，SpO_2 92%(RA)．軽度の頸静脈怒張あり．
呼吸音は清・ラ音聴取はありませんが，右下肺野でやや呼吸音が減弱．
心雑音なく，Ⅲ音聴取なし．両側下腿浮腫なし．

心電図では明らかな ST 変化なし．胸部 X 線では心拡大なく，肺野には明らかな異常陰影はないようです．
喀痰採取が困難であり，痰の検鏡はしていませんが，経過より咽頭炎および気管支炎の先行感染から高齢者に多く認められる市中肺炎を考えています．

S これは「ＮＧ」です．再度，病歴と身体所見を加味し，鑑別診断のための検査を考えましょう．

R2 えー！なぜですか？

S 本症例において市中肺炎という一つの疾患を疑った場合に，これまで得られた所見がその疾患の経過に一致するかを考えてみましょう．長引く上気道感染症状に加え，比較的急激に生じた労作時呼吸困難症状です．バイタルサインでは，頻脈，頻呼吸，発熱を有し，血圧も降圧剤内服中ではありますが，日常血圧よりもやや低めであることも考慮されます．SpO_2 も低下していて，ここまでは明らかな肺炎を有していれば説明は可能と思います．しかし，胸部 X 線検査で肺野に異常陰影が認められない程度の肺炎とすると，これほどのバイタルサインの変化を説明するには，難があると思います．また，軽度の頚静脈怒張が認められています．

S　胸腔内圧の上昇や右心負荷の惹起を考慮しなければなりません．心不全による肺うっ血は，胸部 X 線検査で十分に判断ができますので，本症例では否定的です．胸部単純 X 線検査で異常所見に乏しく，説明のできない呼吸困難症状を診た場合には，必ず急性肺血栓塞栓症を疑い除外することが必要です．そういう視点でこの症例をみてみましょう．身体所見では，頚動脈怒張のみが右心系負荷を示唆する所見であり，肺塞栓症を疑うヒントになります．肺塞栓を疑えば，下腿静脈瘤や深部大腿静脈血栓の有無を注意深く診察します．腓腹筋の圧痛の有無は，深部大腿静脈血栓の可能性を示唆します．肺血栓塞栓症を疑った場合には，Wells score を評価することでより診断に近づくことができます．Wells score を考慮した病歴聴取と診察を行って下さい．

Key Words

表 18-6　**Wells Score**

肺血栓症の既往	+ 1.5
深部静脈血栓症の臨床所見	+ 3.0
(下肢腫脹や深部静脈触診時の痛み)	
4 週間以内の手術ないし長期臥床	+ 1.5
心拍数 ＞ １００ｂｐｍ	+ 1.5
血痰	+ 1.0
悪性疾患	+ 1.0
肺塞栓以外に考え難い	+ 3.0

肺血栓塞栓症の臨床診断確率
low<2 (2.0%)　moderate 2-6 (18.8%)　high>6 (50%)

R2 わかりました．再度，診察を行い，必要な検査を行います．

症例１の再診察と追加所見：

心音ではⅡ音の亢進認められ，右側腓腹筋に圧痛を認めています．

Wells score の評価では，既往症，血痰，悪性疾患，手術歴は認められませんが，深部静脈血栓の臨床症状（腓腹筋の圧痛）があり，頻脈を有し Wells score は 4.5 であり，本症例では呼吸困難を呈する他の疾患が考えにくく，肺血栓塞栓症を疑います．

よって，Wells score は7.5となり，臨床診断確率は50％と高率です．肺血栓塞栓症を疑い，Dダイマー，心臓超音波，緊急造影 CT 検査を施行しました．Dダイマーは高値を示し，心臓超音波では右心負荷所見が認められ，緊急造影 CT では右下肺動脈に血栓所見が確認されました．以上より肺血栓塞栓症と診断し，ヘパリンの持続点滴投与を開始しました．

S　この対応はＯＫです．最後に肺血栓塞栓症のピットホールを示しますので，覚えておいてくださいね．

肺血栓塞栓症のピットフォール

①肺血栓塞栓症は意外と多い疾患である．

②説明のできない心臓呼吸器系症状を呈する場合には肺血栓塞栓症を疑う．

③肺血栓塞栓症は，理学的所見でほとんど異常が認められないことがあり，深部静脈血栓がないか下肢を確認することが有用である．

④肺血栓塞栓症のもっとも多い症状は呼吸困難であるが，症状と塞栓の程度は関連が乏しく，重症度と関連性があるのは失神の有無である．

⑤ Dダイマーが正常であれば肺血栓塞栓症の可能性は極めて低い．

⑥ Dダイマーと肺血栓塞栓症の感度は高いが特異度は低い．

⑦肺血栓塞栓症の心電図所見では，Ⅰ s・Ⅲ q・Ⅲ neg. T/ s は多くない．胸部誘導の陰性 T 波は参考になる．

推奨する基本治療（ＯＫとＮＧ）

R3 本日早朝に救急外来に受診された症例について相談したいのですが？

S どのような症例でしょうか？ 症例紹介をお願いします．

R3 症例のプレゼンは以下です．

症例２：

68 歳男性，生来健康で特に既往歴はありません．
1 週間前より感冒様症状が認められ改善傾向ではありましたが，昨晩から呼吸困難が出現し，増悪するため救急外来受診されました．

来院時バイタルサインは血圧 98/76mmHg, 脈拍 102/ 分・整，呼吸回数 22 回 / 分，体温 36.0℃，SpO_2 93%(RA). 頸静脈怒張あり．
呼吸音は清・ラ音聴取なし，心音は雑音なく，Ⅲ音聴取もされません．
両側下腿浮腫なし．心電図所見は洞調律で有意 ST 変化なし．
胸部 X 線検査では，CTR=64% と心拡大を認めますが，肺うっ血所見は認められませんでした．

臨床症状と著明な心拡大より，心不全を疑って利尿剤投与を開始する予定です．

S これは「ＮＧ」と思いますね．呼吸困難症状を有し，頻脈を呈し，頸静脈怒張が認められることからは，確かに心不全を疑う根拠になります．しかし，呼吸音は清でラ音聴取がされず，頚動脈怒張を有し著明な心拡大があるにもかかわらず，肺うっ血が認められていません．容量負荷などによる典型的なうっ血性心不全とは異なるようです．心音聴取と心電図所見をもう一度，慎重に判断してみて下さい．

R3 心不全には利尿剤投与が必要と思ったのですが，再度，心音聴取と心電図所見の見直しをしてみます．

S 心音はどうでしたか？

R3 やはり雑音やⅢ音・奔馬調音は聴取されませんでした．加えて全ての心音が減弱しているようです．

S そうですね．心音の減弱を有しています．また，本症例では血圧98/76mmHg と血圧低下および脈圧の低下を認めています．呼吸困難に，頻脈 ,Beck の三兆候（血圧低下，頸静脈の怒張，微弱な心音），胸部 X 線検査で心拡大を認めますので心タンポナーデが疑われます．心電図所見はどうでしたか？

R3 心電図所見は洞調律で有意 ST 変化は認められませんが，全四肢誘導で低電位を認めます．

S 心電図所見の全四肢誘導で低電位を認める場合には，心嚢液貯留，心筋障害甲状腺機能低下症を疑います．心嚢液貯留は，心エコー検査にて容易に診断ができます．すぐに心エコー検査を行って下さい．

R3 わかりました．

症例２の再診察後：

再度，診察したところ，心音の低下あり，また奇脈を認めました．
Beck の三徴候も認められます．

心電図所見では，四肢誘導の低電位を有し，胸部 X 線検査では，肺うっ血は認められないものの，著明な心拡大を有しています．
心タンポナーデが疑われ，心エコー検査を行いました．

心臓全周囲に 20mm の心嚢液貯留が認められ，左室収縮能は良好ですが，右室の圧排と心室中隔の奇異性運動が認められています．

心嚢液貯留による心タンポナーデ状態と判断し，輸液を開始し，心嚢穿刺およびドレナージ目的にて循環器内科に至急でコンサルトしました．

S これはＯＫです．心タンポナーデでショック状態もしくは同等の状態であれば，いかなる原因でも心嚢ドレナージが必要になります．心嚢ドレナージのタイミングを逸すれば，心停止となることもあります．心タンポナーデを診断するためのポイントを整理しておきましょう．呼吸困難，頻脈，頸静脈の怒張および胸部 X 線検査での心拡大は，心嚢液貯留の診断感度は高いと思われますが，特異度は高くありません．

S これらの症状があり，脈圧の低下，10mmHg 以上の奇脈が認められた場合には，感度・特異度も高くなり，心タンポナーデ状態に陥っている可能性が強く示唆されます．心エコー検査を行うことで，容易に診断が可能となります．その後，血行動態の安定と全身状態の改善が行われれば，心嚢液貯留をきたす根本的原因検索を行うことも忘れないで下さい．

Key Words

奇脈

吸気時に収縮期血圧が１０mmHg 以上低下することをいう．心タンポナーデの時に特徴的にみられ，収縮性心外膜炎では半数以上にみられる．肺気腫や気管支喘息，低容量性ショック，肺塞栓症，妊娠，肥満等でもみられる．測定方法は，血圧計を収縮期血圧より高めにし，一心拍２mmHg 程度ゆっくり下げていくと呼気時にピークの収縮期血圧が測られるが，吸気時には聴取されない．さらに圧を下げると吸気時にも呼気時にもコロコトフ音が聴取されるようになる．その差が正常では10mmHg 以上にはならない．[2)]

R3 ありがとうございます．

上手なコンサルトのしかた（OKとNG）

R4 先程，夜間救急外来に受診された症例について相談したいのですが？

S どのような症例でしょうか？症例紹介をお願いします．

症例3：

52歳男性，
約20年前より高血圧で内服加療中の患者です．
喫煙歴は20本/日で30年間．

本日夕方から突然発症した左前胸部痛と呼吸困難感を認め，冷汗も伴い，徐々に腹部膨満感も自覚するようになり，救急外来受診されました．

来院時バイタルサインは，血圧168/102mmHg. 脈拍108/分・整，呼吸数18回/分．
頸静脈の怒張はなく，呼吸音はラ音なく清で，心音でⅢ音は認めません．

胸部X線検査では，肺うっ血像は認められませんが，CTR＝52%と軽度心拡大がありました．心電図検査では，LVHを認めています．採血検査では，白血球数とCRPの軽度上昇が認められるも，CPKは正常，その他有意所見は認められません．

急性冠症候群，特に非ST上昇型心筋梗塞は否定されませんので，経時的ECG検査と採血を行い，明日までに変化が無ければ，翌朝に循環器専門医にコンサルトを予定しています．

S これはNGですね．経過およびECG所見からは，確かに非ST-T上昇型心筋梗塞（Non-STEMI：Non ST-T elevation myocardial infarction）は否定されませんが，若年性高血圧の既往を有すること，症状が突然発症であり，なお持続していること，典型的は急性心筋梗塞像ではないことより，緊急性を要する心肺疾患の鑑別診断を迅速に行う必要があります．突然発症の持続する前胸部痛では，急性心筋梗塞以外に肺血栓塞栓症および解離性動脈瘤は常に疑わなければなりません．

心音の減弱や雑音はありませんでしたか？

R4 心音の減弱はないと思いますが，雑音は頻脈のためかよくわかりませんでした．

S 心音の減弱はないようですが，胸骨左縁第4肋間にLevine Ⅱ / Ⅵの漸減性の灌水様拡張期雑音があります．大動脈弁閉鎖不全（AR）を疑う雑音です．解離性大動脈瘤においては，Stanford A型の解離（上行大動脈解離が含まれる）には，ARの合併が60～70%に認められます．また，急性の原因不明のARでは，解離性大動脈瘤を常に頭において検査をすすめなければいけません．解離性動脈瘤に伴うARの出現は，重篤であり，緊急処置を要します．

腹部膨満感を訴えているようですが，腹部診察所見はどういうでしたか？

R4 前胸部痛および呼吸困難感が強いため，十分な腹部身体所見の診察は行いませんでした．

S 解離性大動脈瘤では，大動脈解離部位での動脈分枝閉塞または血流の低下を認めることがあります．本症例では，腹部膨満感を認めていますので注意深く観察することが必要です．腹部に圧痛は認められませんが，軽度の筋性防御とグル音が消失しています．腸管の虚血が疑われます．

検査所見ですが，心電図検査では，LVHのみの所見ですが，Non-STEMIを疑っていますね．これは大切なことで，急性心筋梗塞の超急性期はT波の増高のみである場合や，3枝病変や左主幹部病変である場合には，ST-T変化が明確では無いことがあります．また，解離性大動脈瘤においては，Stanford A型解離の場合には，冠動脈入口部の閉塞をきたし，急性心筋梗塞を併発することもあります．胸部X線検査では，心拡大のみならず，縦隔の拡大の有無に注意してください．

本症例でも縦隔陰影の拡大が認められています．心筋梗塞を疑うが心電図変化は乏しいという場合，心エコー検査が有用です．局所的な左室壁運動障害の有無を観察します．また，前の症例のように肺梗塞を疑うなら右心負荷所見（右室の拡大，三尖弁逆流，肺動脈圧の上昇など）の観察，心囊液貯留の有無など，より緊急性が高い疾患を鑑別するために心エコー検査は有用です．心エコーはどうでしたか？

R4 まだです．

S では，いっしょにやってみましょう．左室壁運動は正常で，右心負荷所見はないようすね．心嚢液も認められませんが，Ⅱ度の AR を認めます．

症例３の再診察後：

経過から Non-STEMI は否定されませんが，心電図所見，胸部 X 線検査，心エコー検査より解離性大動脈瘤の鑑別が至急必要と考えます．

造影 CT を直ちに行い，また，外科へのコンサルトも行い，造影 CT 検査所見を診てもらおうと思います．

S これは OK です．

Stanford A 型の解離性動脈瘤で AR を併発した症例の予後は，極めて不良です．症状の発症時から 1 時間あたり数％の致死率の上昇を認めると言われています．また，腸管虚血等の虚血性臓器障害の併発も極めて予後不良となりうる状態です．経過観察は，得策ではないようですね．解離性大動脈瘤の場合，大動脈弁閉鎖不全の併発や動脈分枝閉塞による虚血性臓器障害の出現は，一般に内科療法は極めて予後不良であり，緊急手術の適応となります．超急性期の治療は，血圧管理と疼痛コントロールですが，管理目標血圧は 100 ～ 120mmHg が目安ですが，明確な血圧管理目標値は明らかではないようです．しかしながら，120mmHg 以上の高値の持続は，動脈解離を容易に増悪させるので，降圧薬投与開始は速やかに行ってください．治療には，ニカルジピン，ジルチアゼム（Ca 拮抗薬）やニトログリセリンの持続静注薬と心拍数と血圧を低下させ大動脈壁にかかる力を減少させる β 遮断薬の静注を併用するとよいでしょう．

解離性大動脈瘤の場合の外科へのコンサルトのタイミングですが，Stanford A 型や他臓器障害等が疑われる場合には，造影 CT 検査施行前でも出来るだけ早く情報を外科に提供することが重要と考えます．手術適応であった場合は，早期治療が予後に大きく影響するからです．日頃から外科との関係を構築しておくことも大事なことですね．

R4 ありがとうございました．

表 18-7　解離性大動脈瘤の手術適応

急性期 Stanford A 型および合併症を有する急性期 Stanford B 型

—合併症—
動脈瘤の破裂および切迫破裂
上行大動脈への逆行性解離の増悪
主要分枝の閉塞および血流低下
大動脈弁閉鎖不全および心タンポナーデ
心筋梗塞の併発

Updates

BNP（脳性ナトリウム利尿ペプチド）検査

BNP 検査値は, 呼吸困難の原因が心臓に起因しているかどうかを判断するのに有用であり, 呼吸器に起因する呼吸困難を除外するためには役立つ検査です.>400pg/mL なら心原性心不全,100 ～ 400pg/mL の場合は急性増悪のない左心機能不全や肺梗塞, 非心原性心不全（肺性心など）,100pg/mL 未満なら心不全なしの可能性が高いと判断できます[3)4)]. 例外症例はありますが, 臨床の現場では非常に参考になります. 呼吸困難の原因究明には, 病歴と身体所見が重要であることは言うまでもありませんが, 補助検査としての BNP 値は鑑別診断に有用であることも多く, 参考にしてください. しかしながら, あくまで補助検査であることを忘れないで下さい.

（北川　泉　・福田　昭宏）

19 胸痛

診療ルール

1.「5-killer chest pain」を見逃すな！
2.「秒単位の発症」がキモ！
3.「ウエハラ」を逃がさない！
4. 痛みの病歴は「LQQTSFA」で！

ポイント

S 胸痛を来たす疾患は，非常に多く存在します．それらをすべて鑑別しようとすると日が暮れてしまいますが，中には1分1秒を争う胸痛もありますので，最初は緊急性のあるものから鑑別が必要になります．緊急性のある胸痛と言われて，頭に浮かぶ病気は何ですか？

R1 急性冠症候群です！

S いいですね！あとは？

R1 ええと，大動脈解離，肺塞栓，緊張性気胸，食道破裂です．

S よく出来ました．これらをまとめて，5-killer chest pain と呼びます．これらは一刻を争い，治療が遅れると死に至る病気なので，まずはこれらを鑑別する癖をつけましょう．

R1 どういう時に疑ったらいいでしょうか？

S 難しい質問ですね．これらの多くは秒単位で突然発症するため，突然発症した胸痛かどうかを尋ねることが大事です．

Key Words

5-killer chest pain
胸痛を呈する疾患の中で，致死的であり緊急性の高い５つの疾患のこと．急性冠症候群，大動脈解離，肺塞栓，緊張性気胸，食道破裂の５つ[1]．

S 患者さんは自ら何時何分何秒に発症したと訴えてくるわけではありませんが，発症時の状況を尋ねると「ドアを開けて 1 歩踏み込んだ時」「お箸をもった瞬間」などと，何分何秒までわかるくらいに胸痛の発症を覚えています．問診の最初に，突然発症した胸痛かどうかを尋ねるように癖をつけましょう．

R1 はい．その他に，特に気をつけたほうが良い疾患はありますか？

S そうですね．胸痛，というと胸部疾患だけを想定しがちですが，急性胆嚢炎，急性膵炎などの上腹部の疾患も胸痛を呈する場合があり，見逃すと命に関わる疾患です．必ず上腹部(ウエハラ)を鑑別に入れて考えましょう．さて，他の鑑別疾患には，どんな疾患があると思いますか？

R1 肺炎，胸膜炎，肋骨骨折，心外膜炎，帯状疱疹，肋間神経痛…ええと…その他は浮かびません．あとどれくらいあるでしょうか？

S それでは表にしてみましょうか．(表 19-1)

表 19-1　胸痛の鑑別疾患

部位	疾患
皮膚	帯状疱疹，Mondor 病
乳房	乳癌，線維腺腫，乳腺症，女性化乳房
筋骨格系	肋軟骨炎，胸筋挫傷，肋骨骨折，筋炎，筋肉痛，前胸部痛症候群（precordial catch syndrome）
神経	肋間神経痛，頚椎症，神経根圧迫
呼吸器	肺炎・胸膜炎，胸水，肺癌，胸膜中皮腫，ウイルス感染症，自然気胸・緊張性気胸，肺塞栓，肺高血圧
心臓	虚血性心疾患（急性心筋梗塞，安定狭心症，不安定狭心症），心タンポナーデ，心筋炎，心外膜炎，心臓弁膜症（大動脈弁狭窄症，僧房弁逸脱症候群），肥大型心筋症
大動脈	大動脈解離
縦隔	縦隔炎，リンパ腫，胸腺腫
食道	食道攣縮，逆流性食道炎，薬剤性食道炎，食道癌，食道破裂
胃十二指腸	消化性潰瘍
胆嚢	胆石，総胆管結石，急性胆嚢炎・胆管炎，胆嚢癌
肝臓	肝膿瘍
膵臓	急性膵炎
横隔膜	横隔膜下膿瘍
精神疾患	パニック発作，うつ病，不安状態

スコット・スターン(著)，竹本 毅(翻訳)．考える技術―臨床的思考を分析する，日経 BP 社，2007，p.81，を参考に作成．
色字は見逃してはいけない疾患（田中 和豊．問題解決型 救急初期診療，医学書院，2003，p.84 を参考に作成）
precordial catch syndrome：小児に多い良性の胸痛．原因不明で通常 30 秒～3 分位持続する，鋭い痛みを呈する．自然軽快するため，特別な検査・治療は不要．

R1 なんだかたくさんあってよくわからないですね.

S そうですね. 羅列してしまうとわかりづらく, いちいちすべて覚えていられないと思います.

R1 なにか整理しやすい方法はないですか？

S 表19-1にもありますが, 解剖学的に胸部および上腹部を系統立って鑑別していくのが良いと思います. 具体的には, 胸壁（皮膚, 筋骨格, 神経）, 肺, 心臓, 大血管, 縦隔, 消化管, 上腹部といった具合ですね. そして各々に対して, 病態生理学的に鑑別疾患を考えていきます.

図 19-1

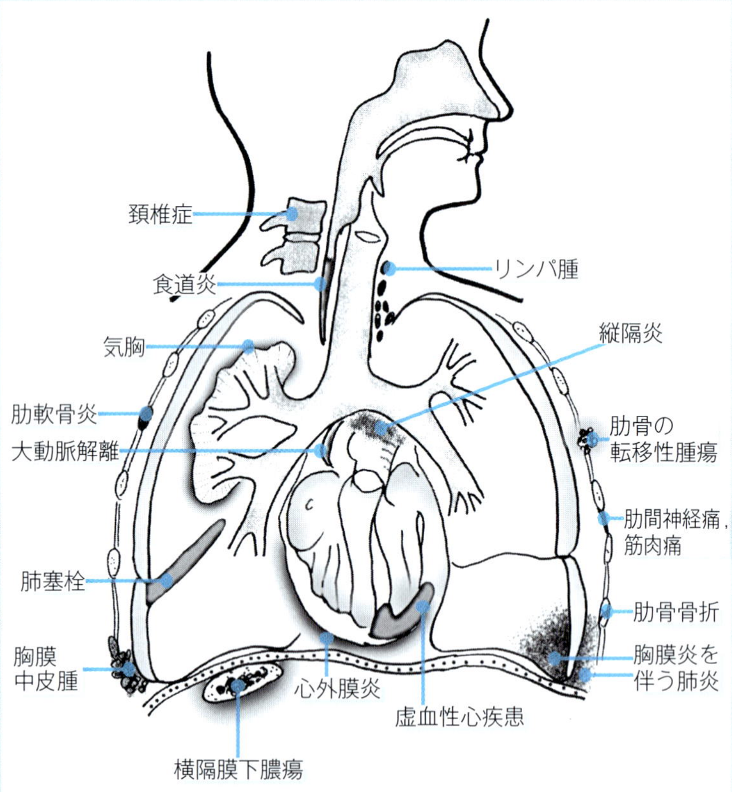

R1 なるほど．これなら鑑別疾患を思いつけそうです．

S また痛みの評価に関しては，学生の時 OSCE でやった LQQTSFA や OPQRST を使って病歴聴取をすると良いでしょう．

表 19-2　痛みの評価方法

LQQTSFA
- Location：部位
- Quality：性状
- Quantity：強さ，程度
- Timing：発症時間，経過
- Setting：発症様式
- Factor：増悪／寛解因子
- Associated symptom：関連症状

OPQRST
- Onset：発症様式
- Provocation/Palliative factor：増悪／寛解因子
- Quality：性状
- Region/Radiation/Related symptom：部位／放散痛／関連症状
- Sevirity：強度
- Time/Treatment：時間 (持続時間，経過) ／治療

見逃してはならない疾患（OKとNG）

R2 先生！外来に胸痛の方が来ています．

S おっ！どんな症例ですか？

症例1：生来健康な21歳男性．

今朝，大学への通学中の電車の中で胸痛を自覚したため，来院した．
痛みはさほど強くなく，苦悶様ではない．労作・体動での増悪もなし．
左前胸部に持続痛を認める他は，息が吸いづらいが呼吸困難はなく，
発熱，咳，嘔気，冷汗，下肢腫脹，浮腫，皮疹なども認めない．
意識清明，バイタルサイン正常で，身体所見は胸腹部含め，特に異常を認めない．
心電図を行ったが，特に異常は認めなかった．

R2 心電図も正常ですし，明らかな異常はなさそうなので，鎮痛薬を処方して帰宅で良いかと思ったのですが．

S これは「NG」ですね．この症例では，胸痛は突然発症していませんか？年齢や本人の状態を考えると，致死的疾患は考えにくいですが，若年男性の突発する胸痛で忘れてはならない疾患があります．この方の息が吸いづらい原因はなんでしょうか？

R2 えーと…よくわかりません…．

S もしかすると胸膜性の胸痛による症状で，深呼吸時に痛みが増悪しているのかもしれませんね．この点に注意して，胸部単純写真を含めて，もう一度診察してみてください．

症例1の続き：

再度病歴を聴取したところ，電車の中で立とうとした「瞬間」に，胸痛が「突然」発症したとのことであった．また，息が吸いづらいのは深呼吸によって胸痛が増悪するためであった．胸部単純写真を施行したところ左気胸を認めたため，呼吸器内科に相談し胸腔ドレーンを挿入，その後入院加療となった．

S うん，「OK」でしょう．このように，呼吸によって増悪する痛みは胸膜性の痛みであることが多く，覚えておくと良いでしょう．

推奨する基本治療（ＯＫとＮＧ）

R3 胸痛の方の相談をしたいのですが．

S はい．どんな症例ですか？

症例２：うつ病にて当院通院中の 65 歳女性．

昨日から左前胸部に痛みがあり，圧痛も認めたため本日外来受診した．痛みは持続痛であり，体動では悪化しないが，衣服が皮膚に触れるだけで痛いという．痛み以外の症状はない．

意識，バイタルサインは正常．身体所見では，胸部聴診上では異常なく，胸骨左縁第３～４肋間付近に圧痛を認める．
心電図，胸部単純写真，採血では明らかな異常を認めなかった．

R3 痛みの範囲ははっきりしませんが，圧痛があるので筋骨格系の痛みと判断して鎮痛薬を処方し帰宅して頂こうと思ったのですが．

S これは「NG」ですね．この痛みは，衣服が服に触れるだけで痛い，といっていますね．これは皮膚の症状だと思うのですが，皮膚所見は何かありませんでしたか？

R3 胸部の診察では，特に気がつきませんでしたが…

S 背中は見ましたか？

R3 いや…背中までは…

S それなら帯状疱疹の可能性があります．この点に注意して，もう一度診察してみてください．

症例２の続き：

診察上，痛みのある部位は胸髄のデルマトームに一致しており，さらにそのデルマトームに一致して背部に発疹を認めた．

水痘は幼少時に罹患しているとのことで帯状疱疹と判断し，採血では腎機能が正常であったため，バルトレックス®1000mg を１日３回投与開始することとなった．

S「OK」です．帯状疱疹は皮膚所見が出る前に痛みを自覚することがあるので，患者さん自身が発疹に気付かないこともありますし，受診後に発疹が出ることもあります．特に皮膚を触っただけで痛がるような場合には，帯状疱疹の可能性を考え，患者さんに説明しておくのが良いでしょう．

上手なコンサルトのしかた（OKとNG）

R4 救急外来に胸痛の方が来ていますが，相談に乗って頂けますか？

S どんな症例ですか？

症例 3：高血圧でかかりつけの 65 歳男性．

今日，仕事中に突然の胸痛を自覚し，冷や汗をかいてその場にうずくまってしまったため，同僚が救急車を呼び当院へ搬送された．痛みは 20 分続き，来院時には改善していた．同様の痛みは 3 ヶ月前に初めて自覚し，今までは通勤中の階段の昇り降りなどで自覚することがあったが，安静にすると 10 分くらいで自然軽快していた．ここ 1 週間は頻度が増えており，今日は安静時に出現した．喫煙は 20 本 / 日を 45 年．
来院時の意識は清明，バイタルサインは血圧 166/92mmHg，脈拍 60 回 / 分 (整)，体温 36.2℃，呼吸数 18 回 / 分．身体所見は胸腹部含め，特に異常を認めず，採血，心電図では特に異常を認めなかった．

R4 狭心症の可能性はあると思いますが，今は明らかな異常所見を認めないので，本日は帰宅して明日循環器内科を受診していただこうと思うのですが．

S それは「NG」です！キケンですよ！この方の狭心症は徐々に増悪していて今回は安静時に出現しています．これは高リスクの不安定狭心症です．この患者さんを絶対に帰宅させてはいけません！

R4 えっ！？でも今は症状ありませんよ．この状態で循環器の先生を呼んだら，怒られないですか？

S この患者さんは緊急の心臓カテーテル検査の適応があります．帰してしまうと突然死を起こす可能性がありますよ．不安定狭心症の重症度分類を知っていますか？

R4 すみません，知りません．

S 不安定狭心症の重症度判定にはBraunwald分類というのがあります.

表19-3 Braunwald分類（1989）

重症度＼臨床状況	二次性（熱や貧血など）	一次性	梗塞後2週以内
＜新規発症の重症または増悪型狭心症＞ ・最近2カ月以内に発症した狭心症 ・1日に3回以上発作が頻発するか，軽労作にても発作が起きる増悪型労作狭心症．安静狭心症は認めない．	ⅠA	ⅠB	ⅠC
＜亜急性安静狭心症＞ ・最近1カ月以内に1回以上の安静狭心症があるが，48時間以内に発作を認めない．	ⅡA	ⅡB	ⅡC
＜急性安静狭心症＞ ・48時間以内に1回以上の安静時発作を認める．	ⅢA	ⅢB	ⅢC

日本循環器学会．急性冠症候群の診療に関するガイドライン（2007年改訂版），山口 徹ら，p.6を参考に作成

S この方はBraunwald分類のⅢBですが，ⅢBおよびCは原則として緊急心臓カテーテルの適応となります．すぐさま，循環器の先生に相談してください．

R4 わかりました．

症例3の続き：

循環器内科医にコンサルトし，緊急心臓カテーテル検査を施行した．
#7に99%の狭窄を認めたため，そのままPCI施行し入院となった．

S これで「OK」です．不安定狭心症は来院時の検査で異常がないことがありますが，中には突然死の危険性のある重篤なものもあります．注意しましょう．

Updates

大動脈解離・肺塞栓の診断

大動脈解離や肺塞栓の除外には，有効な身体所見や検査があります．大動脈解離の臨床診断では，

・「大動脈痛（突発した裂けるような痛み）」
・「胸部単純写真での縦隔および大動脈影の拡大」
・「脈・血圧の左右差」

の３項目がすべてなければ，陰性尤度比 0.07 で除外できる，という報告があります[2)]．また，肺塞栓では Wells score という評価方法があり，D-dimer が陰性，かつ，低危険度群においては，肺塞栓を除外してよい，という報告があります[3)]．ただ，注意したいのはどちらの疾患においても必ずしも 100% の除外が出来るわけではなく，致死的な疾患であるため疑ったら造影 CT などの検査を行う姿勢が大事だという事です．

Key Words

Wells score

臨床徴候から肺塞栓の危険度を３群に分類するスコア．肺塞栓の診察時に汎用される．

深部静脈血栓症の徴候（下肢浮腫，深部静脈の圧痛）	3.0 点
他疾患は否定的	3.0 点
心拍数＞ 100/ 分	1.5 点
３日以上の安静 or ４週以内の手術	1.5 点
深部静脈血栓症または肺塞栓の既往	1.5 点
喀血	1.0 点
悪性腫瘍（治療中 or ６ヶ月以内に治療 or 緩和治療中）	1.0 点

１点以下：低危険度群（D-dimer 陰性で肺塞栓を除外してよい）
２～６点：中危険度群，　７点以上：高危険度群

（廣瀬　知人）

20 動　悸

診療ルール

1. 動悸の性状は Tapping で聴取.
2. 動悸を見たら，まずは「E·C·G」を考慮.
3. 動悸の鑑別は「E-PACED」.
4. 3割がパニック発作＋うつ合併を見逃さない！

ポイント

S 動悸とは，どういう状態を表しますか？

R1 えーと，脈が速くなるのを感じている状態だと思います.

S 確かに，頻脈の時も動悸を感じますよね．ですが頻脈以外でも動悸は起こります．動悸は，明確な定義はありませんが，自己心拍を意識するようになることで出現する不快な感覚，と言われています．頻脈以外で，どのような時に動悸を自覚するようになるか，わかりますか？

R1 えーと，不整脈の時ですよね．脈がとんだりした時にも自覚するのではないでしょうか.

S そうですね．ただ，徐脈や正常洞調律の時にも認められることがあります．特に，正常洞調律でも動悸が起こるということは，不整脈以外の病態でも動悸を起こすと言い換えることもできますよね．実際に，プライマリ・ケア外来を受診する患者の動悸の約 40% 程度は不整脈が原因であるといわれていますが，その他は不整脈以外の心疾患や，不安・パニック障害などが原因と言われています．不整脈以外の原因としては，この他にどんなものがあると思いますか？

R1 甲状腺機能亢進症とか，貧血とかでしょうか.

S すばらしい！そうですね．ここでは，動悸の鑑別診断を簡単に覚えるために「E-PACED」と覚えましょう．いいペース，が大事ということですね．

Key Words

E-PACED

E：Electrolyte（電解質）
P：Psychiatric（精神疾患），Pulmonary（肺）
A：Anemia（貧血），Autonomic（自律神経）
C：Cardiac（心原性）
E：Endocrine（内分泌）
D：Drug（薬剤性），Dehydration（脱水）

（小泉 俊三 監訳 10分間診断マニュアル, 第2版, メディカル･サイエンス･インターナショナル, 2009 ,p.156を参考に作成）

S なお，鑑別疾患を具体的に表にすると，以下のようになります．

表 20-1　動悸の鑑別疾患

心原性

不整脈

心房細動／粗動，高度 AV ブロック，洞不全症候群，徐脈頻脈症候群，多源性心房頻拍，上室性／心室性期外収縮，洞性頻脈，上室性頻拍，心室頻拍，WPW 症候群

不整脈以外

心房／心室中隔欠損症，心筋症，先天性心疾患，うっ血性心不全，僧房弁逸脱症，ペースメーカー，心外膜炎，心臓弁膜症，心筋梗塞

心臓以外

精神的

不安障害，パニック発作，身体化障害

薬剤性

アルコール，カフェイン，中毒（ジギタリス，フェノチアジン，テオフィリン，β刺激薬，抗コリン薬，etc.），麻薬，タバコ

内分泌

甲状腺機能亢進症, 低血糖, 褐色細胞腫, 電解質異常

その他

貧血，発熱（敗血症），過激な運動，血管内脱水, 血管迷走神経反射, 肺疾患（肺塞栓）

（A bbott, A. V . et al. Diagnostic approach to palpitations AFP .2005 ,vol.15,no.71,p.733-750を参考に作成）

R1 これらをどのように診断していったらいいのでしょうか．

S まずは脈を測定して速さ，規則性を確認し，心電図で不整脈があるかどうか，またどのような不整脈があるのかを調べます．もし不整脈があった場合は，ACLS に準じて治療をしていくこととなりますが，この時に注意すべきは循環動態が安定しているか，電解質異常がないかという点です．また不整脈がなかった場合でも，低血糖がないかは重要です．これも含めて「ECG」（Electrolyte，Circulation，Glucose）と覚えましょう．

R1 診察時にはすでに動悸が消失している場合はどのようにしたらよいですか？

S いい質問ですね．プライマリ・ケア外来を受診する動悸患者の多くは診察中に動悸を自覚していません．そのような場合は，実際に自分が感じた動悸を，必ず患者さん自身に手で叩いて（Tapping）再現してもらい，実際の脈の速さや規則性を教えてもらうのがよいでしょう．具体的には，脈は速いのか，遅いのか，正常範囲か，また，規則正しいか，その中で脈がとぶのか，全くすべてが不規則なのか，どれくらい続くのか，などを確認すると良いでしょう．

見逃してはならない疾患（OK と NG）

R2 先生！今，救急外来に来ている方の相談に乗っていただけませんか？

S おっ！どんな症例ですか？

症例 1：生来健康な 38 歳女性．

ここ数ヶ月の間，何度か動悸を自覚し，本日も出現したため当院救急外来を受診した．脈のリズムは整で，速度も正常範囲内のよう．動悸以外には，嘔気，胸部苦悶感を伴うとのことで，本人は心臓が心配で受診したようであった．来院時の症状はない．
意識清明，バイタルサインは脈拍 68/ 分 (整)，他異常なし．身体所見では，胸部聴診上では異常なく，甲状腺腫大・圧痛なども明らかではなかった．
外来で行った採血は，TSH も含め異常はなく，心電図にも異常は認めなかった．

NG

R2 念のため，心エコー，ホルター心電図を予約して，帰宅していただこうと思うのですが．

S これは「NG」ですね．心疾患･甲状腺の除外を行うのは良い対応ですが，この方はパニック発作を起こしてはいませんか？症状の発症様式や，その他の随伴症状はどうだったでしょうか？

R2 パニック発作の時はどのような症状がでるのですか？

S それでは診断基準を示しましょうか．

表 20-2　パニック発作の診断基準
（米国精神医学会，1994）

強い恐怖または不安を感じるはっきりと他と区別できる期間で，その時，以下の症状のうち４つ（またはそれ以上）が突然に出現し，10 分以内にその頂点に達する．

①動悸，心悸亢進，または心拍数の増加
②発汗
③身震いまたは震え
④息切れ感または息苦しさ
⑤窒息感
⑥胸痛または胸部の不快感
⑦嘔気または腹部の不快感
⑧めまい感，ふらつく感じ，頭が軽くなる感じ，または気が遠くなる感じ
⑨現実感消失（現実でない感じ）または離人症状（自分自身から離れている）
⑩コントロールを失うことに対する，または気が遠くなることに対する恐怖
⑪死ぬことに対する恐怖
⑫異常感覚（感覚麻痺またはうずき感）
⑬冷感または熱感

R2 たくさんあって覚えられないです．

S 項目が多いですからね．覚えるのはなかなか難しいので，イメージで覚えると良いでしょう．例えば先生，もし誰かにナイフを突きつけられたら，どのように感じますか？

R2 えーっと，恐くて緊張して冷汗が出ます．あと心臓がドキドキして，息がしづらくなって，ガタガタ震えたり，血の気が引く感じがしそうです．そこから逃げたいです．

S そうですね．人は恐怖を感じた時にそのような色々な症状を自覚しますが，恐怖を感じる対象がないのに突然スイッチが入って，恐怖を感じた時と同じような反応が出てしまうのがパニック発作なんです．そのイメージで，起こりそうな症状を問診で尋ねるようにすると良いと思いますよ．

R2 なるほど，わかりやすいですね！

S また，パニック発作が疑われた場合は，うつ病を併発している可能性があるため，うつ病のスクリーニングをしておきましょう．

R2 うつ病はどうやってスクリーニングすればいいですか？

S 2-Question を使ってやってみてください．

Key Words

2-Question

うつ病のスクリーニングに使う２つの質問．感度 98% であり，どちらも「いいえ」であれば，うつ病を合併している可能性はきわめて低いといえる．本来は DSM-IV の大うつ病エピソードの最初の２項目を使用するが，筑波大学総合診療グループでは，問診をスムーズに行うため以下の方法を採用している．

1. 憂うつとか，悲しいとか，気分の落ち込みとかを感じたりすることがありますか？
   → (Yes なら) それは，ほとんど１日中ですか？
   → (Yes なら) この２週間以上ずっと続いていますか？
2. 物事に対して興味がわかない，あるいは心から楽しめない感じがすることがありますか？今まで好きだったことを，今までと同じように楽しくできていますか？
   → (Yes なら) それは，ほとんど１日中ですか？
   → (Yes なら) この２週間以上ずっと続いていますか？

どちらか一方でも「はい」であるならば，DSM-IV の大うつ病エピソードの残り７項目をすべて聴取し，うつ病かどうかを診断する．

S うつ病は死ぬ病気です．このような症例では必ず除外してください．

症例1の続き：

再度問診を聴取したところ，いつも運転中に動悸を自覚し，10分以内にピークに達し，同時に嘔気，胸部苦悶感，息切れ，窒息感，コントロール不能感，死への恐怖を自覚していた．発作は15分程度で軽快していたが，また運転中に起こるのではないかと心配し，最近は運転しなくなっていた．本日は助手席に乗っていたが，それでも症状が出現した．なお，気分の落ち込みや興味の消失はないそう．
パニック発作が疑われたのでアルプラゾラムを発作時頓用で処方し，心エコー，ホルター心電図で精査を行う方針とした．今後，精査で他疾患が否定的であれば，SSRIの内服を開始する予定である．

S「OK」です．パニック発作，うつ病は身体症状を主訴に来院し，見逃しがちです．動悸ではパニック発作が原因であることが15～31%と高いので，特に注意しましょう．

推奨する基本的治療 （OKとNG）

R3 動悸の症例です．

症例2：生来健康な52歳女性．

5日前より発熱，倦怠感，喉の痛みを自覚したが改善しないため，本日当院受診した．咳，痰，鼻汁などはないが，動悸を自覚するという．
意識清明，バイタルサインは血圧118/73，脈拍105回/分(整)，体温38.8℃，他正常で，身体所見では咽頭，胸腹部に特に異常を認めず，頸部リンパ節腫脹もなかった．
動悸に対して心電図を行ったが，洞性頻脈を認めるのみであった．採血は炎症反応上昇を認めたが，胸部単純写真は正常であった．

R3 心電図は洞性頻脈ですし，発熱によるものと考えます．症状からも急性上気道炎だと思いますし，解熱鎮痛剤処方し，帰宅していただこうと思うのですが．

S うーん，もう一歩．「NG」ですね．まず，この方は咳，痰，鼻汁と言った所見がありません．このような上気道症状がない症例で，安易に急性上気道炎と診断するのはやめましょう．上気道感染症の鑑別をおろそかにすると，重大な病気を見逃します．発熱と咽頭痛のみであり急性咽頭炎のように見えますが，咽頭所見は正常であり動悸を自覚しています．甲状腺の所見はどうでしたか？

R3 あ，すいません，診ていませんでした….

S 上気道症状を主訴に来院した発熱患者の診察では，頸部リンパ節腫脹と一緒に甲状腺を診察する癖をつけましょう．亜急性甲状腺炎の場合，甲状腺の腫脹および圧痛を認めます．もう一度，診察をしてみて下さい．

R3 わかりました．

症例２の続き：

再度問診を聴取したところ，甲状腺の腫大と圧痛を認め，わずかだが振戦も認めていた．採血で TSH，fT4 を追加したところ，TSH <0.005 μ IU/mL，fT4 4.73 ng/dL であった．そのため追加で TRAb，甲状腺エコーを行ったところ，TRAb 陰性，甲状腺は圧痛部位に一致した低エコー領域を認めたため，亜急性甲状腺炎と判断した．
そのため，プレドニゾロン 20mg，プロプラノロール 30mg を開始した．

S うん，「OK」でしょう．発熱の時には，自然と洞性頻脈となりがちですが，中には甲状腺疾患が隠れているので，常に診察する癖をつけてください．

上手なコンサルトの仕方（OK と NG）

R4 症例の相談なのですが．

S どうぞ．

症例３：高血圧でかかりつけの 65 歳男性．

３日前より食欲不振，全身倦怠感，動悸，労作時呼吸困難が出現し，改善しないため当院外来を受診した．以前に同様の症状を経験したことはないという．動悸が持続しているが，振戦，発汗過多などの症状はない．
既往は高血圧のみであり，内服はニフェジピン徐放剤 20mg のみ．
意識は清明，バイタルサインは血圧 155/78mmHg，脈拍 108/ 分（整），体温 35.8℃，呼吸数 20 回 / 分，SpO2 97%．身体所見は，胸部では心尖部で Levine II/IV の収縮期駆出性雑音を聴取するが，その他は呼吸を含め異常所見はない．甲状腺の腫大・圧痛も認めず，頸静脈怒張・下肢浮腫もなし．
心電図では洞性頻脈を認めるのみであった．

R4 心雑音を聴取するので，心エコーを予定して再診していただこうと思うのですが．

S これは危険です．「NG」ですよ！動悸に加えて労作時呼吸困難があるにも関わらず，SpO_2 の低下や頸静脈怒張を認めていませんよね．貧血の可能性が高いと思いますが，出血のエピソードや，眼瞼結膜，直腸診の所見はどうでしたか？

R4 すみません，わかりません．

S それでは聞いてみてください．また，貧血の有無を確認するため採血も行いましょう．

症例３の続き：

吐血・下血はなかったが，最近は黒色便を認めており，この２ヶ月で体重が 7kg 減ったとのことであった．診察では，眼瞼結膜の貧血を認め，直腸診では黒色便が付着し，便潜血は陽性であった．

採血で Hb 5.3g/dL，MCV 78.5fl と小球性貧血を認め上部消化管内視鏡検査を施行したところ，Borrmann ３型の進行胃癌を認めた．そのため同日消化器内科に入院となった．

S これで「OK」です．貧血は，動悸の原因の中でも見逃しやすい疾患なので，注意しましょう．

Updates

うつ病と甲状腺機能低下症

うつ病は，何らかの身体的主訴を呈してプライマリ・ケア外来に訪れます．うつ病は「パニック発作」を併発し，動悸を起こすことがありますが，「パニック障害」にも 22.5 ～ 68.2％に大うつ病が合併すると言われています[1)]．うつ病患者は自殺を図り，命を落としてしまうことがあるため，見逃してはなりません．また，うつ病と似た症状を呈する疾患に甲状腺機能低下症がありますが，甲状腺のスクリーニングは亢進症を含め，TSH で行います．TSH はとても感度が良く，TSH が正常範囲内であれば，追加のスクリーニングはまず不要と考えられます[2,3)]．

（廣瀬　知人）

21 腹 痛

診療ルール

1. Surgical Abdomen (Key Word) かどうかの判断．
2. 意識していないと見落としやすく緊急性の高い腹痛のパターンをあらかじめ知っておく．
3. 腹腔内臓器以外が原因でも腹痛は生じる．

ポイント

S 腹痛は鑑別診断が多く，また総合診療の場面で遭遇する頻度も高いです．さらに，症状は軽く見えても，致死的な疾患が隠れていることもあるために，系統的なアプローチ方法で診断する必要があります．まずは，腹痛患者を診るときの先生流のアプローチ方法を教えてください．

R1 臓器を想像しながら，解剖学的な部位に基づいて腹痛の鑑別を挙げていきます．例えば，右季肋部痛で胆嚢炎や胆管炎をまず初めに疑います．全体的にはこのように鑑別します．

図 21-1　腹部解剖学的アプローチ

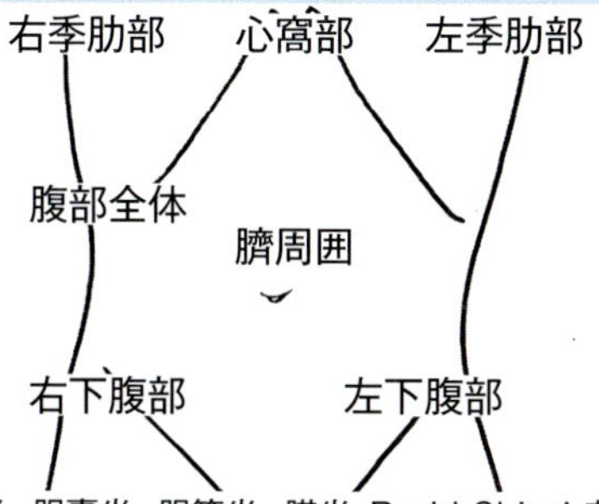

右季肋部：肝炎，胆嚢炎，胆管炎，膵炎，Budd-Chiari 症候群，Fitz－Hugh－Curtis 症候群
右下腹部：虫垂炎，子宮外妊娠，卵管炎，鼠径ヘルニア，炎症性腸疾患
心 窩 部：胃潰瘍，胃炎，胃食道逆流症，膵炎，AAA 破裂
臍 周 囲：虫垂炎（初期症状），胃腸炎，腸閉塞，AAA 破裂
左季肋部：脾膿瘍，脾梗塞，胃炎，胃潰瘍，膵炎
左下腹部：憩室炎，子宮外妊娠，卵管炎，鼠径ヘルニア，炎症性腸疾患
腹部全体：胃腸炎，腸間膜虚血症，腸閉塞，腹膜炎，過敏性腸症候群

Key Words

Fitz − Hugh − Curtis 症候群

1930 年代に Curtis と Fitz-Hugh が淋菌性卵管炎に肝周囲炎を合併した症例を初めて報告した．それ以降，骨盤内感染症に肝周囲炎を合併した疾患を，Fitz − Hugh − Curtis 症候群と呼ぶようになった．原因菌としては，クラミジア感染が有名である．

S そうですね．解剖学的な部位からアプローチすることは重要です．ただ，その前に必ず意識しなければいけないことがあります．

R1 …．

S まずは，患者のバイタルサインや腹痛の性状に注目し，Surgical Abdomen かどうかの判断を優先します．バイタルサインが不安定だったり，腹部所見で，反張痛や筋性防御を認める場合には特に注意が必要です．血液検査や腹部造影ＣＴを検討します．

Key Words

Surgical Abdomen

腹痛の中で，外科的な処置を行わなければ，急速に悪化する状態．具体的には，腹部大動脈瘤 (AAA) 破裂，絞扼性イレウスによる腸管壊死，消化管穿孔に伴う腹膜炎，急性腸間膜虚血症などが挙げられる．バイタルサインの変動，腹部所見での反張痛や筋性防御の存在に加えて，血液検査や腹部画像検査を併用して診断する[1]．

R1 なるほど．緊急手術が必要な状態を常に意識しながら診察にあたれば，診断の遅れを防ぐことができますね．腹痛を診たら，まず初めに“Surgical Abdomen かどうかの判断”が重要なのですね．次のステップも教えてください．

S 次の重要なステップは，“意識していないと見落としやすく緊急性の高い腹痛のパターンをあらかじめ知っておく”ことです．

R1 具体的なピットフォールを教えてください．

S キーワードは，“高齢者と若年女性”です．高齢者と若年女性の腹痛を診たら要注意です．

R1 具体的な内容を教えてください．

S 必ず抑えておくべきポイントは以下の3点です．

① 高齢者の腹痛では，心筋梗塞をはじめとするAcute Coronary Syndrome（ACS）を除外診断する．

② 高血圧を伴う高齢男性が，側腹部痛，腰痛で来院した場合には安易に，急性腰痛症や尿路結石などと決め付けずに，AAA破裂を疑って診察する．

③ 若年女性の腹痛では，急性虫垂炎以外に，子宮外妊娠，骨盤炎症性疾患（PID），卵巣出血，卵巣嚢腫茎捻転を鑑別に挙げる．

R1 それぞれのパターンのポイントを教えてください．

S ① 高齢者の腹痛では，心筋梗塞をはじめとするAcute Coronary Syndrome（ACS）を除外診断する．

ACSは典型的な胸痛を主訴としない場合があります．腹痛だけが主訴という場合があるのです．高齢，喫煙歴，高血圧，糖尿病，脂質異常症などの危険因子が揃っていて，原因がはっきりしない場合の腹痛は要注意です．心電図，心エコーでの評価を検討すべきです．

R1 分りました．医療機関を受診する高齢者は複数の疾患をもつことが普通なので，本当に何が起こってもおかしくないという認識を持つべきですね．

S ②高血圧を伴う高齢男性が，側腹部痛，腰痛で来院した場合には安易に，急性腰痛症や尿路結石などと決め付けずに，AAA破裂を疑って診察する．

S 緊急性が高く，致死率が高い疾患の中で誤診されやすいのが，AAA 破裂です．誤診パターンとして，尿路結石をはじめとした疾患と誤診されやすいことが報告されています[2)]．腰腹部痛，血圧低下，拍動性腫瘤の3つの所見が全て揃うのは，50％以下であり，経過がゆっくりである場合には特に見逃されやすい傾向があります[3)]．喫煙歴のある高齢男性の腹痛を見た場合には，AAA 破裂を見逃していないか？ と自分の診断をもう1度見つめ直してみましょう[4)]．

R1 尿路結石だと思い込んでいても，腹部エコーで水腎症がはっきりしなかったり，血尿を伴わない場合には，誤診している可能性を意識しなければなりませんね．AAA 破裂を疑い腹部造影ＣＴでの精査を考慮する必要があるのですね．

S そのとおりです．それと，頻度は少ないですが，心房細動がある場合には腎梗塞を尿路結石と誤診していることもあります．高齢者の腹痛では，何が隠れているかわかりません．自信がなければ画像検査を追加することは悪いことではないと思います．

③ 若年女性の腹痛では，急性虫垂炎以外に，子宮外妊娠，骨盤炎症性疾患（PID），卵巣出血，卵巣嚢腫茎捻転を鑑別に挙げる．

若年女性の腹痛では上記4疾患を鑑別に挙げる必要があります．この中で見逃しやすいのが，子宮外妊娠と PID です．子宮外妊娠は見逃すと致死的な状態に陥ることもあります．PID も治療の遅れが，後に不妊症へと繋がる可能性があり，どちらも適切に診断，治療する必要があります．

子宮外妊娠を診断する上でのポイントは，妊娠反応検査を適切に行うことです．“下腹部痛＋予定月経の遅延＋妊娠反応陽性”の所見では子宮外妊娠を積極的に疑いましょう．注意すべきポイントとしては，患者さんが，“現在生理中なので妊娠はないです”という言葉を100％信じないようにすることです．生理と思っても実は，不正性器出血であったというパターンもピットフォールなのです．

S PID を診断する上でのポイントは，下腹部痛（両側が多い），月経中から月経終了５日以内での発症[5]，活発な性活動（問診での人工妊娠中絶歴など）です．通常，腹痛は２～３週間程度で治まります．また発熱は50％の症例では生じないことも知っておく必要があります．

R1 若年女性の腹痛は奥が深いですね．本当の生理なのか不正性器出血なのかを見極める良い方法はないのでしょうか？

S 全てに当てはまるわけではないですが，一般的な，生理での出血の特徴は，

初日：少量
２日目：多量
３～４日目：だんだんと量が減っていく

という経過になります．これ以外のパターンは不正性器出血の可能性を考えます．

R1 非常によく分りました．腹痛のアプローチ方法の第２段階は，ピットフォールに陥りやすいパターンを意識することですね．高齢者と若年女性は要注意です．それでは，次のステップも教えてください．

S 次が最終ステップです．ここまできたら，最後の詰めの段階です．ここでのポイントは，腹部臓器以外が原因でも腹痛が生じることを理解することです．腹痛の原因が，図 21-1 で示したような，解剖学的なアプローチ方法では通用しない場合には，腹部臓器以外が原因で腹痛が生じる疾患の幅広い鑑別診断能力が必要となります．

R1 たとえば，どのような疾患があるのでしょうか？

S 代表的な疾患としては，糖尿病性ケトアシドーシス（DKA）やシェーンライン・ヘノッホ紫斑病，帯状疱疹，などです．これらは，腹部臓器が原因ではありませんが，腹痛を生じます．これらの疾患以外の原因は下記の表に挙げますので，代表的な疾患を臓器別に抑えておくことが必要です．

表 21-1　腹痛の臓器別アプローチ

心疾患：　ACS, 心筋炎，心内膜炎，心不全
胸部疾患：　肺炎，胸膜炎，膿胸，気胸，肺血栓塞栓症，食道炎，食道破裂
神経系：　神経根炎
代謝疾患：尿毒症，DKA，ポルフィリン症，急性副腎不全，副甲状腺機能亢進症
血液疾患：　溶血性貧血，急性白血病
中毒：　鉛中毒，昆虫刺傷
感染症：　帯状疱疹，骨髄炎，腸チフス
血管炎：　シェーンライン・ヘノッホ紫斑病
その他：　精神疾患

（UpToDate ONLINE 17.2:Differectial diagnosis of abdominal pain in adults　一部改訂）

Key Words

シェーンライン・ヘノッホ紫斑病

IgA 免疫複合体沈着による全身性細小血管炎症候群であり，主要症状は，下腿を中心とした紫斑，腹痛，関節痛，腎障害である．小児に好発する疾患であるが，成人にも発症する．消化器症状として，腹痛のみならず，消化管出血が生じることもある．

R1　わかりました．最後に，今教えていただいた，腹痛の体系的なアプローチ方法をまとめてみたのでみてください．

図 21-2

腹痛

↓

Surgical Abdomen かどうかの判断 (腹部大動脈瘤 <AAA> 破裂，絞扼性イレウスによる腸管壊死．消化管穿孔に伴う腹膜炎，急性腸間膜虚血症など)

↓

見落としやすく緊急性の高い腹痛のパターンに陥ってないかを確認する
パターン 1; 高齢者の腹痛では心筋梗塞をはじめとする ACS を除外診断したか？
パターン 2: 高血圧を伴う高齢男性が，側腹部痛，腰痛で来院した場合には安易に，急性腰痛症や尿路結石などと決め付けずに，AAA 破裂を疑って診察したか？
パターン 3; 若年女性の腰痛では，急性虫垂炎以外に，子宮外妊娠，PID，卵巣出血，卵巣嚢腫茎捻転を鑑別に挙げたか？

↙　↘

腹部臓器が原因で生じる腹痛 → 腹部解剖学的アプローチ (図 21-1 参照)

腹部臓器以外が原因で生じる腹痛 → 臓器別アプローチ (表 21-1 参照)

S すばらしいですね．これで，明日から腹痛がきてもこわくないですね．

Key Words

急性腸間膜虚血症

腸間膜の血管の血流不全が原因となり腹痛をきたす．重症な症例では腸管壊死，穿孔も生じる．心房細動を基礎疾患とする，動脈塞栓が原因の上腸間膜動脈塞栓症が最も頻度が多い．それ以外に，非塞栓性腸間膜虚血症（NOMI），上腸間膜血栓症，腸間膜静脈血栓症などに分類される．

見逃してはならない疾患（ＯＫとＮＧ）

R2 さきほど診察した患者について相談したいのですが，よろしいでしょうか．

S もちろん．ではどうぞ．

R2 症例プレゼンは以下です．

NG

症例１：

72歳男性，1日20本40年間の喫煙歴があり，高血圧でβ遮断薬（アーチスト®）内服中の患者．
来院当日に右側腹部痛が突然発症したため受診．
痛みは，強く，冷汗と嘔吐を伴う．バイタルサインは血圧110/90mmHg，脈拍80/分，呼吸回数14/回，体温37.0度，Sat 98%(RA)．尿検査で尿潜血反応陽性．

バイタルサインは正常で，症状の経過からは尿路結石を考えました．
ベッドサイドで腹部エコーを行い，水腎は認めないのですが，尿検査で血尿があることとから，間違いないかと考えます．
今は，救急部のホールディングベッドにて疼痛コントロール目的で鎮痛剤（ペンタジン®）を経静脈的に投与して経過をみています．

S これは「ＮＧ」です．すぐに患者さんを診にいきましょう．

R2 えー！ なぜですか？

S 喫煙歴，高齢，男性はAAA破裂の危険因子として重要です．また，救急の現場で，AAA破裂を尿路結石と誤診するケースが多いことも知られています．そういう視点でこの症例をみてみましょう．

まず，バイタルサインですが，高血圧患者です．普段の血圧と比較して，110/90mmHgは低くないでしょうか？ また，β遮断薬を内服しているので，頻脈になりにくいことも意識しましょう．

R2 普段の血圧は，今家族に聞いたのですが，160/100mmHg程度で，降圧薬の増量を検討されていたようです．

S それと，血尿ですが，今回初めてみつかったのでしょうか？ 以前から指摘されているということはありませんか？

R2 今カルテで確認しましたが，昨年の検査から持続的に陽性です．今度，精査予定になっています．

OK

同じ症例１の診察：

高血圧合併の高齢男性の突然の側腹部痛であり普段よりも血圧が低いことから，AAA破裂を疑い，緊急腹部造影ＣＴ検査を施行した．
腎動脈分岐部上に8cmの大動脈瘤と周囲の血腫，腹腔内への血液貯留所見あり．
腹痛の原因はAAA破裂と診断し，心臓血管外科へ緊急でコンサルト．
緊急開腹手術となった．

S すばらしい．この対応はＯＫです．

推奨する基本治療（ＯＫとＮＧ）

NG

症例２：

21歳男性，特に既往歴はない．
１週間前に感冒様症状あり，昨晩から腹痛を生じたために受診．
発熱，悪寒，疼痛，胸痛，呼吸苦，動悸はないが，関節痛と下痢を伴っている．腹痛は臍周囲に間歇的に生じるが，反張痛や筋性防御はなし．
来院時バイタルサインは正常．
症状や経過から典型的なウィルス性腸炎と診断，整腸剤（ラックビー®）を処方し，帰宅予定とした．

S これは「ＮＧ」と思いますね．若い患者さんの下痢をみると，ウィルス性腸炎と決め付けて，整腸剤を処方し，すぐに帰宅させるケースをよく目にしますが，そのような反射的対症療法はＮＧです．体系的なアプローチ方法で基本どおりの鑑別診断を挙げ，見落としをなくす必要があります．

この患者さんの下肢はみましたか？

R3 下肢ですか？ みていません．何の目的なのでしょうか？

S 腹痛の原因は多岐に渡ります．原因が必ずしも腹腔内臓器に由来しているとは限りません．先行する上気道炎があり，関節痛と腹痛が生じています．下腿に紫斑が生じていないかどうかは確認する必要があります．まれな疾患ですが，血管炎が原因で腹痛を生じることがあります．腹痛，関節痛，紫斑，腎障害を特徴とするシェーンライン・ヘノッホ紫斑病では下腿に紫斑が出現しやすいのです．

なお，血管炎の症状として消化管出血を生じることもあります．この患者さんの下痢は要注意です．患者さんは便の色を常に確認するとは限りません．下痢＝消化管出血のこともあるのです．この症例では，状況によっては，直腸診も必要です．

ジェネラリストは，幅広い知識と診察技術が要求されます．皮膚の観察，直腸診などの全身の観察をする姿勢を身につけましょう．

R3 この症例も再度診察としました．

同じ症例２の診察：

再度，診察したところ，両下腿に触診可能な紫斑 (Palpable purpura) を認めた．
また，直腸診を施行，便潜血反応検査で陽性．
血液検査では，軽度の貧血と炎症反応陽性，尿検査では血尿，蛋白尿を認めた．
腹痛を主訴に来院された患者さんであったが，病歴や身体所見，一般検査の組み合わせから，シェーンライン・ヘノッホ紫斑病と診断．
全身治療目的で，膠原病内科コンサルト，また皮膚生検目的で皮膚科コンサルトとした．
後日，皮膚生検結果からは，白血球破砕性血管炎の所見が認められた．
蛋白尿，血尿もあり，ステロイドでの加療が開始され，現在は経過良好であると報告された．

S ＯＫです．すばらしい対応でした．

上手なコンサルトのしかた（ＯＫとＮＧ）

R4 次に，また別の症例について相談したいと思います．

症例３：

６５歳男性，アルコール多飲歴あり．
夕食時に飲酒，直後からの心窩部痛を主訴に受診．
発熱，悪寒，疼痛，胸痛，呼吸苦，動悸，なし．
来院時バイタルサインは正常範囲内．
身体所見上では心窩部痛に反張痛を認める．
血液検査では，WBC 12000/μL，CRP 6.2mg/dL，アミラーゼ 900 IU/L であった．
アルコール多飲歴，腹部症状，アミラーゼの上昇から，急性膵炎と診断．
入院を前提に CT を撮影している間に，消化器内科専門医にコンサルト．

S これは「ＮＧ」と思いますね．腹痛＋アミラーゼ上昇＝急性膵炎という考え方は誤りです．消化管穿孔や腸閉塞でも血中アミラーゼ濃度は上昇します．消化管や腹腔内のアミラーゼが再吸収されるためと考えられています．

R4 それは，あまり意識していませんでした．そろそろCTの結果が分ります．CT の結果では，Free Air がみつかり，消化管穿孔に伴う腹膜炎の診断でした．

S やはり，予想通りですね．この症例は Surgical Abdomen です．消化器内科では対応は困難だと思います．消化器外科にすぐにコンサルトして緊急手術の必要があります．

この症例のように，血液検査の結果から，診断を決め付けることは危険です．

今回勉強したように，まずは型通りに体系的なアプローチを行うことが重要です．専門医へのコンサルトはその後です．

OK

同じ症例3：

バイタルサインは正常範囲内であるものの，腹部所見で反張痛を認める．
まずは，Surgical Abdomen の可能性を考えて，血液検査と腹部ＣＴ検査を施行．
血液検査結果では，炎症反応の上昇とアミラーゼの上昇を認めた．
また，腹部ＣＴ検査では，Free Air がみつかり，消化管穿孔と診断．

緊急手術の依頼目的で消化器外科コンサルト．

S　ＯＫです．このように，腹痛患者をみるときは，専門医へのコンサルトをあせらずに，型どおりの診察を行うことが大切です．また，逆に今回勉強した視点で型通りに診察すれば，見逃しも防げるでしょう．

Updates

腹痛患者に鎮痛薬の使用は禁忌なのか？

慣習的には，腹痛を主訴に来院した患者に対して安易に鎮痛薬を使用してはならないと言われている．これは，腹痛の原因が明らかになる前に，鎮痛薬を使用してしまうと，軽度の腹膜刺激症状を見逃すなど腹部所見を正確にとれなくなり診断の遅れ，予後の悪化に繋がるからだといわれている．これは本当なのだろうか？

2007年にコクラン･データベースによるシステマティック･レビューが発表された．厳密な論文の選抜基準をクリアした6本のRCTのレビューにより，急性腹症の患者へのオピオイドの使用は，苦痛を緩和し，かつ治療の遅れにはつながらないと結論付けている[6]．

筆者の個人的な見解では，この論文の結論が全てではなく，臨床現場では臨機応変な判断が必要とされる．事前に外科，内科，救急部などの関連する部署でのカンファレンスなどを通じて，鎮痛剤使用に関するルールを作るのも1つの手段である．

（西崎　祐史）

22 胸やけ

診療ルール

1．否定できるまでは「狭心痛」！

2．疑ったらECG！ 疑うのも「ECG」！

3．出血はないか？

4．胸やけを起こす背景因子に注目！

ポイント

S 胸やけの定義とは，何かわかりますか？

R1 胸が焼けるような感じ，ではダメですか？

S そうですね．具体的には，胸骨後部や心窩部に感じる熱感や灼熱感，燃えるような痛みなどの事と定義できます．場合によっては，胸部および上腹部の痛みや不快感も，胸やけとして訴えている場合もあります．では，胸やけの原因となる疾患はなんでしょう？

R1 胃酸の逆流が原因だと思うので，逆流性食道炎や胃炎などで感じると思います．

S そうですね．主な原因は食道や胃といった消化管由来のものがあります．ただ，鑑別疾患で忘れてはいけない臓器があります．わかりますか？

R1 わかりません….

S 実は心臓が原因でも胸やけを起こします．その中でも特に注意しなくてはならないのが，虚血性心疾患です．虚血性心疾患は一刻を争う重大な病気なので，否定できるまでは決して「狭心痛」を鑑別から外さないでください．特に，突発した持続する胸やけで来院した場合には迷わず心電図をとりましょう！

R1 はい！

S また，これら主な原因はEsophageal（食道），Cardiac（心臓），Gastric（胃），の頭文字をとって「ECG」と覚えるといいかもしれませんね．

R1 なるほど！覚えやすいですね！

S なお，病歴だけで食道由来の胸痛と心臓由来の胸痛を鑑別するのは難しいといわれています[1]．結局，病歴だけで心臓疾患を否定するのは難しいようです．

R1 なるほど．ではやっぱり，否定できるまでは「狭心痛」，という心構えが大事なのですね．

S そうですね．

R1 他に鑑別しなくてはならない疾患はありますか？

S その他の鑑別としては，以下のようになります．

表22-1　胸やけの鑑別疾患

区分	疾患
胃・食道	逆流性食道炎，NERD，食道裂孔ヘルニア，感染性食道炎，好酸球性食道炎，胃炎，悪性腫瘍，消化性潰瘍，潰瘍穿孔，消化管出血，食道破裂，呑気症，食道アカラシア，機能性ディスペプジア，胃切除後，胃瘻造設後，強皮症
その他の消化器	腸閉塞，過敏性腸症候群，胆嚢炎，膵炎
心疾患	虚血性心疾患，心膜炎，うっ血性心不全
その他	胸膜炎，重症肺気腫，尿毒症，肝硬変，薬剤，アルコール，妊娠

(Collins, R.D.Differential Diagnosis In Primary Care Third Edition, Lippincott Williams & Wilkins,2007,p.259-260. を参考に作成)

色文字は見逃してはいけない疾患
(松村 理司 (編著). 診察エッセンシャルズ, 日経メディカル開発 ,2009,p.227 を参考に作成)
NERD：非びらん性胃食道逆流 non-erosive reflux disease．内視鏡的に明らかな異常を認めないが，食道粘膜の知覚過敏のため，胸やけを感じる病態

R1 注意すべき疾患はありますか？

S 消化性潰瘍や食道静脈瘤破裂などによる消化管出血や，頻度は稀ですが食道破裂では，急いで対応する必要があります．吐血や黒色便の有無などは確認しておくほうが良いでしょう．

見逃してはならない疾患（OKとNG）

R2 症例の相談です．

S はい．どのような方ですか？

症例 1：高血圧で近医通院中の 66 歳男性．

本日夕食後，テレビを見ている時に突然，胸がチリチリと焼けるように痛み始めた．様子を見ていたが改善しないため，1 時間後に来院した．その他の症状はない．以前にも同様の症状が 10 分前後続くことはあったが，自然に軽快していた．既往は高血圧のみで，喫煙歴は 20 本× 40 年．意識清明，血圧 156/90mmHg，脈拍 90 回 / 分，その他異常なし．身体所見では胸腹部含め，明らかな異常を認めないが，冷汗をかいている．

R2 食後の胸やけであり，逆流性食道炎が一番考えられると思います．プロトンポンプ阻害薬（PPI）を処方して，帰宅していただこうと思うのですが．

S それはマズイですよ．「NG」です．この症例の胸やけは，突然発症しています．胸やけは，否定できるまでは「狭心痛」を鑑別から外してはなりません．症状が続いているのであれば，なおさらそのまま帰してはいけません．すぐに心電図をとりましょう！

R2 あっ，はいっ….

症例 1 の続き：

心電図を施行したところ，Ⅱ，Ⅲ，aVF で ST 上昇が認められた．追加で採血を行ったところ CK 234U/L，CK-MB 29U/L と上昇を認め，心エコーでは下壁運動異常が認められた．そのため緊急心臓カテーテル検査を行い，#1 に 100% 狭窄を認めたため，同部位に PCI を施行し，入院となった．

S はい，「OK」です．胸やけは，まず虚血性心疾患の鑑別から，という眼が必要です．必ずチェックしてください．

推奨する基本的治療（OKとNG）

R3 胸やけの方を診察しているのですが….

S どのような症例でしょうか？

症例２：高血圧にて当院通院中の 56 歳女性.

２ヶ月前から，食後や夜間の胸やけや胃酸が逆流する感じを自覚していたが，多忙であり放置していた．最近症状が強くなってきたため，当院外来を受診した．症状の頻度は週３回程度で変わらず，労作による胸やけの増悪は認めない．体重減少，吐血，黒色便など随伴症状もなし．
内服は降圧剤のみ.
意識，バイタルサインは正常．身体所見でも特記すべき異常を認めない．
心電図に異常はなく，上部消化管内視鏡検査では食道・胃・十二指腸に明らかな異常所見はなかった.

R3 消化管には特に異常はなさそうなので，おそらく多忙によるストレスが原因かと思います．抗不安薬処方して様子を見ようと思うのですが.

S うーん，それでは「NG」ですね．何か誘因はありませんでしたか？この方は降圧剤を飲んでいますが，どんな薬かは尋ねましたか？

R3 いや，具体的には聞いていません….

S 薬剤の種類によってはLES圧※を低下させることによってGERDを誘発したり悪化させたりするものもあります.

※LES：Lower Esophageal Sphincter，下部食道括約部

表 22-2 LES 圧を低下させる因子

薬
Ca 拮抗薬，硝酸剤，テオフィリン，ベンゾジアゼピン，エストロゲン，抗ムスカリン薬（三環系抗うつ薬など），ペチジン

嗜好品
アルコール，煙草，チョコレート，脂肪，炭酸飲料，ハーブ，スパイス

機械的因子
呑気，大食，腹部を締め付ける衣服，肥満，腹水，仰臥位

（武田 文和（監訳）トワイクロス先生のがん患者の症状マネジメント、医学書院 ,2003,p.109 を参考に作成）

S 降圧剤であればCa拮抗薬が挙げられますが….

R3 聞いてみますが…先生，この方は内視鏡検査で異常所見を認めませんでした．そもそもGERDではないんじゃないですか？

S なるほど．先生はNERDという概念をご存知ないようですね．

Key Words

GERDとNERD

GERDは「胃食道逆流により症状や合併症が引き起こされる疾患」と定義されています．GERDの定型症状は胸やけと食道への逆流感の２つといわれていますが，一般にこれら症状が週２日以上あれば，GERDと診断することが多いようです．
GERDは大きく３つに大別され，内視鏡的にびらんなどの粘膜障害を認める「逆流性食道炎」，内視鏡的には異常を認めない「非びらん性胃食道逆流症（NERD）」，食道の円柱上皮化生を来し食道腺癌の前癌病変といわれている「Barret食道」に分けられます[2)]．

R3 ではこの方は「NERD」の可能性が高いということでしょうか．

S そうですね．大事なのは，内視鏡検査で異常がないからといってGERDは否定できないということです．ただ，NERDの診断は難しく，確定診断をつけるには24時間食道pHモニタリングなどが必要になりますが，侵襲的で時間もかかり行いにくいため，通常はPPIテストを行うことが多いです．

Key Words

PPIテスト

PPIを１～４週間内服させて，症状が軽快した場合にGERDであったと判断する診断的治療法のこと．陽性尤度比1.70，陰性尤度比0.41とあまり有用ではないが，他に簡便かつ有用な方法がなく，日常診療でよく使われている[3)]．

R3 わかりました．ではこの方にPPIを処方してみます．

S はい．内服歴も聴取しなおしてみてくださいね．

症例2の続き：

再度病歴を聴取したところ，もともと降圧剤はARBを1種類内服していたが，3ヶ月前の定期受診時にCa拮抗薬を追加されたとの事であった．そのため，主治医と相談してCa拮抗薬を一時中止とし，PPIにて加療を開始した．

S「OK」です．GERDはとてもcommonな疾患ですが，背景には様々な要因が関係してきます．特に薬剤は，どんな状況でもその影響を考えるようにしましょう．

上手なコンサルトの仕方（OKとNG）

R4 症例の相談にのってください．

S はい．

症例3：高血圧でかかりつけの45歳男性．

1ヶ月前から食後に胸やけを感じるようになったため，本日来院した．既往は高血圧のみであり，内服は降圧剤のみ．健診は毎年受けており，血圧以外に異常は指摘されていない．
身体所見で明らかな異常所見は認めない．心電図に異常はなく，上部消化管内視鏡検査を施行したところ，カンジダ食道炎を認めた．

R4 カンジダ食道炎なので，フルコナゾール200mgを内服処方して，2週間後に再診していただこうと思うのですが．

S それでは「NG」ですよ．

R4 えっ！？なぜですか？

S この方はなぜカンジダ食道炎になったのでしょうか？カンジダ食道炎では通常，背景に免疫不全があるはずです．その中でも特にHIV感染や血液疾患の悪性腫瘍が多いとされており，カンジダ食道炎はAIDS指標疾患に規定されています．背景にHIV感染症ないかどうか，調べてください．

R4 HIV感染症を調べるには，何を測ればいいですか？

S HIV感染症の診断には，まずELISA法などの血清抗HIV抗体のスクリーニング検査を行います．ただ，スクリーニング検査では偽陽性が0.3%ほど認められるため，陽性であった場合にはウエスタンブロット法やHIV-RNA量測定などの確認検査を行い，診断を確定します．

R4 わかりました．じゃあまずはスクリーニング検査を行えば良いわけですね．

S そうですね．

R4 では，本人と相談して検査します．

症例3の続き：

追加で抗HIV抗体を測定したところ陽性であり，さらにウエスタンブロット法で確認試験を行ったが陽性であった．同時に行った採血でCD4 167/μL，HIV-RNA 16000コピー/mLであったためAIDSと診断し，同日感染症科にコンサルトした．
なお，その後の諸検査で悪性腫瘍は認められなかった．

S これで「OK」です．なお，口腔カンジダ症も，AIDS指標疾患ではないもののHIV感染症発見の契機となることが多く，カンジダ食道炎と併せて，常に背景にHIV感染症の合併を考えて診療するようにしましょう．

Updates

GERD の診断スコア

GERD 診断の Gold standard は 24 時間食道 pH モニタリングが使われますが，侵襲的で時間もかかるため，通常外来では行いません．これに対して，胸やけ，胃酸逆流，嚥下困難，胸痛，夜間の咳，発声困難，喘息の有無と頻度を score 化し，2 点以上であれば陽性尤度比 7.02，陰性尤度比 0.05，3 点以上であれば陽性尤度比 17.96，陰性尤度比 0.09 で GERD を診断できるといった報告があります[4]．（表 22- 3）

表 22-3　GERD の診断 score

症　状	頻　度	Score
胸やけ	毎日	3
	週に 1 回以上	2
	月に 1 回以上	1
	なし	0
胃酸逆流	毎日	3
	週に 1 回以上	2
	月に 1 回以上	1
	なし	0
嚥下困難	あり	1
	なし	0
胸痛	持続的	2
	時々	1
	なし	0
夜間の咳	持続的	2
	時々	1
	なし	0
発声困難	あり	1
	なし	0
喘息	あり	1
	なし	0

（廣瀬　知人）

23　悪心・嘔吐

診療ルール

1. 女性を見たら妊娠と思え！
2. 「下痢のない胃腸炎」はゴミ箱行き！
3. 消化器以外は，「ナウゼア」をチェック！
4. その他は「しめじ」を見逃すな！

ポイント

S 悪心は，嘔吐せずにはいられなくなるような不快な感覚であり，嘔吐は，胃内容物が能動的かつ強制的に放出されることをいいます．悪心には，嘔吐を伴う場合と伴わない場合がありますね．原因には何があると思いますか？

R1 まず消化管の異常が考えられますが，それ以外でも起こりますよね．例えば頭蓋内圧亢進とか，化学療法の副作用とか….

S そうですね．そこには悪心・嘔吐の発症機序が関係しています．悪心・嘔吐は，4つの発症機序があります．すなわち…

図 23-1　悪心・嘔吐の発症機序

1. 消化管からのセロトニン 5-HT3 受容体を介した迷走神経・弧束核系の刺激
2. 低 Na，脳圧亢進，感情などによる大脳皮質への直接刺激
3. ムスカリン M1 性コリン受容体およびヒスタミン H1 受容体を介した前庭神経系の刺激
4. 体循環内の物質による脳幹部最後野の化学受容体 Chemoreceptor trigger zone（オピオイド受容体，セロトニン 5-HT3 受容体，ドパミン D2 受容体）への刺激

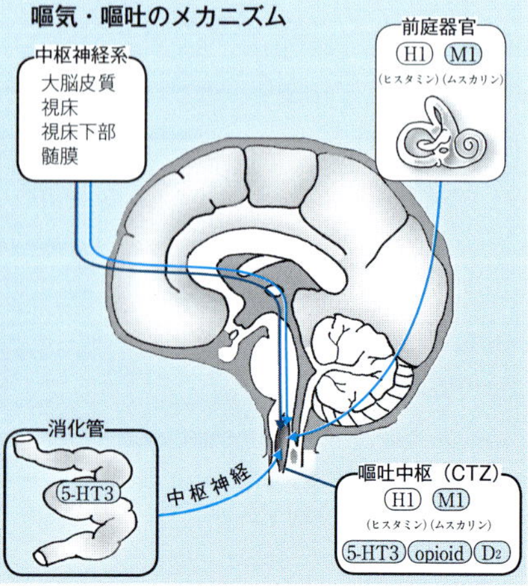

R1 なんか複雑ですね．わかったような，わからないような…．

S では解剖学的にシンプルに分けてみましょうか．

＜悪心・嘔吐の原因＞

〜〜〜〜〜〜〜〜〜〜〜〜〜〜〜〜〜〜〜〜〜〜〜

1．消化管
2．中枢神経系
3．前庭神経系
4．内分泌・代謝，中毒・薬剤性
5．その他・精神疾患

〜〜〜〜〜〜〜〜〜〜〜〜〜〜〜〜〜〜〜〜〜〜〜

R1 これならわかりやすいですね．

S 消化管以外の原因は「ナウゼア」と覚えるといいかもしれませんね．

Key Words

ナウゼア

nausea のドイツ語読みのことであるが，
（な）内分泌，（う）中毒，（ぜ）前庭，（あ）頭，の４つの病態を指す．

S ちなみに，鑑別診断を表にすると以下のようになります．

表 23-1　悪心・嘔吐の鑑別疾患

中枢神経・頭部

頭蓋内圧亢進（脳血管障害（出血 or 梗塞），水頭症，腫瘍，髄膜炎，脳炎，脳膿瘍，偽脳腫瘍，Reye 症候群）
片頭痛，筋緊張性頭痛，けいれん

内耳・前庭神経

良性発作性頭位変換めまい，前庭神経炎，聴神経腫瘍，突発性難聴，中耳炎，メニエール病，乗り物酔い

内分泌・代謝

糖尿病性ケトアシドーシス，副腎不全，下垂体機能低下症，副甲状腺機能亢進症，甲状腺機能異常，低血糖，尿毒症，電解質異常（高 Ca 血症，低 Na 血症），妊娠悪阻，HELLP 症候群，急性妊娠脂肪肝，周期性嘔吐症，腫瘍随伴症候群

薬剤性・中毒

食中毒，化学療法・放射線治療，薬物（ジギタリス，テオフィリン，麻薬，NSAIDs，Ca 拮抗薬，抗不整脈薬，抗生物質，抗てんかん薬，ホルモン製剤，コルヒチン，アルコールなど），薬物離脱症状，違法ドラッグ，中毒（一酸化炭素，砒素，有機リン，など）

表 23-1　悪心・嘔吐の鑑別疾患（続き）

消化管	その他
機能異常（胃機能不全 (糖尿病・迷走神経切離術後など）, 過敏性腸症候群, Functional Dyspepsia, 便秘, 強皮症, アミロイドーシス）,	急性緑内障発作, 急性心筋梗塞, うっ血性心不全, 腎盂腎炎, 尿路結石, 骨盤内感染症, 子宮内膜症, 肺炎, 激しい咳嗽に伴う嘔吐, 反芻症, 疼痛, 自律神経障害, 循環不全
閉塞（癒着, 食道炎, 食道アカラシア, 悪性腫瘍, 腸重積, イレウス, 幽門狭窄, ヘルニア, 腸捻転, 上腸間膜動脈症候群）器質疾患（急性虫垂炎, 急性胆嚢炎・胆管炎, 胆石, 肝炎, 炎症性腸疾患, 腸間膜虚血, 腸管気腫症, 急性膵炎, 消化性潰瘍, 腹膜炎, ウイルス性･細菌性胃腸炎, ）	**精神疾患** 心因性, 過食症, 神経性食思不振, うつ病, 転換性障害

Scorza, K. Evaluation of nausea and vomiting. AFP. vol 76,no.1, 2007 を参考に作成
色文字は見逃してはいけない疾患（田中 和豊 . 問題解決型 救急初期診療 . 医学書院, 2003,p.257 を参考に作成）
偽脳腫瘍：良性頭蓋内圧亢進とも呼ばれ, 明らかな原因がないにもかかわらず頭蓋内圧が上昇する病態

R1 こうやってみると圧巻ですね.

S そうですね. 鑑別をわかりやすくするために, 先程の「ナウゼア」にそって, 食事との関係性, その他の消化器症状, 頭痛・めまいの有無, 神経学的所見, 服薬・手術歴の聴取, 妊娠の有無などを中心に問診, 診察を行うといいでしょう.

R1 その他の疾患のところが, 覚えづらいのですが….

S ここで重要な疾患は, 急性緑内障発作, 急性心筋梗塞, 腎盂腎炎（結石）, です. まとめて「しめじ」と覚えるとよいでしょう.

Key Words

しめじ

(し) 心筋梗塞, (め) 眼 [緑内障], (じ) 腎盂腎炎 [結石], の 3 つの病態を指す.

S なお嘔吐が認められる時には, 特に小児や高齢者で, 循環血漿量が減少していることがあります. この際, 時には早急に充分な補液が必要となる可能性がありますので, 嘔吐が見られる場合には, まず循環動態が安定しているかを確認する癖をつけましょう.

見逃してはならない疾患（OKとNG）

R2 先生，相談に乗って頂けませんか？

S なんでしょう？

症例１：生来健康な 17 歳女性．

昨日から微熱，悪心が出現した．高校で胃腸炎が流行っているため，心配で本日救急外来を受診した．頭痛，下痢，腹痛など，その他の随伴症状はない．熱は 37.5℃は超えないとのこと．食欲はないが，水分は何とか取れているよう．
体温が 37.2℃のほか，バイタルサインは特に異常なし．身体診察上は，腹部は平坦軟で，腸蠕動音は軽度亢進．腹部圧痛，反跳痛はなし．その他には特記すべき異常を認めなかった．

R2 はっきりしませんが，急性胃腸炎と思われますので，整腸剤処方して帰宅していただこうと思うのですが．

S うーん，「ＮＧ」ですね．下痢のない胃腸炎の診断はキケンです！生理や妊娠の可能性などはどうでしたか？「女性を見たら妊娠と思え」です．

R2 えっ！だって高校生ですよ！

S 見た目で判断してはいけません．妊娠歴は必ず聞いてください．なお，妊娠歴を聞く際は① 妊娠の可能性，② 最終月経，だけでは切迫流産などによる出血を見逃す可能性があります．必ず，③ １つ前の月経，④ いつもと同じ月経周期か，も尋ねるようにしてください．また，妊娠が疑われる場合には本人が否定していても妊娠反応をやっておいたほうが良いでしょう．

Key Words

妊娠反応

尿中 HCG 定性試験のこと．妊娠４週前後（排卵から２週）に陽性となる．最終月経から４週が経過していない場合は陰性となるので，検査の意義はない．

R2 わかりました．再度診察します．

症例1の続き：

最終月経は2ヶ月前であったが，もともと生理周期は28～35日で不安定であり，気にしていなかったとのことであった．
尿検査の結果，妊娠反応陽性であり，整腸剤は処方せず産婦人科への受診を勧めた．

S「ＯＫ」です．嘔気の診療をする時には，常に妊娠の可能性があるものと考えて注意深く診察してください．

推奨する基本的治療（OKとNG）

R3 次の症例です．

症例2：生来健康な26歳既婚女性．

二児の母．児はそれぞれ7日前，4日前にインフルエンザAと診断されている．
3日前に発熱し，2日前に近医を受診した．検査でインフルエンザA陽性であったため，タミフル5日分のみ処方された．熱は徐々に解熱傾向であったが悪心が悪化していたため，本日当院外来を受診した．発熱のほか，咳嗽，喀痰増加，鼻汁，悪心，下痢，関節痛を認めるが，腹痛，めまいなどのその他の症状はない．児も類似の症状を呈していたとの事．妊娠の可能性はなく，生理不順もないとのこと．
意識は清明，バイタルサインは体温37.6℃，脈92/分，その他は正常．身体診察では，Jolt accentuation陰性，Neck flexion test陰性．腹部は平坦軟，腸蠕動音亢進，圧痛なし．

R3 インフルエンザによる上気道症状および急性胃腸炎と判断し，制吐剤処方して帰宅して頂こうと思うのですが．

S これは「ＮＧ」かもしれませんよ．消化器症状はいつから出現したのでしょうか．もしタミフルを内服してから出現したのであれば，薬の副作用の可能性があります．

R3 それぞれの症状がいつから出現したかは聞いていませんでした．

S それでは上気道症状と消化器症状がそれぞれいつから出現したのかを確認してみてください．

R3 わかりました．聞いてみます．

症例２の続き：

再度問診を聴取したところ，最初は上気道症状と発熱，関節痛だけであったが，タミフル内服後から消化器症状が出現してきたとのことであった．
また，発熱や関節痛は数日前はひどかったが，今はだいぶ良くなってきているとのことであった．
そのため，タミフル中止とし，制吐剤を頓用で処方した．
後日連絡したところ，翌日から消化器症状は消失し，制吐剤は使用しなかったとのことであった．

OK

S すばらしい，「ＯＫ」です．このように，薬の副作用の可能性はいつも念頭に入れて置いてくださいね．

上手なコンサルトの仕方　(OKとNG)

R4 救急外来に嘔吐している方がいますが，相談してよろしいでしょうか．

S はい．

症例３：

S 状結腸癌，多発肝転移，腹膜転移で当院緩和医療科かかりつけの 68 歳男性. 自宅では普段全粥を摂取し, 症状は内服加療ですべてコントロールされていた.
3 日前から悪心，嘔吐が出現し，食欲も低下しているため，家族に連れられて休日の救急外来を受診した．便秘，下痢，腹部膨満などの消化器症状はない. 鎮痛にはオキシコンチン (10)2 錠 / 分 2 で処方されており，最近の処方内容の変更はない.
意識は清明，バイタルサインは血圧 120/68mmHg，脈拍 78 回 / 分，体温 36.8℃, 呼吸数 24 回 / 分. 身体所見は, 左下腹部に腫瘤を触れる他, 特に異常を認めず, その他は神経学的所見を含め特記すべき異常はない.
腹部単純写真を施行したが，明らかな異常所見は認めなかった.

NG

R4 明らかな閉塞はなさそうですが，やはり癌による狭窄の悪化や，消化管機能異常などがあるのではないかと思います．メトクロプラミドを処方して，様子を見ようと思うのですが．

S それでは「ＮＧ」だね．採血はしたかい？消化管の癌だからといって，消化器の異常ばかりとは限らないよ．他に何か原因は考えられないかい？

R4 えっと…，腎不全，オピオイド，脳転移などでしょうか．でも神経症状とかは特に見られませんでしたが…．

S そうだね．あとはこの方の場合，転移によって高Ca血症になっている可能性もあるよね．脳転移であれば急いで加療できるものではないが，高Ca血症などの電解質･代謝異常であれば治療可能だし，チェックしないとね．

R4 わかりました．採血をしてみます．

OK

症例３の続き：

採血上，Ca 11.7mg/dL（Alb 2.5g/dL）であり，補正Ca 13.2mg/dLの高Ca血症であった. 緩和医療科の主治医と相談し, ビスフォスフォネート製剤の点滴を行い, 週明けの外来を受診していただくこととした. なお，以前の採血と比較し，その他の異常は明らかではなかった.

S これで「ＯＫ」でしょう．癌患者の場合，特に消化器癌では，消化器以外の悪心・嘔吐の原因を見逃しがちです．担癌患者の場合，「11Ms」という鑑別の覚え方がありますので，これを参考にして鑑別診断をしましょう．

Key Words

11Ms

緩和ケア領域における悪心·嘔吐の鑑別を11個の「M」で表したもの[1].

- Metastases：転移（脳転移）
- Meningeal irritation：髄膜刺激
- Movement：体位（前庭神経系）
- Mentation：心因性（不安，疼痛）
- Medications：薬物性（化学療法，オピオイド，など）
- Mucosal irritation：粘膜刺激性（NSAIDs，ステロイド，など）
- Mechanical obstruction：物理的閉塞（便秘，腫瘍）
- Motility：腸管運動（腸閉塞，腸管麻痺，腹水）
- Metabolic imbalance：電解質異常（高Ca血症，低Na血症）
- Microbes：微生物（敗血症）
- Myocardial dysfunction：心筋障害（心筋梗塞，虚血）

Updates

脱水を疑う所見

脱水を疑う所見として，成人では腋窩の乾燥(LR(+) 2.8)，眼のくぼみ(LR(+) 3.4)，不明瞭な言語(LR(+) 3.1)がありますが，いずれも確定的な所見ではなく総合的な判断が必要となります．また，頸静脈圧(JVP)が5cm以下，すなわち胸骨角より垂直距離で0cm以下であれば，循環血液量が減少していることが示唆されます．なお，小児で有用とされる毛細血管血流回復時間(Capillary refill time)は，成人では有用とされるデータはありません．反対に，感度が高い所見としては，口腔粘膜の乾燥(LR(－) 0.3)，舌表面の縦のしわ(LR(－) 0.3)，眼のくぼみ(LR(－) 0.5)，不明瞭な言語(LR(－) 0.5)がありますが，こちらも一つのみでは確定的な所見とはなりません[2].

（廣瀬　知人）

24　吐血・下血

診療ルール

1. まずはバイタルサインの安定化．
2. 本当に吐血か？ 喀血の可能性を除外する．
3. 病歴や便の性状から出血源（上部か下部か）を推定する．
4. 病歴だけでは不十分な場合には，直腸診を躊躇しないようにする．

ポイント

S 今日は，吐血・下血がテーマですね．吐血や下血患者を診るときに優先することは何でしょうか？

R1 止血することです!!

S それはそうなのですが，一般内科の外来の場を想像してください．内視鏡の設備がなければ，止血は困難です．

R1 そうでした．そうなると，重要なのは，便の性状や病歴などから出血源を推定することでしょうか？

S それも，大事なことです．一般的に Treitz 靭帯を境にして，上部と下部に分類されます．吐血の場合は，動脈由来の出血や肝硬変患者の食道静脈瘤破裂など大量出血では新鮮血の吐血になりますが，出血から嘔吐までの間隔が長ければ，胃液とヘモグロビンが化学反応を起こして，ヘモジデリンとなるためにコーヒー残渣様の色となります．その場合は少量の出血であることが多いです．そして，その中間では暗赤色となるのです．

R1 下血ではどうなのでしょうか？

S 下血の性状は，上部消化管出血の場合など，腸管の通過する時間が長ければ，のりのような性状のいわゆる，タール便となります．逆に，直腸潰瘍など，肛門に近い部分に出血源がある場合には，新鮮血となります．この場合は血便と言います．その中間では，暗赤色となることもあります．

R1 分りました！

S ただ，出血源の推定は，第2段階目で重要なことです．最も大事なことを忘れてはいけません．

まずは，バイタルサインを評価し，安定化させることです．

R1 そうでした．

S バイタルサインを評価するときには，何に注目しますか？

R1 血圧です．

S もちろん血圧は重要ですが，それよりも，収縮期血圧と脈拍数を同時に評価することが大切です．また，普段の血圧も聞いて，比較することも重要です．いろいろな評価の仕方が知られていますが，数字が少なくて簡便に覚えられて，使いやすいのが，Shock Index（脈拍数／収縮期血圧）です．

表 24-1　**Shock Index**

Shock Index		推定される出血量
1.0	中等症	約 1000 mL
1.5	重症	約 1500 mL
2.0	最重症	約 2000 mL

S 推定の出血量により，緊急度が変わります．消化管出血の根本的な治療は内視鏡による止血です．緊急度に応じて，迅速な判断で，内視鏡が可能な病院へ転院搬送する必要があります．

また，対症療法として，静脈ラインを確保（輸液ラインと必要であれば輸血ラインも合わせて2本，輸血ラインはできたら18ゲージ以上）し，細胞外液の輸液を行います．必要であれば輸血も検討します．

R1 ラインをとるときには，採血のチャンスです．血液検査をして確定診断ですね！

S やれやれ，検査ばかりに頼る医師になってはいけません．もちろん，貧血の程度や，BUN の値による出血部位の推測（BUN 上昇は上部消化管出血を示唆）をする上で，検査の結果を参考にするのは大切なことです．ただ，検査はあくまで，検査にしか過ぎないので，診断の基本はやはり体を診ることです．

R1 でも，消化管出血だから，目で見るといっても…．

S 患者さんの話しから，便の性状が同定できなかったり，本当に消化管出血かどうかを確認するには，直腸診です． 直腸診で，指に付着した便の性状から出血の程度や，出血部位が上部なのか下部なのかを推測します．

また，肛門付近の疾患が原因で出血している場合には，その時点で診断がつくこともあります．例えば，痔核からの出血であったり，直腸癌からの出血などです．

R1 直腸診は重要なのですね．

S 下手に血液検査を数打つよりも，よっぽど，直腸診の方が情報量が多いのです．

それと，診断の初期段階でもう 1 つ，意識すべきことがあるので注意しましょう．それは，本当に消化管出血なのかどうか？ と疑うことです．

R1 でも患者さんが血を吐いたと言うのであれば疑う余地がないのではないでしょうか？

S そこにピットフォールがあるのです．実は家族が，吐血と言って連れてきて，実は喀血であったという経験があります．特に高齢の方が患者さんの場合注意しましょう．付き添いの家族は，患者さんが口をおさえていて，その周辺に血液があれば，まず吐血と考えやすいものです．吐血と思い込んでいて，緊急内視鏡中に喀血して，呼吸状態が悪化などという目も当てられない状況は絶対に避けなければなりません．

R1 それは怖いです．

S 必ず，胸部の聴診をおこない，クラックルが聴こえたら要注意です．吐血患者にクラックルは不自然でおかしいと思うことが重要です．

R1 分りました．先生と話ししていると，いろいろなピットフォールが聞けるから，勉強になります．消化管出血の患者さんを診る上での，今出てきたこと以外の注意点もまとめて教えてください！

S やれやれ．そうしたら，順番にピットフォールをみていきましょう．

①高齢者の下痢は消化管出血も鑑別診断に挙げる．

患者さんは，便の性状を確認しないことも多い．出血に伴う浸透圧の影響で，浸透圧性の下痢を生じることもある．最近下痢していて，だるいですと言って来院する患者さんの中に消化管出血が隠れていることがある．特に高齢者に多い傾向があるので注意すること．

②肝硬変の有無を把握する．

吐血の原因が，肝硬変に起因する食道静脈瘤破裂である場合は，内視鏡的食道静脈瘤結紮術（EVL）による止血が必要となるために，あらかじめ対応可能かどうかを確認する方が好ましい．また，胃洗浄目的のNGチューブの安易な挿入は，さらなる出血の助長の可能性もある．このように，患者マネジメントに影響するために重要な問診事項と言える．

Key Words

内視鏡的食道静脈瘤結紮術（EVL：Endoscopic Variceal Ligation）

上部消化管内視鏡を用いて，静脈瘤をゴム製のデバイスで結紮し，止血または出血の予防を行う．静脈瘤に硬化剤を注入し止血を行う，内視鏡的静脈瘤硬化療法（EIS）と比較して，手技的に簡便であることから緊急時の止血の第1選択となっている．

S **③ベータ遮断薬はバイタルサインの変化をマスクするので注意．**

高血圧治療目的で，ベータ遮断薬を内服している患者さんには注意．消化管出血により，本来は頻脈になるところが薬の作用でマスクされ，一見正常に見えるので注意．

S **④頻回な嘔吐に伴う消化管粘膜損傷の可能性．**

コーヒー残渣様の吐物が主訴の場合には，初めから，その色なのか，それとも複数回の嘔吐の途中から，色がついてきたかを問診で確認する．例えば，小脳梗塞→頻回の嘔吐→消化管粘膜損傷→コーヒー残渣様の吐物の場合には，小脳梗塞が主病変であり，小脳梗塞の治療が優先される．

⑤転倒が主訴でも，消化管出血が主病変の可能性を考える．

消化管出血に伴う循環血漿量の低下は，起立性低血圧を生じうる．起立時のめまい，転倒による骨折などが主訴でも，根本に消化管出血が隠れていることがある．特に高齢者では注意が必要．あやしい時には，躊躇せずにジギタールで便潜血反応を確認すること．

R1 よく分りました．今日教わった注意点を意識して診療にあたるのとそうでないのでは，雲泥の差ですね．覚えておきます．

S そのとおりです．それでは，最後に，吐血・下血で遭遇しやすい疾患とその Key Words をまとめておきましょう（表 24-2）．

表 24-2　吐血・下血の鑑別疾患と Key Words

吐血

Key Words		鑑別疾患
肝硬変の存在	→	食道静脈瘤
嚥下困難・障害	→	食道癌，食道炎
NSAIDs 内服歴，ストレス，上腹部痛	→	胃潰瘍，十二指腸潰瘍
頻回の嘔吐	→	マロリー・ワイス症候群
体重減少，食欲低下	→	胃癌

表 24-2　吐血・下血の鑑別疾患と Key Words

下血・血便

Key Words		鑑別疾患
新しい内服薬を開始	→	薬剤性腸炎
抗菌薬内服	→	偽膜性腸炎
高齢，心房細動	→	虚血性腸炎
若年者，過去の下部消化管内視歴	→	炎症性腸疾患
発熱，生物の摂取，海外渡航歴	→	感染性腸炎
便柱狭少化，体重減少，交代性便通異常	→	大腸癌
寝たきり	→	直腸潰瘍
大腸憩室を指摘されている	→	憩室出血

R1 ありがとうございます．頭の中が大分整理されてきました．
今日習った内容をまとめてみますね．

吐血・下血／血便　患者のマネージメント
①吐血の場合は，喀血でないかどうかを確認する．

②最優先はバイタルサインの評価と安定化（表 24-1：Shock Index）．バイタルの安定化を図る目的で輸液(必要であれば輸血)にて対症療法を行う．ベータ遮断薬は頻脈をマスクするので注意が必要．

③病歴，身体所見，便の性状から出血源を推測（上部か下部か？）する．直腸診は多くの情報を持つので怠らないようにする．肝硬変がある場合は，安易な NG チューブの挿入は禁忌．(表 24-2 参照)

R1 ④緊急消化管内視鏡の手配を行う．食道静脈瘤破裂の止血は，EVL が必要になるために，対応可能な施設が限られることがある．

＊高齢者の下痢に消化管出血が隠れている場合があるので注意．
＊頻回な嘔吐に伴う消化管粘膜損傷の可能性も考える（他の主病変の存在）．
＊転倒やめまいでは,消化管出血に起因した起立性低血圧の可能性を考える．

S 良いですね．1つ，付け加えてほしいことがあります．患者さんが，抗凝固薬や抗血小板薬を内服している場合には内視鏡での止血の難易度が上がります．あらかじめ，内服薬の内容を把握してから，他院へ転院搬送するのが好ましいでしょう．

見逃してはならない疾患（ＯＫとＮＧ）

R2 さきほど診察した患者について相談したいのですが，よろしいでしょうか．

S もちろん．ではどうぞ．

R2 症例プレゼンは以下です．

症例 1 ：72 歳男性，1 日 20 本 40 年間の喫煙歴，1 日ビール 1L，

ワインボトル程度の飲酒歴もあり．認知症でアリセプト®内服している．
吐血を主訴に家族と一緒に受診．
家族の話しで，吐物は鮮紅色であったとのこと．
バイタルサインは血圧 140/90mmHg，脈拍 70/ 分，呼吸回数 20/ 分，体温 37.0 度，Sat 92%(RA).
アルコール多飲があり，吐血ですね．
食道静脈瘤破裂の可能性があります．NG チューブの安易な挿入は危険です．
現時点では，まだバイタルは維持されていることから，出血はあっても，1000 m L 以下です．バイタルが安定しているうちに，内視鏡に連れていく予定にしています．
現在は，内科外来の Holding bed で輸液をして，内視鏡待ちです．

S これは「NG」です．すぐにもう一度患者さんを診にいきましょう．

R2 えー！なぜですか？ 完璧なマネジメントのはずですが…．

S 吐血というのは，患者さんの話しから判断したのですか？ それと，患者さんの診察はしましたか？

R2 いえ，認知症もあり，全て家族から情報収集しました．それに，吐血は間違いないと思ったので，身体診察は省略してしまいました．

S 吐血といわれたからといって，吐血と決め付けてはいけません．必ず，本当に吐血なのかどうかを確認する必要があります．

R2 そういうのであれば，他に吐血に似た症状に他は何があるのでしょうか？

S 最も見逃してはいけないのは喀血です．吐血と決め付けると痛い目にあう可能性があります．それと，致死的な病態ではないですが，鼻出血による血液を飲み込んでいるという可能性もあります．

R2 それは見逃していました．確認してみます．

S 喫煙歴がある高齢者ですが，Sat が 92%（RA）は少し低いですね．呼吸回数も 20/ 分と頻呼吸です．呼吸音は必ず聴いてください．

OK

同じ症例 1 の診察：

胸部聴診所見で，右上肺野に Fine crackle を聴取．
直腸診では，血液の付着なし，便潜血簡易キットでの検査でも便潜血陰性．

再度，家族によく話しを聞くと，患者さんの部屋で新鮮血の付着したティッシュが散乱していたことから，吐血と思い込み，外来に駆け込んできたことが判明した．
患者さんの診察中に，患者さんが咳嗽とともに喀血した．
吐血でなく，喀血の診断．
原因検索目的に，胸部 CT と気管支鏡検査を施行．

肺癌による喀血と診断され入院し，現在は治療中である．

S それでよいです．この対応はＯＫです．人から言われたことを鵜呑みにするのではなく，その情報をもとに自分の目で確かめることが大切なのです．

R2 はい，よく分りました．

推奨する基本治療（ＯＫとＮＧ）

R3 次に，別の症例について相談したいと思います．

症例２：75 歳男性，高血圧，糖尿病，高脂血症を加療中．

発熱，悪寒，疼痛，胸痛，呼吸苦，動悸はない．
バイタルサインは血圧 180/100mmHg 以外は正常範囲内．
吐物が黒く，吐血を主訴に来院．最近，腰痛で NSAIDs 内服中．
コーヒー残渣様の吐物なので，上部消化管からの出血で，出血から嘔吐までの間隔が長かった状態を考えます．
バイタルサインに関しては，血圧はむしろ高く安定いますし，吐物の性状からも Active な出血という印象は受けませんが，高齢ですので，本日中に消化器内科医師にコンサルトし，上部消化管内視鏡検査を計画します．
出血部位を同定し，必要に応じて止血術をお願いしたいと思います．
原因は NSAIDs 潰瘍かもしれません．

S これは「ＮＧ」と思いますね．この方は，どうして嘔吐したのでしょうか？神経所見はとりましたか？

身体所見もとらずに，吐血と決め付けて，治療を急いではいけません．詳細な病歴聴取と身体所見から，隠れている重大な疾患が浮かび上がってることがあります．治療はその次の段階です．

ところで，この患者さんは何回嘔吐したのですか？

R3 来院するまでに７回嘔吐したそうです．吐物は途中から黒くなったそうです．

S それは重要な情報ですね．それでは，身体所見を取り直してきてください．指鼻試験や手の回内回外試験は必ず評価してきてください．

R3 指鼻試験や手の回内回外試験は右が両方とも異常所見でした．でもどうして先生は診察する前からそこに注目することができたのでしょうか？

S 先生の話しの中で，嘔吐の回数と，吐物の色の変化に注目していました．初めから黒色なのか，それとも複数回の嘔吐の途中から，色がついてきたかがポイントです．

R3 そういえば，この方の場合は，途中から色がついていました．

S そうです．この方の病態は，小脳梗塞→頻回の嘔吐→消化管粘膜損傷→コーヒー残渣様の吐物と考えることができます．協調運動障害が小脳梗塞であることの裏付けとなります．それに，来院時の高血圧は明らかに異常です．また，生活習慣病の加療中であることは，脳血管障害の危険因子ですので，見逃してはいけない重要な要素です．

診断に間違いはないかと思いますが，確認の目的で画像検査を追加しましょう．

R3 分りました．

OK

同じ症例2の診察：

生活習慣病の加療歴，来院時高血圧，頻回の嘔吐のエピソード，
協調運動障害

上記所見から，小脳梗塞を疑い，頭部 CT 検査を施行
コーヒー残渣様の吐物は，頻回の嘔吐に伴う消化管粘膜損傷が原因と判断

頭部ＣＴでは右小脳半球の広範囲に低吸収域を認め，急性期小脳梗塞と診断
小脳梗塞の治療目的で緊急入院となった．

S ＯＫです．これは良い対応ですね．消化管出血に対する治療は，急性期の対応となるために，どうしても冷静な判断を欠いてしまうことがあります．吐血患者を診たら，深呼吸をして，本当に吐血なのか？ 吐血以外に主病変が隠れていないか？ を考えるようにしましょう．

R3 非常によく分りました．

上手なコンサルトのしかた（ＯＫとＮＧ）

R4 次に，また別の症例について相談したいと思います．

> ＮＧ
>
> 症例３：35 歳男性，既往歴なく，内服薬もなし．
>
> 発熱，悪寒，疼痛，胸痛，呼吸苦，動悸はない．
> バイタルサインは正常範囲内．
> 今回は，便に鮮血が混入することを主訴に来院．
> 若年者の血便です．
> 炎症性腸疾患と診断されたこともなく，また，発熱などの全身症状もありません．海外渡航歴や生ものの摂取も最近はないことから，感染性腸炎の可能性も低いです．内服薬もなく，薬剤性腸炎とも考えにくいです．
> 若年者ですが，肉が好物と言っていますし，大腸癌の可能性は否定できません．
> 下部消化管内視鏡の適応です．
> 消化器専門医にコンサルトを計画しています．

S これは「ＮＧ」と思いますね．患者さんを診察しましたか？ この状態で患者さんを送るのは，丸投げに等しいです．

R4 何を診察するべきなのでしょうか？ ピンときません．

S 直腸診です．若年者の血便は，随伴症状にもよりますが，先ほど先生が鑑別診断に挙げてくれた，炎症性腸疾患や感染性腸炎などは上位に挙がります．しかし，大腸癌は鑑別の上位ではありません．

まだ鑑別に挙がっていない疾患で，出血を生じる疾患を忘れていませんか？

R4 … .

S 痔核です．外痔核であれば肛門の観察で診断がつきます．内痔核の場合は，直腸診，肛門鏡での観察で診断します．

R4 痔核のことはすっかり忘れてしまっていました．

S 内視鏡直前に，消化器内科医は必ず直腸診をします．そこで，大きな出血を伴う痔核がみつかったら，患者さんは何のために内視鏡を受けるのかが分らなくなってしまいます．

R4 コンサルトを受けた消化器内科専門医にも呆れられてしまうかもしれませんね．

S そうです．直腸診や肛門の視診は，省略したくなりますが，多くの情報を持つ重要な身体所見なのです．

OK

同じ症例３：

直腸診前の肛門の視診にて，３時方向に外痔核を認め，同部位からの出血が原因と考えられた．

再度問診すると，痔核部の疼痛も伴うとのこと．
また，以前から便秘気味であることが判明した．

消化器内科コンサルトは見送り，緩下剤での便通，及び便の硬さのコントロールと炎症緩和目的で座薬を処方し，経過観察とした．

疼痛が増悪するようであれば，消化器外科にコンサルトする方針とした．

S この対応は，ＯＫです．痔核は外科疾患というイメージがありますが，今回の症例のように内科の日常診療で遭遇することもあります．
肛門部の観察，直腸診，肛門鏡を使用した観察は重要ですので，対応できるようにしておきましょう．

Updates

体位性偽性貧血（postural pseudoanemia）

上述した様に，血液検査はあくまでも血液検査であり様々な因子に修飾され易く，結果がバラツキやすい．その 1 例を紹介する．貧血の評価に用いる，Hct や Hb は，体位でどれだけ変化するのだろうか？

2005 年に Vanderbilt 大学の Jacob らは，28 人の健康人（ボランティア）を対象に立位と仰臥位で，Hct 値の変化を測定し比較した．結果は，（仰臥位－立位）の値が，4.1%± 1.3%であった．これは，立位では循環血漿量の分布に変化が生じて血液濃縮が生じていることが原因と予想される．具体的には，血漿の下肢や骨盤内への移動や，静水圧の上昇に伴う間質への移動が原因と思われる．

この平均± 2SD 内に 95%が分布するという正規分布の性質から，2.5%の患者さんでは，4.1 ＋ 2 × 1.3（%）＝ 6.7（%）を超す Hct の低下が予想されることになる．臨床的に Hb 2g/dL 以上の低下（Hct では 6%以上とする）を問題視するならば，変数変換 $z = (x - \mu)/\sigma$ をほどこすことで，体位により Hb 2g/dL 以上の低下を生じ得る患者は，7.2%と算出される．これは，実に約 14 人に 1 人が該当することになる．[上記変数変換の計算式：(6 - 4.1) / 1.3 ＝ 1.46，標準正規分布表から Z=1.46 は 0.928，すなわち 1-0.928=0.072，つまり 7.2% と算出される .]

貧血の評価では，体位も重要な修飾因子となることが理解できる．従って，Hb や Hct の結果だけに頼るのは危険である．

（小松康宏.「内科研修の素朴な疑問に答えます」 メディカル・サイエンス・インターナショナル，2009，p32-35. より引用）

（西崎　祐史）

25　排尿障害

診療ルール

1. 戸惑いや恥ずかしさから症状をなかなか表現できないことが多いので，少しでも疑ったら積極的に聞き出す姿勢が重要である．
2. 症状から病態を推理し的確なコンサルテーションが求められる．
3. 稀だが，見逃さないために骨盤腔内腫瘍の鑑別を常に意識する．

ポイント

R1 排尿障害ってわかりにくいですね．泌尿器科の先生に丸投げじゃダメですか？

S 専門医にコンサルテーションはいいんだけど，丸投げってこととは診断にすら関わらないってことだよね．排尿障害の患者さんは自分の症状に戸惑っている人が多いんだけど，そんな患者さんがいきなり泌尿器科を受診すると思うかい？

R1 いいえ．多分，内科とかかかりつけの医師に相談すると思います．

S そうだよね．そんな患者さんに排尿障害を来すような背景疾患や，見逃すと生命に関わる疾患が隠れていたとしたらどうだろう？

R1 まずいです．教えて下さい．

S まずは排尿障害の存在に気付くことが大ことだね．排尿障害と一言で言っても，症状の表現方法は様々で疑われた時には聞き出す姿勢が必要になってくるんだ．

R1 その為には普段の研修から疑うクセが必要なんですね．丸投げしていては大事な研修のチャンスを逃すところでした．

S 今，気付いてよかったね．さて，どんな症状だと排尿障害を疑う？

R1 尿閉，尿失禁，排尿痛！

S う～ん．偏りがあるような…，いくつか挙げてみましょう．

症状

尿閉，頻尿，夜尿，尿意切迫，尿失禁，排尿時痛，尿のキレが悪い（だらだらと出る），いきまないと出ない，残尿感，下着が汚れる（尿失禁がなくても，尿のキレが極端に悪いとポタポタと排尿が続き下着を汚してしまう）．

R1 確かに多彩な症状ですね．

S 患者さんの訴えから病態を導き出すのには，更に問診で聞き出してみる必要があるよね．

問診で尋ねるべき情報

尿線：尿の勢いがない，尿線が散る (spraying)，尿線が途切れる

頻度：夜間覚醒

尿量：1 回量，1 日量

R1 鑑別診断が難しそうで，また丸投げしたい気分になってきました．

S これこれ！排尿障害を呈する病態は多岐にわたるため，病態を理解するために，症状を下部尿路機能障害と割り切って分類してみましょう．

表 25-1　排尿障害の症状分類

貯留障害	尿路障害	尿失禁	排尿後症状
頻尿	尿線が細い	腹圧性尿失禁	残尿感
夜間尿	尿線が分かれる	切迫性尿失禁	だらだらと 尿が止まらない
尿意切迫	尿線が散る 尿線が途切れる 尿の切れが悪い 息まないと出ない		

S 病態を理解する上で貯留障害と尿路障害の有無に注目すると判りやすくなってくる．例外はあるけど，尿失禁や排尿後症状は何れかの障害に付随する症状であることが多いので，特異的な病態を示す症状ではないと一旦理解しよう．

大雑把な印象を言えば尿失禁を除く貯留障害はいかにも「過敏そう」であり，尿路障害は閉塞性の病態を考えやすいですよね．実際に尿失禁を訴えて受診される患者さんの多くが「過敏そうな」症状を訴えているんだよ．貯留障害の把握には排尿頻度（尿意頻度）と排尿量が重要な情報で患者さんに「排尿日記」を付けてもらうと判りやすいんだ．

R1 確かに輪郭が見えてきた気がします．でも，「過敏そう」ってどういう病態を考えるんですか？

S うん．実際に貯留障害を疑う症状で来る患者さんの多くが過活動性膀胱（OAB）なんだ．但し，尿路閉塞を認める患者さんでも貯留障害症状を伴っている事が多いので，見逃さない様に注意が必要だね．

Key Words

過活動性膀胱（OAB: Over Activated Bladder）

国際尿失禁学会（international continence society）による定義では " urinary urgency (the intense, sudden desire to void) with or without incontinence, urinary frequency (voiding too often during the day) and nocturia(awakening at night to void)." となっている．

つまり尿意切迫（突然おこる強い尿意）が OAB の特徴的症状と言える．鑑別のためにも患者さんに「急におしっこをしたくなって困った事はありませんか？」と尋ねるとよい．

R1 つまり，尿路障害を認めない過敏そうな患者さんは OAB って考えていいですか？

S そこまでシンプルにしないでくれないかな．まずは病態を判りやすくするために分類しただけだから．排尿障害を勉強する理由は？

R1 背景にある基礎疾患と致命的な疾患を見逃さない！

S 忘れないように．背景疾患を見逃さないために重要なのは？

R1 既往歴！

S その通り．糖尿病，心不全，腎機能障害，中枢神経疾患などの既往があれば疑う病態が変わってくるよね．

R1 DMだったら神経因性膀胱を疑います．

S うん．心不全だと急性増悪から尿量そのものが減ってないかとか，腎不全の患者さんだと多尿で頻尿となっている場合もあれば乏尿で尿が出ないって場合もあるね．女性であれば出産歴を欠かせない．

R1 出産歴？

S うん．出産歴のある女性の場合骨盤底の指示筋が弛緩してくしゃみなど腹圧がかかったときに失禁してしまう事がある．その場合も膀胱障害がないことを確認する必要があるね．

R1 なるほど．

S 既往歴に加えて内服薬も確認する必要がある．

R1 抗コリン薬なんかがそうですね．

S おっ．勉強してるな．そう，三環系抗うつ薬や利尿剤などが排尿障害の原因になるのは判ると思うけど，その他にも抗ヒスタミン剤や去痰剤などのよく処方される薬も排尿障害を起こす事があるんだ．

R1 ちゃんと病歴を取らないといけないって事ですね．

S しっかりとした病歴聴取から注目したい情報はなんだろう？

R1 生活歴ですかね．喫煙とか飲酒とか，いつ風俗に通ったとか…

S 悪くはないけどね… まずは，年齢に注目しよう．若い男性が排尿障害を訴えてきたら？

R1 性感染症！

S 言うと思った．STD も大事な鑑別のポイントだけど若い男性が排尿障害を訴えることは極めて希なことだね．だからこそ，注意して鑑別しなくてはならない．骨盤内腫瘍や神経因性膀胱を含めた full work up が必要だと思った方がいい．ちゃんと話を聞いてからだけど，僕なら早めに専門医にコンサルトするね．

R1 そうかぁ！

S 君の指向性から言うまでもないけど，若い女性の貯留症状は多くが下部尿路感染症だ．でもちゃんと病歴を取らないと大事な鑑別を見落とすよ．

R1 え？ 若い女性の排尿時痛でもですか？

S そうです．少なくとも研修医の間はちゃんとした病歴聴取なくして見落としは防げないよ．

R1 判りました．病歴から病態の鑑別を進める方法を教えて下さい．

S 排尿障害を疑ったらまずは尿路障害を疑う症状をチェックして，もし認めた場合どのような病態を想定して鑑別をすすめるかな？

R1 尿路障害の症状をみると，閉塞性病変を考えると思います．

S いいね．続けて．

R1 閉塞性病変って事は，画像診断が一番手っ取り早そうだからエコーあたりを…

S 確かにエコーは情報量が多いね．前立腺腫瘍・前立腺肥大・膀胱腫瘍などの骨盤内腫瘍の検索が可能だし，膀胱容量や膀胱壁肥厚，膀胱壁の肉柱形成など診断に有用な所見が得られるね．しかし！

R1 しかし？

S まずは，身体所見．重要な所見が得られる事が多いんだよ．

R1 排尿障害で？

S そう．痩せた患者さんが高度でかつ長期の尿閉を我慢してきた場合には，お腹を出した途端に下腹部に膨満した膀胱底の形状を確認できることがある．

R1 ひぇえ〜！

S それは極端な例だけど，やはり身体所見を飛ばして検査ってのはプライマリーケアにおいて成り立たないよね．直腸診は前立腺肥大・前立腺腫瘍・直腸腫瘍など見逃せない疾患の鑑別に役立つし，肛門括約筋反射から膀胱直腸障害の診断に結びつくケースがある．これらの所見も普段から診ていないと異常所見が判らないからしっかり所見をとって勉強した方がいいよ．

R1 判りました！

S 閉塞性病変がない貯留障害は背景疾患の検索がまず重要になる．特に骨盤内腫瘍や神経因性膀胱などをしっかりと鑑別する．その為には？

R1 身体所見！

S いいね．その通り．中枢神経疾患の鑑別のためには意識状態を含め脳神経学的所見を把握する必要がある．心不全を鑑別するには聴診や四肢の浮腫を把握するよね．腎不全を鑑別するなら眼瞼結膜をみるでしょう．

R1 排尿障害なのに全身の身体所見を取るんですか！？

S いらないと思う？

R1 いえ，必要なんですね．ビックリしました．

S 排尿障害の鑑別診断は多岐にわたります．最終的な鑑別は専門医に任せることになる場合が多いのは確かですが，かかりつけ医あるいはプライマリケア医に必要なのは生命予後に関わる疾患を見逃さないことです．
最後に見逃してはならない鑑別疾患を整理しましょう(表 25-1).

表 25-1　見逃してはならない鑑別疾患

1. 骨盤内腫瘍	膀胱癌，前立腺癌，子宮頸癌，子宮体癌，卵巣癌，直腸癌，S 状結腸癌など
2. 神経因性膀胱	中枢神経疾患，糖尿病，術後後遺症，外傷など
3. 感染症	複雑型尿路感染症，前立腺炎，骨盤内炎症疾患など
4. その他	心不全，腎不全など

見逃してはならない疾患（OK と NG）

R2 症例を提示します．

NG

症例 1：

60 歳女性　1ヶ月前からの頻尿を主訴に来院．夜間は2回ほど尿意で覚醒し，口渇も強いため飲水量も増えているとの事だった．以前市民健診でタンパク尿を指摘された事があるが特に検査は受けていない．その他には既往歴に特記すべき所見は認めず．身体所見では特記すべき所見を認めない．検尿では尿蛋白±，尿潜血陰性，白血球尿陽性であった．

R2 白血球尿を認めますが，発熱もなく下部尿路症状ですので膀胱炎を疑い培養を提出の上で経口抗生剤を処方して外来フォローにしようと思います．

S 採血は出しましたか？

R2 いいえ．必要でしょうか？

S この方は以前尿蛋白を指摘されていますがその後検査を受けていませんよね.

R2 はい. ですが, 今日は±でしたし, 腎疾患が排尿障害の原因となるのでしょうか？

S 腎機能が低下すると尿の濃縮力障害を来たし多尿となります. 患者さんによっては表現が頻尿と区別がつかない事もよくあります. 希釈尿では尿蛋白定性が過小評価される事もあるので注意が必要ですね.

R2 なるほど, それではすぐに腎機能をチェックします.

症例１の続き：

改めて病歴を聴取すると１回あたりの尿量は以前と変わらず, 尿量が多くなっているようであった. 採血を追加したところ軽度の貧血と血清クレアチニンの上昇を認めた.
腎エコーでは腎臓の形態異常は認めないが全体的に輝度が高く慢性的な腎機能障害を疑う所見であった.

R2 腎機能障害による多尿が原因と思われましたので腎内科へコンサルトします.

S「ＯＫ」です. DM などでも浸透圧性利尿のため多尿となり, 患者さんが「頻尿」を訴えられる事がありますが, その場合の特徴は排尿１回あたりの尿量が多い事です. その鑑別においても排尿日記を付けてもらうのは有用ですね.

R2 はい. 判りました

推奨する基本的治療（OK と NG）

R3 症例を提示します.

S どうぞ.

症例２：

24 歳女性　２週間前から尿の回数が多く尿失禁を伴い来院．２年前にSLE を発症し膠原病科通院加療中．現在シクロフォスファミド，プレドニゾロン，ジピリダモール，抗不安薬が処方されている．身体所見は正常．採血結果も１ヶ月前のデータと比較して変化なし．検尿では１ヶ月前には認めなかった白血球尿を認めた．

R3 身体所見異常所見を認めず，検査上も白血球尿以外には異常所見を認めなかったので下部尿路疾患として経口抗生剤を処方して外来フォローの予定です．

S 成る程，身体所見正常と言うことはSLE の増悪を疑うような身体所見はないと言うことですね．

R3 はい．

S 確認ですが，直腸診はしていますか？

R3 24 歳女性でしたので…

S やっていない？

R3 はい…

S 「ＮＧ」です．診に行きましょう．

R3 やはり直腸診はすべきですか？

S 若い患者さんほど見逃しに注意が必要ですし，この方はSLE と言う基礎疾患をもってらっしゃいます．

症例２の続き：

直腸診の結果，腫瘤は触れないが肛門括約筋の筋緊張低下を認めた．
主治医に連絡し緊急 MRI，髄液穿刺の結果中枢神経ループスによる横断性脊髄炎と診断され緊急入院となった．

S これは「ＯＫ」です．この様に診断の遅れが予後に影響を来しうる疾患が排尿障害として受診してくる可能性を常に考える必要があります．若い患者さんほど後遺症は人生に長く影を落とします．躊躇わずに直腸診を行って下さい．

R3 判りました．

上手なコンサルトの仕方（OK と NG）

R4 症例を提示します．

> 症例３：
>
> 70 歳の男性で頻尿を主訴に受診．既往歴に糖尿病と高血圧があり，それぞれ内服薬による治療（詳細不明）を近医で受けている．１ヶ月ほど前から尿の回数がだんだんと増えてきて，最近はじっと座っていられない位との事．
> 太り気味の体型だが，身体所見では特に異常所見を認めず．

R4 症状から貯留障害と考えました．DM の既往があるので神経因性膀胱が疑われます．泌尿器科へコンサルトしようと思います．

S なるほど．因みにこの方は尿が出にくいとは言っておられなかった？

R4 聞いていないです．

S「ＮＧ」です．

R4 え！？　完璧だと思っていたのに．

S 排尿障害は患者さんの訴えだけだと症状の掌握が不完全です．尿路障害を見逃さないためにも必ず排尿に要する時間だとか，いきみ，尿線など聞いて下さい．

R4 抜けていました．

S それと，直腸診はしていますか？

R4 はっ！　忘れていました.

S そうでしょう. やはり見逃さないためには必須だと考えて下さい.

R4 はい.

症例3の続き：

確認すると3ヶ月くらい前から尿線がポタポタで，尿が出始めるまでにいきんでも時間がかかるようになったとの事. 直腸診では左右差をもって腫大した硬い腫瘤を10～2時の方向に触れた.
腹部エコーにより前立腺の腫大と内部に大小石灰化を認め前立腺癌を疑い泌尿器科へコンサルトとなった.

S「ＯＫ」です. 同じコンサルテーションでも全然違いますよね.

R4 はい.

Updates

過活動膀胱診療ガイドライン

2005年に日本排尿機能学会より発表された過活動膀胱診療ガイドラインが2008年に改訂された.

この中で過活動膀胱（OAB）における薬物療法の指針が示されている. まず女性のOABでは抗コリン薬を比較的安全に投与できるが，排尿症状を合併する症状では少量から投与すべきであると注意を促している. また残尿量が多い（50ml以上）高齢者は注意を要するため，残尿測定を勧めている.

男性では年齢により背景疾患が異なるため，50歳で区別している. 50歳未満では背景疾患の検索が必要なので専門医への紹介を推奨している. 50歳以上では前立腺肥大の合併頻度が高いため，排尿症状を確認しα_1ブロッカーの投与を優先すべきで，改善が得られなければ専門医への紹介を勧めている.

抗コリン薬の副作用についても詳細な記述があり，一般医家を対象としたダイジェスト版も公開されており一読をお薦めしたい.

（中島　泰志）

26 血　尿

診療ルール

1. 腫瘍病変の鑑別が重要
2. 随伴症状を含めた病歴聴取が決め手

ポイント

R1 検尿で血尿陽性の時ってどうしたらいいんですか？

S おっと．いきなりどうしたの．

R1 職場健診で尿潜血 1 +再検査って言われたんです．

S ふむ．自分のことだね．

R1 はい….

S ちょうどいい機会だから血尿について勉強しようか．

R1 ありがとうございます．

S まず血尿の鑑別診断を整理しよう．（図 26-1）

図 26-1　血尿の鑑別診断

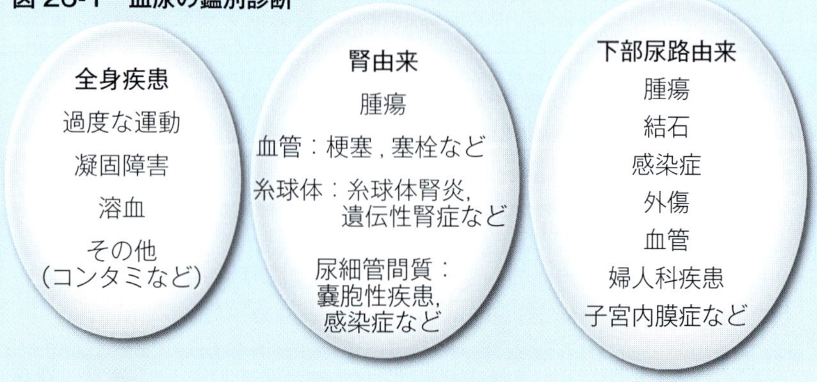

R1 ふーっ．昨日もテキストを読んでいて鑑別疾患が多彩だし，目が回りそうになりました．

S これでもずいぶん整理したつもりなんだけどな．自分で何が一番心配だい？

R1 腎炎なんかで腎生検しなくちゃいけないんじゃないかとか，治療が大変なんじゃないかとか考え出すと気が重くなって来ちゃいました．

S 検尿異常で外来を受診される多くの患者さん達も同じような苦しみを抱えているんだよ．不要な不安を与えないように気をつける必要があるんだね．いい勉強になったと思えないかい．

R1 はい….

S なんだか納得できていないね．じゃあ，不安を解消するにはちゃんと勉強して敵を知る以外ないね．

患者さんはほとんどが症状もなければ検査所見も陰性で無症候性血尿と診断される．その効率の悪さから学校や職場の健診で血尿を診ているのは世界的にも珍しいんだよ．

R1 へぇ．そうなんですか．

S 症状がないからこそ，診断の鍵になる情報は問診で聞き出す必要がある．まず何を聞こうか．

R1 肉眼的血尿を経験したことがないか，腹痛や背部痛などの随伴症状の有無，先行感染の有無などです．

S いつになく優秀じゃないか．勉強した？

R1 さすがに不安で．

S そのくらいの真剣さで臨床をやっていたらきっとスーパーレジになれるぞ.

随伴症状がある場合には，その症状を主訴に受診していることが多いけど大事な情報だから確認が必要だね．鑑別に挙がる疾患が多岐に渡るため，イタズラに検査を重ねることがないように，整理しながら情報を得る必要があるんだ.

因みに肉眼的血尿ってのは患者さんに言ってもわかりにくいことが多いね．具体的にどう聞く？

R1 えっと.「真っ赤なおしっこが出たことはありませんか？」ですか？

S 下部尿路由来の出血では赤い尿が多いけど，急性糸球体腎炎に伴う肉眼的血尿は赤と言うより褐色〜黒に近いんだよ．だから「ウーロン茶やコーラみたいな色のおしっこが出たことはありませんか？」というのも付け足した方がいい.

R1 なるほど.

S たまに凝血塊が混じっていることがあるんだけど，下部尿路由来であることが多いんだ．稀に糸球体腎炎でも濃厚な血尿だと起こりうるんだけどね.

R1 そうなんですね.

S さて，鑑別診断を頭の片隅におきながら，病歴を聴取するならどんなことを聞きたい？

R1 感染や膠原病を考えると発熱の有無を確認したいですし，悪性疾患を考えると体重減少とかも気になります.

S すばらしい．昨日までの君が別人のようだ．確認すべき病歴についても整理してみよう.（表 26-1）

表 26-1 血尿で確認すべき病歴

随伴症状	発熱，腹痛，下痢，排尿障害，背部痛，発疹，関節痛，筋肉痛，体重減少など
既往歴	全身性疾患（膠原病，感染症など），肝炎，腎疾患，悪性疾患など
家族歴	腎疾患，若年性難聴など
投薬歴	抗癌剤など
生活歴	喫煙歴，常用薬 女性であれば生理痛の有無や生理周期のチェックを忘れずに．

R1 肝疾患の既往が血尿の原因となることがあるんですか？

S 肝炎ウィルス感染後 sero-conversion の際クリオグロブリン血症を併発することが知られていて，この場合糸球体腎炎を合併することがあるんだ．

R1 なるほど．投薬歴も重要なんですね．

S 特にシクロフォスファミドの投与歴がある患者さんは遠隔期に膀胱癌を発症するリスクが高くなるので要注意だよ．

R1 へぇ．知りませんでした．抗凝固剤などはどうですか．

S いい着眼点だね．抗凝固剤を内服している患者さんでも血尿の頻度も程度も変わらないことから関係がないといわれているんだ．

R1 なるほど．

S 頻度と重症度を考えながら鑑別疾患を整理すると見逃してはならないのが，まず悪性疾患．次に感染症や膠原病などの全身性疾患によるもの．そして腎疾患ということになるね．

R1 そうなんですね．検尿異常だから腎疾患しか頭にありませんでした．

S それで君の場合は？

R1 はい．随伴症状なし．既往歴なし．家族歴なし．投薬歴もありません．

S ふむふむ．

R1 タバコは吸いませんし，機会飲酒程度．常備薬はサプリメントでコラーゲンくらいです．

S 君！　君の飲み方は噂に聞いているけど，機会飲酒じゃすまんだろう．おまけにコラーゲンなんて飲んでいるのか？　人は見かけじゃワカランねぇ．

R1 生理痛は強くなさそうだし．検査の翌日から生理が始まったって言ってたからそのせいではなさそうです．

S はぁ？生理？　君，男じゃん．

R1 いえ…　実は，今付き合っている彼女のことなんです．

S やれやれ．さては，僕に聞いた話をさも自分の知識のようにひけらかすつもりだったな？

R1 ご明察…．

S あきれ果てて叱る気にもならんよ．
ところで，生理の始まる前日に尿検査をやったと言ったね？

R1 はい．ですからコンタミはあり得ないですよね．

S ところがどっこい．あるんだなぁ．それが．おそらく微小な出血が始まっているんだろうね．だから生理を確認しておかないと無駄な検査をしてしまうことになる．

R1 えっ．そうなんですか？　昨日，生理は関係ないって胸張って言っちゃったんですよ．どうしましょう？

S ふっふっふ．天罰だね．素直に知ったかぶりを謝って検査することだね．

R1 （がっくり）

S 折角，生理周期を把握しているのだから再検査を4週間後なんてバカな真似はしないようにね．

R1 はい．

S さて，気分がよくなってきたのでもうちょっと勉強するか．
尿潜血を鑑別する上でコンタミ以外に騙される要因ってわかるかい？

R1 いいえ．教えて下さい．

S 試験紙法では食物（ビートやビタミンC），薬物（イブプロフェンやリファンピシン）などでも陽性反応がおこる．

R1 へえぇ．

Key Words

尿潜血

一般的に健康診断では試験紙法によって尿潜血を判定しているが，血尿は尿中に赤血球が存在することと定義されているので，尿沈渣の確認が必要である．

日本臨床検査協議会（JCCLS）は2005年に以下の指標を提示しているのでご参照いただきたい．（表26-2）

表 26-2　日本臨床検査協議会（JCCLS）指標．2005

		試験紙法	
		陰性	陽性
尿沈渣	陰性	正常	低比重尿 アルカリ尿 ヘモグロビン尿 ミオグロビン尿 細菌ペロキシダーゼ過酸化物の混入 高度白血球尿 高度細菌尿 精液の大量混入 見落とし
	陽性	アスコルビン酸尿 （その他の還元物質でも） 高比重 カプトプリル含有尿 撹拌不十分 誤認 酵母，白血球，上皮の核，デンプン粒，油滴，脂肪球，精子頭部など	血尿

S そのような状況を区別するためには定量法ではなく沈渣による尿中赤血球の確認が必要となるわけだ．更に糸球体由来の赤血球はヘンレループを通過する際に高い浸透圧に晒されて変形することがあるんだ．変形した赤血球を多数認める場合には糸球体由来の血尿である可能性が高いんだよ．

R1 なるほど．．

Key Words

赤血球形態の判定基準

均一赤血球

尿中の赤血球が大小不同を認めず，単調な形態を示す場合．
円板状や金平糖状などの形態を示す．

変形赤血球

コブ状，断片状，捻れ状，標的状など多彩な形態や大小不同を呈する場合．

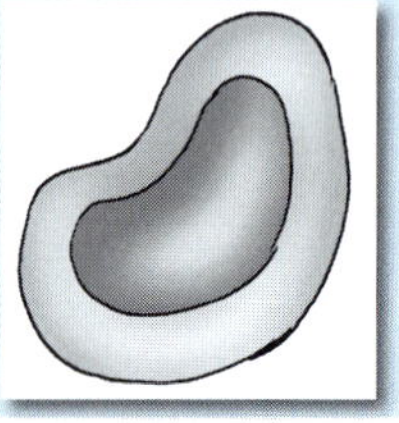

S 但し，溶血性疾患ではヘモグロビンが尿中に漏れるため試験紙法では尿潜血陽性となるが，沈渣では赤血球が見えない．特殊な病態だが頭に入れておく必要がある．

R1 はい．沈渣で尿潜血陽性とするのはどの程度からですか？

S 沈渣所見において赤血球は強視野 (high power field)（対物４０倍）で３～５個以下とされているので，別の日に２回確認して３～５個以下ならば陰性と言っていいし，逆にそれ以上の赤血球が確認されれば血尿と判断する．

R1 わかりました．精査の進め方を教えて下さい．

S まずは見逃したくない悪性腫瘍だが，膀胱腫瘍の多くは肉眼的血尿を契機に発見されている．肉眼的血尿を認める症例は基本的に膀胱鏡の適応を考えて泌尿器科医へコンサルトした方がいい．

R1 なるほど．顕微鏡的血尿ではどうですか．

S 顕微鏡的血尿の場合でもリスクファクターによっては早めに泌尿器科医へのコンサルトを考えた方がいいだろう．（表 26-3）

R1 リスクファクターのない顕微鏡的血尿ではどうでしょう．

S リスクファクターがない場合でも随伴症状を伴っていたり，血尿が高度（強視野で 20 以上が持続）であれば精査した方がいい．画像診断（エコー，CT，MRI など）に尿細胞診（早朝尿３回），腫瘍マーカー（NMP-22）をお薦めする．

表 26-3　尿路上皮癌のリスクファクター

喫煙，　40 歳以上の男性，　泌尿器科疾患の既往，　排尿障害，尿路感染症，　鎮痛剤多用，　骨盤放射線照射既往，　シクロフォスファミド治療歴，　化学薬品への暴露歴など

R1 なるほど．異常所見を認めなければそれで異常なしとしていいのでしょうか．

S いい質問だね．まず，腫瘍以外の病変の鑑別が必要だね．そして初回の検査が正常でもその後のフォローアップで腫瘍が見つかる場合もあるので定期的なフォローが必要だ．年2回程度のフォローを行い随伴症状や肉眼的血尿を認めれば泌尿器科医へコンサルトする．後から腫瘍病変が見つかる症例のほとんどが3年以内に診断されているので，3年後以降はフォローの頻度を減らしていい．

R1 よくわかりました．軽度な顕微鏡的血尿ではどのように鑑別を進めるのでしょう．

S まず全身性疾患は病歴から疑われた場合に，絞った検査を試みるべきだね．特に情報がなければ腎炎，泌尿器科疾患の鑑別スクリーニングとして検査をする．

何を検査したい？

R1 末血，BUN，クレアチニン，電解質，血清補体価です．

S ふむ．優秀だね．この場合も画像診断としてエコーだけはお薦めしよう．

R1 何を鑑別するんですか？

S 何より見逃したくない腫瘍病変に，尿管結石，水腎症，腎石灰化，嚢胞，ナットクラッカー現象などは血尿の原因となるしエコーで診断可能だよ．

R1 確かに有用ですね．

S 小さな腫瘍病変の検出にはMRIが優れているし，小さな結石ならばヘリカルCTによる尿路造影が優れている．だけど，これらをスクリーニングとして全ての症例に行うのはあまりにセンスがないよね．

R1 エコーだけだと見逃すかも知れないんですね．

S 病歴から腫瘍病変を強く疑えばMRIを考慮するし，身体所見から結石を疑えばヘリカルCT尿路造影を選択肢にお薦めするよ．リスクが低いと考えた症例でエコーで所見がなくてもフォローして，毎視野20以上程度の高度な血尿が続けば腫瘍病変を否定したいね．

R1 腎炎の鑑別はしなくていいんですか？　血尿と言えば真っ先に頭に上ったんですけど．

S もちろん，腎炎などの糸球体病変も重要な鑑別疾患だね．糸球体病変の検査と言えばなんだろう？

R1 腎生検ではないですか？

S そうだね．腎生検の目的は病理診断によって治療が必要かどうか，また予後を判断するために行うんだ．

R1 腎生検を必要とするのはどのような症例ですか？

S 蛋白尿を伴う症例と沈渣で赤血球円柱を認める症例は糸球体腎炎を疑うので腎生検を考えるね．

R1 つまり肉眼的血尿でも腎生検の適応とはならない？

S その通り．血尿の程度や頻度だけでは腎疾患の重症度を反映していないんだ．

R1 そうだったんですね．

S 例外的に，溶連菌後急性糸球体腎炎の典型的経過をたどらず，血液検査で低補体血症が持続する場合には膜性増殖性糸球体腎炎を鑑別するために腎生検を考える．SLEや顕微鏡的多発血管炎などの糸球体腎炎を起こしやすい全身性血管炎症候群を疑う場合では血尿単独でも腎生検を積極的に考えるよ．

R1 なるほど．それで採血検査に補体を加えているんですね．.

S 多くの患者さんが検査をしても血尿の原因を同定できず，無症候性血尿と診断されるんだけど，その後はどうする？

R1 やはりフォローアップが必要でしょうか．

S そうだね．随伴症状や蛋白尿，円柱の出現などに注意して３ヶ月毎に定期的にフォローしている．１年を目処に変化がなければ頻度を減らしているね．最終的に年１回の受診にするか定期健診を受けてもらうか患者さんと相談して決めているよ．

R1 なるほど，患者さんの希望に沿ってということですね．

S その通り．これで血尿は恐くないだろう？

R1 はい！

見逃してはならない疾患（ＯＫとＮＧ）

R2 症例を相談してもよいですか？

S どうぞ．

症例１：３０歳男性，
職場健診にて血尿を指摘された．
随伴症状なし．肉眼的血尿のエピソードなし．
既往歴および家族歴に特記すべきものを認めず．

職業　　：警察官
生活歴　：喫煙 20 本 / 日 x 14 年．　飲酒 ビール 500mL/ 日程度．
身体所見：身長 180cm，体重 80kg，脈拍 50，呼吸数 12 回 / 分，
　　　　　血圧　125/60mmHg．
その他に特記すべき所見なし．直腸診も腫瘤を触れず．
検査所見：　尿潜血１＋，尿蛋白ー

R2 生来健康な若い男性の顕微鏡的血尿ですが，喫煙歴があるので悪性疾患を否定するために採血とエコーをオーダーしました．

S 沈渣は確認しましたか？

R2 いいえ．

S「ＮＧ」です．エコーの前にやることが残ってます．沈渣を確認しないとホントの血尿か判断できません．

R2 うっかりしていました．すぐに出してきます．

同じ症例１の診察：

尿沈渣を確認したところ沈渣では赤血球を確認できず．
採血では貧血を認めず．ビリルビンも正常値．

改めて話を確認すると前日に柔道の練習をしたとのこと．

行軍症候群による赤血球破壊が疑われたため，説明の上で柔道など激しい運動をせずに３日間過ごしてもらい再検したところ尿潜血陰性であった．
同様の確認を３回行い，血尿を認めなかったためフォロー中止とした．

S「ＯＫ」です．血尿の原因として激しい運動が疑われる場合には３日間休んでもらえば影響を否定できると言われています．

R2 はい．無駄な検査をせずにすみました．

推奨する基本治療（ＯＫとＮＧ）

R3 患者さんの相談をお願いします．

S どうぞ．

症例２：20 歳女性．

３日前から排尿痛を認め来院．
発熱なし．既往歴に特記すべき事項なし．
身体所見では異常所見を認めない．
検尿にて尿潜血３＋，尿蛋白陰性，沈渣にて赤血球を強視野で多数，
白血球を強視野にて２０～３０個認める．円柱は認めず．
採血では腎機能正常，腹部エコーにおいて腫瘤や結石は認めず．

R3 膀胱炎に伴う血尿と思われます．抗生剤を投与して再診の予約はせずに帰すつもりです．

S「ＮＧ」です．経過から限りなく正解だと思いますが，血尿を呈する疾患を否定するためにも一度フォローした方がよいでしょう．

R3 なるほど．早速説明してきます．

OK

同じ症例２の診察：

１ヶ月後の外来を受診．抗生剤内服後速やかに症状は消失したとのこと．

再診時，症状は認めず．検尿も異常所見を認めず．

S「ＯＫ」ですね．感染症の再発や血尿が続いている場合には精査の対象となります．

R3 はい．

上手なコンサルトのしかた（ＯＫとＮＧ）

R4 症例を相談させて下さい．

S どうぞ．

NG

症例３：１５歳女性．

学校検診にて血尿を指摘．
肉眼的血尿のエピソードはなし．
既往歴，家族歴に特記すべき事項なし．
身体所見も特記すべき所見なし．

検尿にて尿潜血２＋，尿蛋白陰性，沈渣では赤血球を強視野で１０個前後認めた．円柱は認めず．
採血検査も異常所見を認めず．腎エコーにて腎臓・膀胱とも異常所見を認めず．３回のフォローにて検尿所見は同様であった．

R4 無症候性血尿と判断し，フォロー中止としました．

S 何か説明した？

R4 はい．「精査しましたが異常所見を認めませんのでご心配は無用です」と説明しました．患者さんとお母さんは安心して帰って行きました．

S やれやれ．「ＮＧ」です．慢性糸球体腎炎では長い経過の内に蛋白尿を認める症例があります．その可能性をお話しする必要がありますね．もう一度外来を設定して下さい．

R4（ガーン！） わかりました．

同じ症例３：

長期経過の内に判明する腎炎を見逃さないために，定期的な検尿検査を受けた方がよいことを改めて説明した．

半年後に受診した際，蛋白尿を認め慢性糸球体腎炎を疑い腎内科コンサルトとなった．
腎生検の結果 IgA 腎症と診断され治療が開始された．

S「ＯＫ」ですね．特に若年者では IgA 腎症などで血尿単独で発症し，その後から蛋白尿が出現する症例があります．「大丈夫」というのはそう簡単に言わない方がいいですね．

R4 よくわかりました．ありがとうございます．

Updates

糸球体性血尿のメカニズム

尿路由来の血尿は物理的な損傷によって起こると容易に想像できるが糸球体性血尿，特に菲薄基底膜症候群 (TBMS: thin basement membrane syndrome) における血尿はどのように起こるのだろうか.

糸球体における濾過機構は毛細血管内皮細胞孔，糸球体基底膜，上皮細胞の３つから成り立っておりタンパク質などの有用な成分を尿中に逃さない仕組みになっている. いかにして遙かに小さなタンパク質が漏れない糸球体から赤血球が漏れるのか.

糸球体性血尿を呈する症例には２つのパターンがある. １つは溶連菌後急性糸球体腎炎 (PSAGN) の様に急激に出現するパターンであり，もう１つは TBMS のように無症候性血尿としてだらだらと顕微鏡敵血尿が続くパターンだ.

SLE や紫斑病性腎炎なども急性腎炎パターンを呈するが，これらの疾患に共通するのは血管内皮細胞の障害を来すことである. 恐らくは血管内皮細胞が細胞間の interaction を介して血管内細胞成分の障壁として機能していると想像される.

TBMS パターンでは解剖学的に糸球体基底膜の物理的な脆弱性が原因ではないかと考えられている. 糸球体係蹄壁では毛細血管にかかる血圧に対抗するような支持組織は糸球体基底膜しかなく，TBMS ではその薄さのために内皮細胞を支えきれず赤血球の漏出を許してしまうのであろう. もちろんその際には他の血液成分も漏出するのだろうが，このような事態は糸球体全体では極限られた稀な現象であるために尿として排出される時点では限られた検出出来ないと推測される. TBMS パターン血尿単独症例の多くで腎機能予後がよいことは，構造的あるいは機能的に重大な欠陥が血尿に関与していないことを裏付けている.

（中島 泰志）

27　蛋白尿

診療ルール

1. 定性蛋白尿を鵜呑みにしない.
2. 定量は尿中クレアチニン比で評価する.
3. 全身疾患（特に悪性腫瘍），腎機能低下，高度蛋白尿を見逃さない.

ポイント

R1 蛋白尿の診療について教えて下さい.

S わかりました. 病的な蛋白尿を来す状態では腎機能に影響を与える場合がほとんどです. 更には冠動脈疾患などのリスクとなることも知られていますから，有意な蛋白尿を認めたら早期に専門医にコンサルトして下さい.

R1 蛋白尿は無理せず相談ってことですか.

S はい. ここで重要なのは蛋白尿が病的かどうかの鑑別です. どのよう場合に病的な蛋白尿と判断していますか？

R1 はい. 検尿検査で 1 ＋以上の時です.

S 確かに蛋白尿に気付かれる契機としては一般検尿検査での 1 ＋以上である場合がほとんどですが，それらが全て病的な訳ではありません. 成人における尿蛋白の定義は 24 時間の尿蛋白が 150mg を越える場合と定義されています. 多くの試験紙法では尿中のアルブミン濃度による色調変化を見ていて，定性 1+ というのは 30mg/dL に相当します. 違いが分かりますか.

R1 はい. これまでは定性法でしか見ていませんでした. つまり尿蛋白は蓄尿しないと判定できないということですか.

S 厳密に言えばそうなりますが，さすがに臨床現場では煩雑なので裏技を用います.

R1 裏技！大好きです．ぜひ教えてください！

S いいですよ．ところで，先生の尿の色は一日中同じですか．

R1 いいえ．朝は濃い色ですが，日中は薄い色です．水分摂取によって濃縮されているのだと思います．

S その通りですね．同じ量の蛋白が糸球体で濾過されたとしても，濃縮されて濃い反応が出ることがあります．定性法の問題点は濃度で測定されることにあります．濃縮尿での尿蛋白 1 + は珍しくなく，病的な意味がないこともよくあります．逆に病的な蛋白尿が希釈により±になることもあります．

この様な濃縮による影響を取り除くために，尿蛋白の定量検査を行い得られた値を尿中のクレアチニン濃度で割ります．尿蛋白 / クレアチン比と呼んだりしますが，24 時間蓄尿中蛋白量によく相関することが知られています．

R1 なるほど．使いやすそうですね．正常値を教えて下さい．

S はい．尿蛋白 / クレアチニン比が 0.2 mg/mg 以下の場合は正常範囲と考えて結構です．3 回続けてチェックしてこの基準以下なら有意な蛋白尿はないと判断して構いません．

但し，この場合も糖尿病の患者さんなどでは早期の腎症を見逃してしまうので微量アルブミン定量を測定します．

Key Words

尿中クレアチニン

腎機能が正常であれば，尿中のクレアチニン排泄量は男性で約 25 mg/kg/ 日，女性で約 20 mg/kg/ 日と言われている．全身状態に変動がなければ尿中へのクレアチニン排泄量の変動は少ないので，蓄尿が正しく行われているかを判定することも可能である．但し，血清クレアチニン値が筋肉量に影響を受けるのと同様に，体重あたりの筋肉量が排泄量に影響を及ぼす．⇒次頁へ

前頁より⇒
つまり筋肉質の人はクレアチン排泄量を低く見積もってしまうし，肥満では高く見積もってしまう.
また尿蛋白 / クレアチニン比も筋肉質の人では過小評価しやすいので注意を要する.
尿中クレアチニン排泄量が定常状態にあることを前提にしている方法なので，全身状態が極めて悪い場合や飢餓状態では適応できない.

R1 なるほど，それでは 0.2mg/mg を越えたら異常値とみなしてよいでしょうか.

S そうですね．0.2 ～ 0.3 mg/mg はグレーゾーンとしてフォローしましょう．0.3 mg/mg 以上は異常値と考えた方が無難です.

R1 尿蛋白 / クレアチニン比が 0.3 mg/mg 以上の場合にはどのように鑑別を進めていきますか.

S 一般的に蛋白尿が高度なほど予後が悪いことが知られています．高度な蛋白尿を呈する病態を知っていますか.

R1 はい．ネフローゼ症候群です.

S そうですね．ネフローゼ症候群ではどのくらいの尿蛋白になるのでしょうか.

R1 診断基準には 3.5g/day 以上となっています.

S その通りです．蓄尿をしなくても尿蛋白 / クレアチニン比が 2.0 を越えている場合はネフローゼ症候群級 (nephrotic range) の蛋白尿である可能性があります．大量の蛋白喪失から浮腫，腹水，胸水を伴ったり，過凝固から血栓症を来す症例もあります．また溢水になる場合や逆に血管内脱水を来す病態もありますので厳重な管理が必要となります．原因疾患の精査を急ぐとともに全身管理が必要となります.

図 27-1　病的蛋白尿の原因

全身性疾患
糖尿病，高血圧，膠原病（SLE など），
感染症（溶連菌，ブドウ球菌性，HIV，
HBV, HCV など），悪性疾患（癌，白血病，
多発性骨髄腫など）

腎疾患
糸球体腎炎
（微小変化群，IgA 腎症，
膜性腎症，巣状分節状糸球
体硬化症など），
尿細管間質性疾患
（尿細管間質性腎炎，Fanconi
症候群，Dent 病など），
泌尿器疾患，
尿路感染症

その他
薬剤性（NSAIDs, ペニシラミン，
カプトプリルなど），
妊娠高血圧症候群

R1 腎生検は必要ですか．

S はい．腎生検も必要となるケースが多いのですが，それ以上に全身疾患の検索が重要です．

蛋白尿の原因となる疾患を挙げてみましょう．(図 27-1)

R1 腎疾患以外にも多くの病態が蛋白尿に関与しているのですね．

S そうなんです．悪性疾患ならば発見が遅れると致命的となる場合がありますので高齢の患者さんでは，専門医へのコンサルトと平行して検索が必要です．

R1 なるほど．それではネフローゼ症候群を呈していない蛋白尿ではいかがでしょうか．

S 全身症状を認める場合には全身疾患の検索を優先します．高血圧，腎機能障害，血尿を伴っている状況を腎炎症候群 (nephritic syndrome) と呼び腎機能予後が悪いことが多いので早期に精査が必要です．特に SLE の様に高率に腎合併症を来すことが知られている場合には腎病理が診断の鍵となりますので早めに専門医にコンサルトした方がよいでしょう．

S 全身症状を伴わない症例でも尿蛋白 / クレアチニン比が 0.5 を続けて越えている場合や腎機能低下を認める場合には腎生検を考慮します.

R1 初診時にどのような検査項目をチェックしたらよいでしょうか？

S 初診時は一般検尿（必ず沈渣を含める），尿中蛋白定量（スポット尿で可），尿中クレアチニン定量（スポット尿で可），（糖尿病患者さんであれば微量アルブミン尿定量），血算，生化学，BUN，血清クレアチニン，尿酸値，血清総蛋白，血清アルブミン値，血糖（出来れば空腹時），C3, C4, CH50 などです.

腎機能が増悪する症例を見逃さない様に 1 ヶ月後に再検しています.

R1 抗核抗体などはどうなのですか.

S 全例に調べる必要はないでしょう．疑わしい症状や尿沈渣で多彩な細胞円柱を認めた場合にはオーダーします.

R1 円柱ですか？

S はい．Telescopic urine とか Full house と言ったりしますが，SLE では多彩な細胞円柱を同時に認めることがあります．頻度は少ないのですが，特異度は高い所見なので認めればかなり濃厚に SLE を疑いますね.

R1 なるほど．その他には疑う病態に応じて追加する検査はありませんか？

S 高齢で体重減少などがあれば悪性疾患をまず検索します．便潜血やエコー，CT なども考えたいですね．高齢者で発熱を伴えば抗好中球抗体（ANCA）を加えることもあります．これらは疑う全身疾患によって考慮することになりますね.

R1 それでは 0.3 ～ 0.5 の場合にはどうするんですか？

S 風邪を引いた後など，極軽度な蛋白尿を一時的に認めることがあります．病的な蛋白尿と鑑別するために，1 ヶ月後にフォローアップします.

R1 それでも蛋白尿が続いた場合はどうしますか？

S 初診時の検査項目はチェックします．検査所見に異常を認めれば精査の対象となりますから専門医にコンサルトして下さい．

30歳以下の若い人では体位性蛋白尿と言って体動によって軽度の尿蛋白が出現することがあります．これは生命予後や腎機能予後に影響がないことが確認されていて病的と考える必要はありません．

R1 どのように区別するのですか？

S 体位性蛋白尿の患者さんは安静時に尿蛋白が消失します．ですから早朝第一尿をチェックすれば鑑別可能です．早朝尿の検査が難しいようであれば来院時排尿してもらった検体と，その後2時間以上安静にしてもらってその後取った検尿とを比較することで，体動による尿蛋白であることが確認できます．

ここで，重要なのは安静後に正常化しない患者さんを尿蛋白が減少したからと言って見逃さないことです．

R1 なるほど．病的な蛋白尿と判断すればフォローする訳ですね．

S その通りです．軽度蛋白尿と診断すれば3ヶ月毎にフォローし，その間に蛋白尿が増えてきたり全身症状が出現するようであれば精査を進めます．尿蛋白の原因を診断しようとすると困難だと思いますが，見逃してはならない全身疾患と高度蛋白尿，腎機能低下例をタイミングよく専門医にコンサルトすることが重要です．

見逃してはならない疾患（ＯＫとＮＧ）

R2 症例を相談してもよいですか？

S どうぞ．

症例１：30 歳男性．
職場の健診で尿蛋白を指摘され来院．
職場の検尿では１＋だった．症状はない．
既往歴・家族歴・生活歴に特記すべきこと項なし．身体所見では特記すべき所見を認めず．
外来で行った検査で尿蛋白±，血尿－，沈渣異常所見を認めず．血算・生化学・腎機能は全て正常値．

R2 来院時検査所見は正常範囲ですし，一過性のものだったと思われます．

S 蛋白尿の定量は確認しましたか？

R2 いいえ．

S ちなみに尿比重はいくつでしたか？

R2 ええっと．(カルテを見ながら) ありました．1.005 未満となっています．

S 希釈尿ですね．「ＮＧ」です．希釈尿ではプラスマイナスでも病的な蛋白尿は否定できません．チェックして下さい．

R2 はい．

同じ症例：

尿蛋白定量 15mg/dL，尿中クレアチニン定量 30mg/dL であった．
３ヶ月毎に尿蛋白を追跡したところ徐々に尿蛋白が増加したため，腎生検となった．

S「ＯＫ」です．希釈尿では定性法の ± は要注意です．

R2 はい．勉強になりました．

推奨する基本治療（ＯＫとＮＧ）

R3 患者さんの相談をお願いします．

S どうぞ．

NG

症例２：50 歳男性．

近医にて糖尿病として経口血糖降下薬を処方されているが，アドヒアランスは良くない模様．
主治医より尿蛋白１＋を指摘され来院．

既往歴として高血圧，高脂血症も指摘されているが内服薬は自己中断している．家族歴・生活歴に特記すべき所見は認めず．

身体所見では肥満と高血圧を認める他には特記すべき所見を認めず．検尿にて尿蛋白１＋，尿潜血—，沈渣に異常所見を認めず．
尿蛋白定量 30mg/dL, 尿中クレアチニン定量 100mg/dL，血液検査では食後血糖 250 mg/dL 以外は正常値 .

R3 DM のコントロールは不良で高血圧も治療されていないので指導が必要かと思われますが，病的な量の尿蛋白ではなく腎機能も正常なので腎臓の精査は不要と考えています．

S なるほど，ちなみに腎機能はどのくらいでしたか？

R3 血清クレアチニン値が 0.47mg/dL でした．

S すると推定 GFR は 140 mL/min/1.73m^2 位になるね．NG です．

R3 えっ！ GFR は 90 以上あれば腎機能は正常と考えて良かったのでは….

S ええ．GFR を問題にしているのではありません．むしろこの患者さんは DM 腎症早期の糸球体過濾過にあると思われます．尿中蛋白量が少なくてもアルブミン尿が増加しているかもしれません．

同じ症例：

尿中微量アルブミン定量は 60 mg/L であった.

尿中アルブミン / クレアチン比は 60 mg/g-Cr となり，微量アルブミン尿を疑い蓄尿にて確認し糖尿病性腎症と診断した.
腎機能保護を兼ねて ACE 阻害薬の投与を提案した.

合併症の存在に驚いた様子だったが処方を希望された.
これまでの受療態度を改めたいとの発言も見られた.

S「ＯＫ」です．糸球体過濾過は糖尿病性腎症や高血圧性腎硬化症などにおける腎機能障害の重要な病態です．この時期に治療を開始することで腎機能予後の改善が期待できます．見逃さないようにしたいですね．

R3 はい．今度からは絶対に見逃しません．

上手なコンサルトのしかた（ＯＫとＮＧ）

R4 症例を相談させて下さい．

S どうぞ．

症例３：60 歳男性.

下腿の浮腫を主訴に来院.
1 週間くらい前から顔が腫れぼったく感じていた.

既往歴では血圧が高いと指摘されたことがあるが無治療とのこと.
家族歴に特記すべき所見なし.

身体所見では身長 160cm，体重 80kg，血圧 150/70，脈拍 78/ 分，呼吸数 12/ 分，眼瞼浮腫を認めるが眼瞼結膜は正常.
頸部，胸部，腹部に異常所見を認めず．頸骨前面に著明な pitting edema を認める.

一般検尿 尿蛋白２＋，尿潜血３＋，沈渣　RBC 1 ～ 5/ 毎視野，硝子円柱＋．尿中蛋白 / クレアチニン比 5.0
採血にて WBC 9000/ μ l, Hb 16.0 g/dL, BUN 50 mg/dL, S-Cre 1.00 mg/dL, 尿酸 9.5 mg/dL, 電解質は正常.

R4 ネフローゼ症候群を強く疑います．入院管理として，血圧も高いので利尿剤を投与したいと思います．

S 惜しいですね．「ＮＧ」です．

R4 何故でしょう？

S ネフローゼ症候群の場合，血管内水分量の評価が重要です．腎炎症候群を合併している場合（nephritic-nephrotic）では塩分貯留が高度となり利尿剤投与を必要としますが，この症例ではS-Creの明らかな上昇を認めません．

R4 しかし，血尿と高血圧を認めますが．

S 血尿ですが，沈渣をみるとRBCは僅かで定性との解離を認めますね．

R4 本当だ！

S 大量の蛋白尿では尿潜血の定性反応が強く出ることがあります．やはり見極めに沈渣が重要と言うことになります．

R4 なるほど！

S この患者さんの場合，以前にも高血圧を指摘されていますので今回の症状と関係があるかは微妙ですね．

R4 確かにそうです．

S 更にHb 16.0 g/dLと血液濃縮を疑わせる所見があります．ネフローゼ症候群では血液の膠質浸透圧低下から血管内脱水を来すことがあります．過凝固にもなりやすい病態ですので利尿剤投与は血栓症の原因にもなり得ます．

R4 危ないところでした．ありがとうございます．

症例３：

後から判明した検査結果は血清総蛋白 3.0 g/dL, 血清アルブミン 1.5 g/dL, 血清補体値の低下が判明.

R4 低アルブミン血症も高度ですので利尿剤の単独投与は控えたいと思います.

S そうですね．アルブミン製剤の投与はどうしましょう.

R4 尿量や血圧を指標にアルブミンおよび利尿剤の投与を考えたいと思います.

S いいですね．アルブミンの正常化を目指して投与しても尿中に大量に漏れ出していますので焼け石に水となります.
但し，尿量や血圧が保たれていても浮腫が高度で倦怠感が強くなったり食欲が低下する場合には浮腫を軽減するためにアルブミン投与後に利尿剤を投与すると有効なことが多いです.
またネフローゼ症候群の患者さんは血管内脱水が高度となっても血圧が下がりにくいことが多く，血圧が正常だからと安心しない方が良いでしょう．逆に腹痛や下痢などの腹部症状が前ショック状態を反映することが多いので注意して下さい.

R4 はい．わかりました.

S 血清補体値が低下していますが.

R4 鑑別診断として膜性増殖性腎炎，急性糸球体腎炎症候群，SLE，クリオグロブリン血症を考えました．ASO，抗核抗体，クリオグロブリン，HBs抗原を追加で提出しました.

S すばらしい．「ＯＫ」です.

Updates

糸球体性蛋白尿の病態生理

糸球体では尿を生成するために血液が濾過されているが，係蹄壁には血液中の細胞やタンパク質などを漏らさないための機構が存在する．血管内皮細胞は陰性に荷電されておりアルブミンなどの陰性荷電蛋白の漏出を防いでいる．糸球体基底膜は密に編み込まれたコラーゲンのフィルターであり大きな分子の通過を妨げている．最後の砦の上皮細胞は隣り合う細胞同士が足突起で，まるで指を組むように繋がっており，更にこの足細胞の間にはネフリンがジッパーのように組み合わさっていてアルブミンのような比較的小さなタンパク質が漏れ出るのを防いでいる．

腎疾患ではアルブミンなどの比較的小さなタンパク質が糸球体から漏出しやすいのだが，多彩な病態に共通して認める所見の 1 つに足突起の癒合があるのは足細胞が果たしている濾過障壁として重要な役割を示唆している．先にも述べた足突起同士の間にある構造をスリット膜と呼ぶが，スリット膜を構成するネフリン，NEPH1-3，ポドシンや Fat-1 は足細胞の細胞骨格蛋白に繋がっていてダイナミックに機能していることが分かっている．

近年，スリット膜を構成する特徴的な蛋白は神経細胞も発現しており，細胞内シグナル伝達に重要な役割を果たしていることが知られる様になった．更に足細胞においてもスリット膜—細胞内シグナル伝達が足細胞の濾過障壁としての機能維持に重要であり，その障害が蛋白尿の原因となり得ることが報告されている．

（中島 泰志）

28 記憶・認知障害

診療ルール

1. 治療可能な認知障害を見逃さないよう身体検査はルーチンに行う.
2. 記憶テストの点数や本人の訴えに頼り過ぎない.
3. うつ病，入院ではせん妄との鑑別を行う.
4. 非薬物療法，特に家族への教育を積極的に行う.

ポイント

S 認知症の定義は「後天的な脳の病気により正常に発達した知的機能が全般的かつ持続的に低下し日常生活に支障を生じた状態」．つまり前より脳機能が低下することですね．DSM-Ⅳの各認知症の診断基準をまとめると以下のとおりになります．

表 28-1　DSM-Ⅳによる認知症の診断基準のまとめ[1)]

A. 多彩な認知欠損の発現で，それは以下の両方〔(1)及び(2)〕により明らかにされる.

(1) 記憶障害(新しい情報を学習したり，以前に学習した情報を想起する能力の障害)

(2) 以下の認知障害の1つ(またはそれ以上)

(a) 失語(言語の障害)

(b) 失行(運動機能が損なわれていないにもかかわらず動作を遂行する能力の障害)

(c) 失認(感覚機能が損なわれていないにもかかわらず対象を認知または同定できないこと)

(d) 実行機能(すなわち，計画を立てる，組織化する，順序を立てる，抽象化する)の障害

B. 上記の認知障害は，その各々が，社会的または職業的機能の著しい障害を引き起こし，病前の機能水準から著しい低下を示す.

C. その欠損は意識障害（せん妄）の期間中だけ出現するものではなく他の精神疾患ではうまく説明されない.

1）The American Psychiatric Association: Quick reference to diagnostic criteria from DSM Ⅳ ,Washington D.C.,1994.
（髙橋三郎，大野裕，染矢俊幸訳．DSM Ⅳ精神疾患の分類と診断の手引き．医学書院．1996．）

S 認知症にはどんなタイプがあるか知っていますか？

R1「アルツハイマー型認知症（AD）」「血管性認知症（VD）」「レビー小体型認知症（DLB）」とかです．

S ADは認知症の約60％を占めるとされます．年単位で進行しますが，初期はきわめて徐々に経過し，中期に入ると認知障害が急速に悪化し，周辺症状（BPSD）も目立つようになります．しかし末期になると再び進行がゆるやかになります．発症から死亡までは個体差が大きいものの，9年程度とされます．CT，MRIで皮質溝の拡大と脳室の拡大を伴う脳萎縮が典型的ですが，軽症例では海馬容積の解析，PET，SPECTなどの脳機能画像検査でないと分からないこともあります．

VDには単一もしくは複数回の脳卒中によるもの，細かいラクナ梗塞によるものなどさまざまな病態が含まれます．ADとVDが認知症の大部分を占めますが，両者が合併することも多く，純粋なVDかどうかの診断は難しいですね．段階的に悪化することが見られます．

DLBは精神症状とパーキンソニズムを示す変性性認知症です．認知症の10～30％と報告には幅があります．認知症を伴うパーキンソン病(PD)と臨床・病理所見に共通性が多く，PDを含めてレビー小体病（LBD）と総称されることもあります．現実的で詳細な内容で繰り返し現れる幻視，REM睡眠行動障害なども特徴的です．

R1 正常の年齢による物忘れか，軽度や初期の認知症か判断に迷うときがあります．

S 忘れたことを後で思い出せる失念は健康な人でも見かけますが，DLBでも起こるとされます．忘れたことを忘れている健忘はより認知症を疑います．健忘の場合は本人は病識がないため受診したがりませんが，家族が連れてくることが多いです．一方物忘れを主訴に自ら受診する場合はうつ病や不安障害も考えられます．VDでは脳機能の維持にばらつきがあり，いわゆる「まだら痴呆」の状態を呈することが多く，他の認知症に比べ病識を持っていることもあるます．近年はMild Cognitive Impairment(MCI)として忘れた自覚のある認知機能低下が注目されています．

Key Words

Mild Cognitive Impairment（MCI）

近年，Mild Cognitive Impairment（MCI）という概念が，正常高齢者と認知症との境界領域を表す用語として用いられている．Petersen らの MCI の定義では，1）主観的記憶低下を訴えている，2）正常高齢者に比較して記憶が低下，3）全般的知能は正常，4）日常生活上問題なし，5）認知症ではない―の５項目を満たすものとされる．AD の前段階とされる MCI に対してアリセプト® の保険適応はないが，早期投与の有用性が報告されている．

R1 記憶障害の評価は改訂長谷川式簡易知能評価スケール (HDS-R) でしているのですが，Mini Mental State Examination(MMSE) とどちらがいいんですか？

S AD で日本語版 MMSE は感度 82.8%，特異度 93.3%．HDS-R の感度は 90%，特異度は 82% とされています．どちらも高い感度，特異度をもちスクリーニングには十分でしょう．

S ピットフォールをまとめてみましょう．

記憶・認知障害のピットフォール

①ルーチンで身体精査は行う

甲状腺ホルモン（TSH），蛍光トレポネーマ抗体，ビタミン B12，葉酸測定などは一度の採血でも可能．HIV/AIDS なども既往歴，生活歴を参考に検討する．神経所見がなくても脳腫瘍，正常圧水頭症などを除外する目的で画像検査を一度はするべき．問診や神経学的所見では異常所見の無かった症例でも 5% に脳内占拠性病変が存在するとされる．

② HDS-R が基準値（20 点）以上だから認知症ではないとは判断できない

認知症の定義は「後天的な脳の病気により正常に発達した知的機能が全般的かつ持続的に低下し日常生活に支障を生じた状態」．つまり前より脳機能が低下することだからもともとの知的レベルも考慮すべき．例えば元大学教授など知的に高い人がちょっとした単語の想起，計算や数字の逆唱でまちがうのは異常と考えるべきであろう．

③うつ病やせん妄と認知症の鑑別，合併の可能性を考える．

高頻度の精神疾患が認知症と誤診されたり，合併することが非常に多い．食欲低下，不眠をともなう場合はうつ病，入院中や手術後に始まった認知障害ではせん妄が疑われ，いずれも治療により改善が期待される．それぞれの違いは表 28-2 の通り．

表 28- 2　<せん妄，認知症，うつ病の鑑別>

	せん妄	認知症	うつ病
発症様式	急性，亜急性	慢性	亜急性，慢性
持続期間	時間から週単位	月から年単位	週から月単位
臨床経過	一過性で可逆的	持続し，緩徐進行	可逆的
意識	日内変動(特に夜間)	清明	清明
注意	障害が目立つ	正常（末期除く）	正常
認知機能	錯覚，幻覚（幻視）	進行すると幻覚	目立たない
見当識	障害され変動する	一定した障害	正常
質問への返答	ちぐはぐな返答など	ときにはぐらかす	時間をかければ正答
睡眠リズム	日中傾眠，夜間不眠	ほぼ同じパターン	早朝覚醒

④物忘れ以外の主訴で来院する認知症患者を見逃さない！

認知症では病識が乏しく，物忘れを自覚できないことが多い．困ったことが起きると痛みといった身体症状や，死にたいなどのうつのような症状を訴え受診することもある．外来を頻繁に受診するような不定愁訴の高齢者では，認知症が隠れていることが意外に多い．普通に会話ができるなどの理由付けは認知症を完全に否定する根拠にはならない．HDS-R などを一度は行ってみる．

見逃してはならない疾患（OKとNG）

症例１：特に既往のない72歳男性.

大学卒で事務職を退職後は釣り，俳句を趣味として，友人たちと交流も多かった．3年前妻を亡くしてから一人暮らし．ここ1年ほどは俳句の会に参加することもなくなり，引きこもりがちな生活を続けていた．3か月ぶりに訪れた息子が，話したことを全く覚えていないなど，物忘れが多いことに気付き一緒に受診．本人は問題ないのに心配しすぎと，笑顔で語っている．

バイタルサインは血圧128/70mmHg, 脈拍64/分, 呼吸回数20/分, 体温36.1℃ ,Sat 94%(RA).
意識清明で，歩行障害や構音障害なし．運動障害は目立たず，感覚異常の訴えもなし．

最初にHDS-Rを行って18点と低下を確認．脳腫瘍や脳血管障害の家族歴，既往歴，危険因子，頭部打撲の既往もないことを本人に確かめた．身体所見では甲状腺の腫大や結節なく，non-pitting edemaもなく甲状腺機能低下は否定．神経学的所見も異常なく，四肢腱反射の左右差もないので脳血管性認知症は否定．幻覚や錐体外路徴候もないことを確認しDLBを否定．アルツハイマー型認知症と診断した．

S うーん．記憶力のテストをすることは重要ですが，初対面でいきなりだと患者さんの自尊心を傷つけることになります．絶対NGとはいいませんが，話をある程度したり，診察したりてからはじめ，不安，抵抗を減らす声かけをしてからの方がよいでしょう．あと身体検査はしなくていいでしょうか？

R2 甲状腺腫やnon-pitting edemaもないし，TSHなどの血液検査はいらないでしょう．頭を打ってないそうなので慢性硬膜下血腫は否定的です．ＣＴ，MRIもいらないと思います．

S 本人が転倒したことを忘れたり，軽く考えて言わないこともあるので，頭部打撲の既往がないことは参考程度にしましょう．

R2 でも腱反射など神経所見に左右差もないですし，硬膜下血腫の可能性はないですよ．

S 高齢者では両側性に硬膜下血腫ができることも少なくないため，神経所見の左右差がないことは可能性を低めても，頭蓋内疾患を否定できません．治療可能な認知症の可能性は常に考えて，負担の少ない検査はしましょう．

<症例１について話を一通り聞き終わって，診察したあとに>

「どうもご家族が心配されているようですし，念のため検査をさせていただけませんか？簡単なところもありますが，全問正解は難しいテストです.」と声をかけてから HDS-R を施行．見当識は保たれているものの記銘力中心に 18 点と低下を確認した．
問診や身体所見では異常はないが，いままで一度も頭部検査や甲状腺の検査はしていなので，スクリーニング目的で TSH を含む血液検査を施行．頭部 MRI 検査の予約もした．今後の検査や診察の予定は極力簡単に，紙に書いて説明した．

S 認知症により問診に限界があることをふまえた良い対応です．説明では認知症の特性を考えた配慮も非常にいいですね．

推奨する基本的治療（OK と NG）

（症例１について）

頭部 MRI 検査で脳腫瘍，脳血管障害，正常圧水頭症，慢性硬膜下血腫などの所見がないことを確認．アルツハイマー型認知症と診断した．
アリセプト®を最初２週間は 3mg，その後は 5mg を２週間内服するよう指示した．また α -tocopherol（ビタミン E）も保険適応外だがガイドラインで推奨されている治療のため，市販のサプリメントを購入するよう指示した．
今後は１ヶ月ごとに診察．HDS-R の得点上昇で記銘力の改善を見ながら，効果が不十分ならアリセプト®を 10mg まで増量する予定．副作用として主に消化器症状の確認を行う．

S ちょっと患者さんへの指示が複雑ですね．またアリセプト®投与の目的は認知障害の進行を遅らすことですね．HDS-R の得点上昇で評価するのは不適切では？　内服を中断すると無治療の状態と同じように戻ってしまうことも説明しておいて良いかもしれません．

R2 わかりました．じゃあ薬の説明は丁寧にしてみます．

S 認知症の治療としては薬物療法だけでは不十分です．この方は介護保険制度の申請をしていますか？ 社会資源の導入も考える必要があります．また家族（介護者）がいるなら病状，治療法，関わり方について説明しましょう．AD では家族教育が有益であることが示されています．

（症例1についてアルツハイマー型認知症と診断）

アリセプト®3mgを2週間処方し，今後は5～10mgに増やしていくこと，中断すると効果がなくなること，消化器症状が良くある副作用であることなどをメモに書きながら説明し手渡した．次回は2週間後診察し，副作用なければ5mgまで増量とする．

その後は1ヶ月ごとに診察し，内服の継続ができているか，食事や睡眠が取れているか，家事や外出はどの程度できているかをHDS-Rの推移とともに確認していく予定．
家族にも定期的に来院してもらい，内服アドヒアランスや生活，BPSDの有無について確認．介護保険の申請，引きこもりや寝たきり防止のため昔話（回想法），散歩など外出をすこしずつ促すことなどを依頼した．
また本やインターネットなどを利用して情報を得ることを勧めた．

S 薬物療法を効果的に行うための配慮ができていますね．また家族にも教育をしています．忙しい外来などで時間がない場合はインターネットの利用をすすめるなど実践的で有効な介入をしています．

Key Words

BPSD（Behavioral and Psychological Symptoms of Dementia）

BPSDは認知症に伴う徘徊，妄想，攻撃的な行動，不潔行為などの行動・心理症状のことで，周辺症状とも呼ばれ，記憶障害・見当識障害などの中核症状と区別される．軽症から中等症に進行するに従い頻繁に出現するようになり，急速なQOL低下や介護負担の増大の原因となる．少量の非定型抗精神病薬（リスパダール®，セロクエル®，ジプレキサ®など）の薬物療法が有効な場合がある[2)]．
しかし認知症患者では非定形抗精神病薬により脳血管障害のリスクがあるとの意見もあり，十分に説明の上での使用が望ましい．

上手なコンサルトの仕方（OKとNG）

症例 2：糖尿病を経口糖尿病薬で治療中の 68 歳女性.

半年ほど前から悪夢，数字などのはっきりとした幻視を訴えるようになった．HDS-R15 点．徘徊や誰かが家にいるなどの妄想が徐々に出て同居の家族が対応を苦慮するようになった．診察室でもそわそわと落ち着かない様子で攻撃的な言動が目立つ．
診察上右上肢に安静時振戦と軽度の筋固縮を認める．血液検査，頭部画像検査では異常なし．
落ち着きのなさや幻視の症状に対してセレネース 5mg を点滴静注とした．

S 幻視，パーキンソニズムなど DLB が疑われるため抗精神病薬の投与は慎重に行いたい症例です．

R3 なるほど．では錐体外路症状が出にくいジプレキサ® を処方します．

S 非定型抗精神病薬は DLB でも使われますが，本症例では糖尿病があって，禁忌です！治療が複雑になるため神経内科，精神科にコンサルトを検討してよいでしょう．他にどういう場合専門家にコンサルトするべきでしょうか？

R3 正常圧水頭症，慢性硬膜下血腫，脳腫瘍などは手術適応を考え脳神経外科に相談すべき疾患ですよね．

Updates

BPSD の治療薬としての抑肝散 [3]

抑肝散は小児の夜泣きや離乳に伴う精神不安などに対して作られ，不眠，いらいら，易怒性などに効果があるとされている．最近では認知症における BPSD や ADL の改善が報告されている．作用機序はいまだ不明な点もあるが，セロトニン神経系，グルタミン酸神経系に対する作用が明らかになりつつある．抗精神病薬が使いにくいとされるレビー小体病において抑肝散が幻視などの BPSD を安全に抑制することも報告され注目されている． 抗精神病薬と比較して作用が強いとはいえず，効果発現に数週間を要するため，緊急の鎮静目的では使えない．しかし転倒の原因になる過鎮静が少ない，錐体外路症状も心配しなくて良い，漢方薬のため本人や家族が受け入れやすいなどの利点がある．

（山田　宇以）

29 幻覚・妄想

診療ルール

1. 患者の年代ごとに幻覚・妄想の鑑別疾患を想定する.
2. 幻覚・妄想をみたら, 統合失調症の可能性を除外する.
3. 幻覚・妄想を呈する高齢者では, 認知症, せん妄を念頭におく.
4. 幻覚・妄想を呈する患者では, 患者家族を含めて広く情報を収集する .

ポイント

S 幻覚・妄想と聞くと何を思い浮かべますか?

R1 まずは, 統合失調症です!

S 確かに統合失調症は幻覚・妄想をきたす代表的な疾患です. しかし, 一般内科外来の現場では, 年齢層も幅広く, 統合失調症以外の疾患も多数含まれます. 年代別に鑑別疾患を考えていくことが重要です.

R1 そうですね. 10代から20代での幻覚・妄想であれば統合失調症が, 成人以降で人格崩壊にまで至らない限定された妄想であれば妄想性障害が挙げられます. また, うつ病に伴う妄想では, 貧困妄想, 罪業妄想, 心気妄想などが典型的です. 高齢者になると, 認知症に伴う妄想が多くなってくるでしょう. 特にアルツハイマー型認知症にしばしば見られる典型的な妄想に物盗られ妄想があります. レビー小体型認知症では, 特にその病初期に幻視を伴うことが多いといわれています.

S そうですね. 簡単に鑑別疾患をまとめると表29- 1のようになります. また, 妄想を主題ごとに分類すると, 表29- 2のようになります.

表 29- 1　各年代ごとに想定される幻覚・妄想をきたす疾患

年代	幻覚	妄想
10 ～ 20 代	統合失調症	統合失調症
30 ～ 40 代	（薬物依存症）	うつ病
50 ～ 60 代	せん妄，セネストパチー	うつ病，せん妄，妄想性障害
65 歳以降	せん妄, アルコール依存症, レビー小体型認知症	せん妄，アルコール依存症 アルツハイマー型認知症, コタール症候群

表 29- 2　妄想の主題による分類

被害妄想	関係妄想（注察妄想, 被毒妄想, 追跡妄想, 嫉妬妄想など） 物理的被影響妄想（憑き物妄想，好訴妄想など）
微小妄想	（貧困妄想, 罪業妄想, 心気妄想, 虚無妄想, 不死妄想など）
誇大妄想	（発明妄想，血統妄想，宗教妄想，恋愛妄想など）

〔原田憲一 . 精神症状の把握と理解 . 中山書店 . ２００８, p.23-29.（大熊輝雄．現代臨床精神医学，第８版，金原出版，をもとに作成）より引用〕

S では統合失調症について考えてみましょう．

R1 統合失調症の特徴的症状として，DSM- Ⅳのなかには[1]，①妄想，②幻覚，③解体した会話，④ひどく解体したまたは緊張病性の行動，⑤陰性症状，すなわち感情の平板化，思考の貧困，または意欲の欠如，の４つが挙げられています．これらのうち２つ以上が１ヶ月間ほとんど毎日みられることが診断基準の一つに挙げられています．①から④はわかりますが，⑤はどういう症状なのでしょう？

S 陰性症状は，正常な精神機能の減少あるいは欠如を意味しています．これに対して，陽性症状とは派手な症状を意味していて，上記のうち，①～④です．陰性症状は，それまでついて行けていた学校の勉強に急について行けなくなる，表に出ることが怖くなって引きこもりになる，一日中なにもせずにぼおっと庭を眺めている，などの症状です．これらの症状から統合失調症が疑われた場合，ジェネラリストはどう対応しますか？

R1 これらの症状が疑われたら，まず患者に精神科を受診するように勧めます．

S その際に注意すべきは，患者自身が精神病と診断されることを恐れているということです．一方で患者は何らかの症状で困っていることも確かです．患者の困っている点を出発点に，患者の不安に配慮しながら精神科へ誘導することが重要です．そのような患者の不安に配慮してくださる精神科医に紹介したいですね．

では，高齢者で幻覚・妄想をきたす重要な疾患は何ですか？

R1 高齢者の場合，せん妄，認知症が重要です．

S 事例を挙げてみましょう．

> 70 歳男性．
> 肺癌の診断の下化学療法を受けていましたが，最近夜間に突然起きだして会社に行く準備をしたり，自宅を田舎の自宅と間違えたり，突然妻を訳の分からない理由で殴りかかろうとした，という患者が家族に連れられてきました．なくなった姉が目の前にいるように話していたということでした．妻が翌日の朝に問いただすと，彼は前日の夜のことは全く覚えていないということでした．

R1 おそらくせん妄ですね．症状の日内変動があり，幻視があり，妻に対する妄想も生じているようです．場所や時間に対する見当識も損なわれているようです．肺癌で化学療法中とのことですが，脳転移などがあるのかもしれません．

S これらの幻覚・妄想を呈する患者の場合，病歴聴取時に注意すべき点は何ですか？

患者自身からの情報は正確でない可能性もあり，患者からは情報を十分に聴取することが出来ないので，家族や介護者など患者の周囲からの情報聴取が欠かせません．

①高齢者の幻覚・妄想ではせん妄，認知症を鑑別診断に挙げる．

せん妄，認知症は見逃されがちです．高齢者で，元気がない，性格が頑固になった，どうも言っていることがおかしい，と思ったときには，まずこれらの疾患を鑑別する必要があります．特に低活動型のせん妄は，幻覚，妄想などの目立つ症状にかけるため，見逃されやすいと言えます．入院，転居，配偶者の死など環境の変化があるとき認知症を生じやすく，鑑別のひとつに挙げる必要があります．

S ②幻覚・妄想患者の病歴聴取は広く患者周囲から行う．

幻覚・妄想の場合，本人からの情報だけでは正しい診断にたどりつくことは難しい場合があります．本人からの診察への協力が得られないこともしばしばあります．このため，患者を取り巻く人々からの病歴聴取は不可欠です．このときもちろんそれらの人々が認知症でないことを前提としているのはいうまでもありません．

Key Words

幻覚：対象なき知覚．現実には存在しないものが知覚される現象．

妄想：訂正不能な誤った考え．原田によれば，仏教で古くからあり「みだらな思い」「迷いの心」を意味する妄想（もうぞう）が，明治中期以後，精神医学の用語として用いられるようになった[2)]．

統合失調症：かつて精神分裂病と言われていた疾患で，わが国では2002年に病名が患者や周囲に与える印象に配慮して「統合失調症」に改められた．英語名はschizophreniaで変更されていない．

（統合失調症の）陰性症状：正常な精神機能の低下ないしは欠如によって生じている症状．統合失調症の症状のうち陽性症状に比べて目立ちにくい．

（統合失調症の）陽性症状：統合失調症患者の症状のうち，幻覚，妄想などの派手な症状をいう．

見逃してはならない疾患（OKとNG）

R2 さきほど診察した患者について相談したいのですが，よろしいでしょうか．

S はい．ではプレゼンテーションをお願いします．

症例1：70歳女性，一人暮らし．

不眠を主訴にしてひとりで来院した患者です．患者は3ヶ月前より途中で何度も起きるようになり，朝起きたときに眠った感覚が乏しいということでした．食欲は保たれ体重減少はなく，テレビを見たり，庭の手入れをする元気は保たれているといいます．家族歴，既往歴に特記すべきことはありませんでした．
病歴を詳細に聞いていたところ，ここ最近の3ヶ月間，家族の病気など患者の心配事につながるような環境の変化はありませんでした．長谷川式認知症スケールは28点/30点と問題なく，認知症やうつ病は否定的でした．
初診時身体所見は，血圧140/90mmHg, 脈拍70/分，身長150ｃｍ，体重49ｋｇ．

R2 そこで，睡眠障害の診断で，睡眠導入剤のマイスリー®10mgを処方しました．1週間後の再診時には，寝付きは良くなったがまだ眠りが浅い，とのことでした．長時間型の睡眠薬に変更すべきでしょうか？

S これはごく一般的対応で「ＯＫ」ですが，もう一度診察してみましょう．

R2 はい．

S （患者に）眠れないということでお困りなのですね？ご自身では眠れない原因はどこにあるとお思いですか？

患者 どうも朝起きたときに部屋の中が散らかっているんです．誰も来るはずはないのですが，どうも荒らされているような…．夜になって私が眠ると誰かが悪さをしているようなんです．それが心配で…．警察にも相談したんですが取り合ってもらえなくて．

S それは困りましたね．実際に誰かが家に侵入しているところを目撃されたのですか？

患者 いいえ，犯人を捕まえようと思って遅くまで起きていたこともあるのですが，私がちょっとうとうととし始めると入ってくるようなんです．眠り込んだすきにいろいろとするんですね．

S ご家族の方はそれに対してどうおっしゃっているのですか？

患者 気にしすぎだといっています．鍵をかけているのに入ってくるはずはないといわれます．でも私は確信しています．組織が私に嫌がらせをしているんだということを．

S 組織というのは？

患者 それは私にも分かりません，仮に知っていたとしても家族に危害が及ぶ危険があるのでここでは話せません．でももしかしたら先生はご存知なのでは？

R2（診察を終えて）実は妄想があったのですね？気付きませんでした．

S 患者自身が考えている症状についての理解を聞いて行くことは重要です．同じ眠れないにしても，ただ薬が欲しいだけなのか，心配事を聞いてほしいのか，患者のニーズはさまざまです．

この症例は，妄想性障害と考えられ，セレネース®0.75mg などが効果的だと思います．ジェネラリストの立場で抗精神病薬を出すかどうかは，どこまで患者に関わるつもりがあるかによって変わってきます．ある程度の経験があり，妄想に付き合って行くつもりがあれば，処方して継続治療をしても良いでしょうが，本書の読者の多くを占めるであろう3～4年目の総合内科医師にとっては，専門医にうまくつなげることが重要な仕事です．

推奨する基本的治療（OKとNG）

R3 一例相談したい症例があります．

NG

症例２：75歳男性，高血圧，糖尿病，高脂血症を加療中．

発熱，悪寒，疼痛，胸痛，呼吸困難，動悸はない．
身体所見：血圧120/70 mmHg以外は正常範囲内．

眠れないと患者からの訴えがあり，家族からも夜中にごそごそとおきだしてなにかしはじめることがある，といわれ，ハルシオン®0.25mgを処方しました．しかし，数日後に，夜中に訳の分からないことを言い出して怒りだすようになった，と家族が相談に来ました．
家族から状態を詳しく聞くと，夜中には患者は自分が自宅にいることもわからなくなり，家族を別の人と勘違いしているが，翌朝になると昨晩のことを忘れているようでした．

S どう評価しますか？

R3 せん妄と考えます．最近，血糖値のコントロールがやや不良で，血糖値がときどき300mg／dLを越えることがあったようです．

S せん妄の時にはベンゾジアゼピン系の薬剤は避けたほうがよいでしょう．

OK

まず，テトラミド®10mg　1×　vdsを投与してみましょう．

この患者のように糖尿病がある場合，非定型抗精神病薬は糖尿病を悪化させる危険性があると報告されているため，使用は避けましょう．
そういう時に使いやすいのが，内服可能であればテトラミド®，また幻覚・妄想が激しい場合，内服できない場合は，セレネース®の注射薬も候補に挙がります．せん妄に対する治療を行った上でベンゾジアゼピン系の薬を必要に応じて用いることがあってもよいでしょう．

S 糖尿病のほか，各種身体疾患がせん妄の原因として挙げられています[2)]．Briskmanらによれば[3)]，総合病院に入院したせん妄患者の併存疾患として最も多くみられたのは認知症です．調査対象の56％に認知症を認め，次いで，心血管疾患，敗血症，の順となっています．この調査では，ハロペリドールとリスペリドンが最も多くせん妄治療に用いられていました．

上手なコンサルトの仕方（OKとNG）

S 次に，上手なコンサルテーションの仕方について，先ほどの症例1にもどって考えてみましょう．

R1,R2 幻覚・妄想があると疑われた場合，精神科医師にコンサルテーションをだします．それと同時に身体疾患の鑑別も行っておきます．

NG

症例3：70歳女性，一人暮らし．
不眠を主訴にしてひとりで来院した患者です．

R 1：（先ほどの問診を踏まえて）まず，血液検査，頭のCTをとってみましょう．身体の病気からあなたのような症状が出てくることもあるので，検査をさせてください．先ほどあなたがお話しくださった眠れない原因についてですが，あなたの言っていることは間違っています．よく考えてみてください．鍵をかけてあなたが休んでいる間に誰かが入ってきていたずらをしていくなんて，ちょっと信じがたいですね．あなたのような訴えを医学的には妄想，といいます．妄想は，精神科が専門になります．このため，身体の検査が一通り終わったら，精神科にご紹介しましょう．

患者：えっ，私が精神科に？それはどういう意味ですか？私を精神病扱いするのですか．もう二度とこちらには参りません．

OK

R 2：（先ほどの問診を踏まえて）たいへん辛い思いをしておられたのですね．そのような状態では眠れなくなるのも無理はありません．眠れるようにまずはお薬を調整します．いろいろなご心配で神経が過敏になっている可能性がありますので，鎮静効果のある安定剤を加えてみましょう．さらに症状に効果的なお薬を調整するのは，精神科になります．ご紹介しますので，受診してみてください．一方で，それらの症状が身体の問題から来ている可能性もあります．このため，血液検査，頭のCTをとってみましょう．ですから，精神科の予約を取ると同時に，こちらの総合内科の予約もとっておきます．しばらくは並行してみて行きます．

患者：えっ，私が精神科に？こちらでは薬は出してもらえないんですか？

R 2：精神に働く薬には種類がたくさんあります．精神科の先生はそのなかからあなたにあった薬を調整してくださいます．私は総合内科医ですが向精神薬にはあまり詳しくありません．これからもあなたの治療のお手伝いはしますが精神に働く薬については精神科で相談してほしいのです．

患者：こちらでも引き続きみていただけるのですね？ わかりました．

S R1の場合，患者の言っていることが事実かどうか，に対してコメントしています．これは患者が最も気にしている問題で，言及は避けた方がよいでしょう．「訂正不能な誤った考え」である妄想を訂正しようとしています．一方で，事実関係を明らかにしなくても治療は進めることが出来ます．われわれ医師の仕事は患者の症状を軽減することであって事実関係を明らかにすることではありません．R2の対応の良いところは，まず患者の気持ちに共感していることです．これで患者も安心できるのではないでしょうか？さらにR2は患者の訴えの事実関係には言及していません．否定も肯定もしない，それが妄想に対するアプローチの重要な点です．さらにR2はなぜ精神科への受診が必要なのか，について説明し，ひきつづき総合内科で診察することも伝えています．

Updates

術後せん妄に対する予防的抗精神病薬投与について[4)]

本論文は，オランダでの術後せん妄患者を対象にしたハロペリドールのせん妄予防効果についての調査報告である．対象は，70歳以上の股関節手術を受けた患者430名．術前からハロペリドール1.5mg／日を投与した群（以下ハロペリドール群），プラセボを投与した群とに分けて比較検討が行われた．全体のせん妄発生率は15.5%であったのに対して，ハロペリドール群は15,1%，プラセボ群は16.5%で，相対危険度は0.91であった．せん妄評価尺度であるDRS-98の点数はそれぞれ，14.4 ± 3.4，18.4 ± 4.3であった．せん妄を生じている期間はそれぞれ，5.4日，11.8日，在院日数はそれぞれ，17.1日，22.6日であった．以上の結果から，本論文では，ハロペリドールの少量術前投与は，せん妄の発生率を低下させなかったが，重症度を低下させ，罹病期間と在院日数を短縮し，かつ副作用はほとんど生じず，忍容性にすぐれていると結論づけられている．

（太田　大介）

30　抑うつ

診療ルール

1. 抑うつには，うつ病，その他の抑うつ状態が含まれる．
2. 抑うつ患者をみたら希死念慮がないかどうか注意する．
3. うつ病治療の基本は休養と抗うつ薬の処方である．
4. うつ病治療では，患者の協力が得られない場合があることを理解する．

ポイント

S 抑うつというのは症状のひとつであって，幅広い意味を含んでいますね．

R1 うつ病が代表的ですが，それ以外に気分変調症など多くの疾患概念を含んでいますね．このため，定義が曖昧で使いにくいところもあります．

S そうですね．抑うつについて少し整理しておきましょう．気持ちが沈んでいる，食欲がない，など精神的にも身体的にも普段の活力を失っているような状態を抑うつ状態と総称しています．
患者を診察して，どうも元気がないな，と感じたら，まず抑うつ状態という概念でくくってよいでしょう．そこから細かくその抑うつ状態の背景をみて行くのです．うつ病はどのように診断されますか？

R1 DSM- Ⅳや ICD10 に診断基準があり（表 30- 1）その項目をみたすかどうかで診断されます．

表 30- 1　うつ病の診断基準（DSM- Ⅳ）[1)]

精神症状	①抑うつ気分　②興味の減退　③焦燥感 ④無価値感・自責感　⑤思考力低下　⑥希死念慮
身体症状	⑦睡眠障害（不眠または過眠）　⑧食欲不振・体重減少 ⑨易疲労感・倦怠感

1）The American Psychiatric Association: Quick reference to diagnostic criteria from DSM Ⅳ ,Washington D.C.,1994.
（髙橋三郎，大野裕，染矢俊幸訳．DSM Ⅳ精神疾患の分類と診断の手引き．医学書院．1996．）

S そうですね．DSM-Ⅳには9項目が基準としてあげられていて，必須症状（抑うつ気分または興味の減退）を含むこれらの症状が2週間以上続くかどうかによってある程度機械的に診断することが可能です．気分変調症などの詳細は成書に譲りますが，うつ病というほど症状は重くないが抑うつ状態が2年以上遷延している，と理解すれば良いでしょう．一般的にはうつ病は数ヶ月から半年くらいで軽快することが多いので，それ以上続く場合，単なるうつ病で良いのか再検討する必要があります．気分変調症の背景としては，もともと，物事を悪い方に捉えがちでいつも悩んでいるなど本人の性格が関係するもの，職場に折り合いが悪い上司がいていつもいじめられているというような環境の要素が関係するもの，などが挙げられます．ジェネラリストがしばらくつきあっていくうちにぽつりぽつりと患者の方からその背景を語ってくれる場合が少なくありません．

R1 抑うつ状態の患者を診た場合に注意するべきポイントはありますか？

S いちばん怖いのは自殺ですね．

R1 そうでした．希死念慮があるかどうか，まずそこをチェックしないといけませんね．先生は必ず確認していますか？聞きにくい面もあると思いますが．

S うつ病患者であれば原則として聞いています．うつ病というほど重くなければケースバイケースです．軽いからといって油断は禁物ですが．患者に対して，死にたい気持ちがあるかどうか確認することは，患者を傷つけることにはなりません．むしろ，患者も言えずにいた気持ちを話すことで楽になり，かえって自殺防止にもつながることもあるでしょう．ところで，希死念慮と自殺企図を混同して使っているレジデントが時々います．Key Words を読んで確認してください．

Key Words

希死念慮：死にたいという気持ち・考え

自殺企図：実際に自ら命を絶つための行動を実行に移すこと

見逃してはならない疾患（OKとNG）

R1 さきほど診察した患者について相談したいのですが，よろしいでしょうか．

S はい．ではプレゼンテーションをお願いします．

症例１：５０歳男性，会社員，既婚．

会社を最近休みがちだということで，職場の上司から連れられて来院しました．患者自身は，疲れが取れず，朝から身体が重く，食欲も落ち，夜も眠れない，と訴えていました．職場上司は，会社ではこれまでの彼であれば考えられないような単純ミスがこのところ続いていると語っていました．今回は，患者自身は受診には乗り気ではなかったところを上司が引っ張って連れてきたということです．職場の状況を聴くと，受診の半年前に異動があり彼は昇進し，これまで以上に彼はよく仕事をしてくれていたということでした．休みが目立つようになったのはこの１ヶ月で，その日の朝に会社に現れないため自宅に電話すると，ようやく体調不良で休むということが確認できる状態でした．
さらにこちらから問診しますと，不眠は，中途覚醒，熟眠障害を中心としたもので，一晩に３回は覚醒し，朝は４時頃に目が覚めて以降は眠れないとのことでした．体重もこの半年で5kg 低下しています．疲れが取れないので休日は一日中布団に入っているとのことです．テレビを見る気力，新聞を見る気力もないと言います．趣味だった釣りに行く気にもなれないそうです．職場に迷惑をかけて申し訳ないということを何度も語り，気持ちが晴れる日はこの数週間まったくないと言います．

NG

R1 これまでのお話しからはうつ病の可能性が高いです．一方で体の病気が隠れているといけないのでそちらの検査もさせてください．

患者 うつ病？ この私が？ わかりました．

R1 うつ病の場合，薬の服用と休養が大切です．薬は抗うつ薬といい，副作用もいくつかあるのでこれからご説明します．休養については，診断書をお出ししますので，１ヶ月ほどお休みをしませんか？

患者 うつ病といっても私は薬を飲まなければならないほどではないと思うんです．また，今仕事もいそがしくて，新しい企画が始まったばかりで責任者である私が休める状況にはないんです．先生，会社はそんなに甘くないんですよ．

R1 お気持ちは分かります．しかし，今休んでおかないと後々症状が重くなってからでは回復にさらに時間がかかります．それから，死んでしまいたいというお気持ちはありませんね？

患者 死ぬなんてとんでもない．先生、どうしても休むわけには行かないんです．会社の存亡が私の肩にかかっているのです．

R1 皆さんそう仰います，しかし考えてみてください．

患者 もう治療は結構です．先生の治療方針には納得しかねます．

R1 上記のようなやり取りの後患者さんは出て行ってしまったのです．

S それはおつかれさまでした．これはありがちなやり取りですね．方向性としては「OK」なのですが，一工夫必要かもしれません．R2の診察をみてみましょう．

NG

OK

R2 これまでのお話しからはうつ病の可能性が高いです．一方で体の病気が隠れているといけないのでそちらの検査もさせてください．

患者 うつ病？この私が？　…わかりました．

R1 うつ病といわれてどうお感じですか？驚かれますか？

患者 そうかもしれないとは自分でも感じてはいたのですが，本当にうつ病ですか？

R1 うつ病は決して特殊な疾患ではなく，一生のうちに10～15%の人が罹患するといわれています．きちんと治療をすればよくなりますのでご安心下さい．うつ病の治療では，薬の服用と休養が大切です．薬は抗うつ薬といい，副作用もいくつかあるのでこれからご説明します．休養については，診断書をお出ししますので，休んでみませんか？

患者 休むというと，どのくらい？

R2 できれば1ヶ月，といいたいところですが，お忙しいでしょうから，まずは2週間休んでみませんか？

患者 2週間か，ちょっと厳しいですね．

上司 休んでいる間は何とかするよ．思い切って休んでみたらどうだ．

患者 わかりました．2週間で良いんですね？

R2 まずは2週間で結構です，その間外来で様子を聞かせて頂いて，延長するかどうかは考えましょう．それから，人によってはあまりにつらくて死んでしまいたいと考える方もいるのですが，○○さんの場合はいかがですか？

患者 実はしばらく前まではそんな気持ちがよぎることもあったんですよ．

R2 ○○さん，うつ病は回復可能な病気で，悲観する必要はありません．短気を起こさずに一緒に治療していきましょう．

OK

S 何とか患者を治療につなげることが出来ましたね．治療の理想はありますが，患者の状況によって妥協せざるを得ないことがあります．特にうつ病患者の場合，医師の言うことに素直に従うことは少なく，職場の中の自分の役割を優先する傾向が強いようです．そんなとき，上司からの一言が重要ですね．

R1,R2 わかりました．

S 希死念慮についてはどういう聞き方がよかったでしょう？

R1 そういうことはないだろうという前提で怖々と聞くよりも，死にたい気持ちがあっても無理はないという気持ちで聞く方が患者も言い易いと思いました．

S そうですね．

上手なコンサルトの仕方（OKとNG）

S 次に，上手なコンサルテーションの仕方について，先ほどの症例1にもどって考えてみましょう．

R1,R2 治療者の経験，治療の場によってどこまでジェネラリストがみていけるのかは変わってくるとおもいます．総合病院で精神科医がいる施設なのかそうでないのか，開業医のクリニックなのか，またどの程度治療者がうつ病の治療経験があるのかによっても対応は異なると思います．

S そうですね．自分なりに守備範囲は決めておいた方がよいでしょう．紹介状を書く時のポイントは？

R1 症状，受療動機，いつから症状がはじまったのか，また分かる範囲で発症のきっかけを書いておくと良いとおおいます．そして紹介目的ももちろん必要です．

S そうですね．「訴えの多い方です，よろしくおねがいします」だけで相手に何を求めているのか分からないようなコンサルトはやめましょう．また，「うつ病？→入院の適応？」など視覚に訴える文面は，書き手の気持ちは分かりますが，日本語として理解しにくいのでやめましょう．紹介に抵抗を示す方もいますが，そういう場合，円滑な紹介のために患者に伝えた方がよいことはありますか？

R1 紹介することで見放されると感じる患者，精神病扱いされたと思って傷つく患者がいるので注意したいと思います．具体的には，われわれ総合内科医（ジェネラリスト）も引き続きお会いする用意があることを伝え，必要に応じて次回の診察日を予約します．また，患者の症状が決して精神病的なものではなく，一般的に良く見られる症状であることなどを説明しておきます．さらに，紹介先の先生とも必要に応じて電話連絡して紹介状に書き込めない繊細な情報も伝えるようにします．普段から紹介先の先生と顔の見える付き合いをしておくことも重要です．

S そこまでの配慮が出来ればきっと紹介もうまく行くでしょう．

抗うつ薬についての最近の報告[2)]

今日のわが国で使用可能な抗うつ薬のうち最も新しく広く使われているものは，SSRI（選択的セロトニン再取り込み阻害薬），SNRI（セロトニン・ノルアドレナリン再取り込み阻害薬），NaSSA（ノルアドレナリン作動性・特異的セロトニン作動性抗うつ薬）である．SSRIとして，フルボキサミン（デプロメール®，ルボックス®），パロキセチン（パキシル®），セルトラリン（ジェイゾロフト®）が，SNRIとしてミルナシプラン（トレドミン®）が，NaSSAとしてミルタザピン（レメロン®，リフレックス®）が用いられている．これらの最新の抗うつ薬の薬効，忍容性について比較した論文である[2)]．

この論文の中では，12種類の抗うつ薬，ミルタザピン，セルトラリン，フルボキサミン，パロキセチン，エスシタロプラム，デュロキセチン，フルオキセチン，ベンラファキシン，ブプロピオン，ミトラザピン，レボキセチンが比較されている．前から4つまでの抗うつ薬は2009年12月現在，本邦で使用可能である．本論分によれば，抗うつ効果の点では，ミルタザピン，エスシタロプラム，ベンラファキシン，セルトラリンが，それぞれオッズ比1.39，1.33，1.30，1.27，でデュロキセチンに比べて効果が強かった．また，エスシタロプラムとセルトラリンは，薬を中止したときに見られる諸症状，いわゆる中断症候群が他の薬に比べて優位に少なかったということから，忍容性の面ですぐれていた．そして，効果と忍容性の両面から考えて，中等度から重度のうつ病患者に対して最初に投与する薬として，セルトラリンが最も優れていると本論文は結論付けている．

（太田　大介）

31 不　安

診療ルール

1．不安を完全に消すことは目的とせず，不安を共有，共感しよう．
2．検査は症状に左右されず定期的，計画的に行う．
3．抗不安薬とくに長時間型ベンゾジアゼピンを上手に使おう．
4．広場恐怖のないパニック障害，高齢発症では他の疾患の可能性も考えてみる．

ポイント

S 不安は生存に必要な本能ともいえます．不安だからテスト前に勉強したり，将来何かあったときにと貯金をして，保険に入ったりして，ときにそれが役立つわけです．しかし不安が強くなりすぎて生活などに支障をきたすなら治療対象となります．不安になる病気はどんなものがありますか？

R1 神経症，パニック障害とか…うつ病でも不安になりますよね．

S その他統合失調症，認知症などいろいろありますね．ちなみに以前は神経症とされていたものが最近はDSMの分類などで不安障害（心気神経症は身体表現性障害）として分けて考えるようになっています．
代表的な不安障害は以下の通りです．

表31-1　DSM－Ⅳに見られる不安障害

疾患名	特徴
全般性不安障害	いろいろなことに対する"持続した"不安．以前の神経症の中核群
パニック障害	パニック発作がまた起こるのではという"発作的"不安と回避行動
恐怖症	特定の状況，場所でのみ起こる不安．パニック発作を起こすことも
強迫性障害	不合理な手洗いなどの行動をしないとおちつかない不安
PTSD	強いストレス状況の後起こる不安．幻覚などをきたすこともある

S とくに全般性不安障害（GAD）とパニック障害の多くは症状の原因が不安と考えずプライマリ・ケア医（内科医）を受診します．いきなり身体症状を精神疾患のためと指摘すると，見放されたと感じたり，病気が見逃されているとさらに不安が強まり，頻回に受診したり，次々に病院を変えたりし混乱を招きます．不安を適切に診断，治療できることはジェネラリストとして必要な技術です．

R1 GADとパニック障害はどうちがうんですか？

S GADはプライマリ・ケア患者の8～14%と，最も多くみる不安障害です．20～50歳台まで高い有病率を示します．診断基準は表31-2の通りです．うつ病など他の精神疾患との併存率が非常に高いことが特徴です．GADは心配症でずっと不安を抱えこみ，ときにうつっぽくなりますが，趣味や遊びに打ち込んでいると気にならない．しかしうつでは何をしていても一瞬たりとも気分が晴れません．

表31-2　GAD診断基準(DSM-Ⅳ)[1)]

下記のA～Fの各項目を満たすこととする

A：(仕事や学業など) 多数の出来事または活動についての過剰な不安と心配（予期配慮）が，少なくとも6ヶ月間続いている．そして，起こる日の方が起こらない日よりも多い．

B：患者は，その心配を制御することが難しいと感じている．

C：不安と心配は，以下の6つの症状のうち3つ（またはそれ以上）を伴っている（過去6ヶ月間，少なくとも数個の症状が，ある日の方が無い日より多い）

- （1）落ち着きのなさ，又は緊張感，又は過敏．
- （2）疲労しやすいこと．
- （3）集中困難，又は心が空白になること．
- （4）刺激に敏感．
- （5）筋肉の緊張．
- （6）睡眠障害（入眠または睡眠を続けることが困難，又は落ち着かず熟睡感のない睡眠）

D：不安と心配の対象が，他の障害の特徴に限られていない．

E：不安，心配，または身体症状が臨床的に明らかな苦痛，または社会的職業的な重要な領域における機能の障害を引き起こしている．

F：不安障害が，物質（例：乱用薬物・投薬）または一般的な身体疾患の直接的な生理学的作用によるものではなく，気分障害，精神病性障害，広汎性発達障害の期間中にのみ起こるものではない．

1）The American Psychiatric Association: Quick reference to diagnostic criteria from DSM Ⅳ ,Washington D.C.,1994.
（高橋三郎，大野裕，染矢俊幸訳．DSM Ⅳ精神疾患の分類と診断の手引き．医学書院．1996．）

S パニック発作は有病率1～3%ですがプライマリ・ケアでの有病率は8～11%ともされます．表31-3の「パニック発作」がまた起こるのではという不安（予期不安）が特徴で，診断基準は表31-3の通りです．パニック発作は生物学的要因が大きく，精神的ストレスがなくてもパニック発作が誘発されることがわかってきました．パニック発作の体質を持つ人が睡眠不足や身体的疲労をきっかけに発作を起こすようになり，その発作がたまたま電車などで起こると，怖くなって，人混みなど逃げにくい状況を避ける（広場恐怖）というのが基本です．GAD と違って，自宅や慣れた場所では全然元気にしているのが基本です．

表31-3 パニック発作診断基準．(DSM-Ⅳ)[1]

強い恐怖または不快を感じるはっきりと他と区別できる期間で，その時，以下の症状のうち４つ（またはそれ以上）が突然に発現し，１０分以内にその頂点に達する．

1．動悸，心悸亢進，または心拍数の増加
2．発汗
3．身震いまたは震え
4．息切れ感または息苦しさ
5．窒息感（ちっそくかん）
6．胸痛または胸部不快感
7．嘔気または腹部の不快感
8．めまい感，ふらつく感じ，頭が軽くなる感じ，または気が遠くなる感じ
9．現実感消失（現実でない感じ），または離人症状（自分自身から離れている）
10．コントロールを失うことに対する，または気が狂うことに対する恐怖
11．死ぬことに対する恐怖
12．異常感覚（感覚麻痺）
13．冷感または熱感

A．（1）予期せぬパニック発作が繰り返し起こる
（2）少なくとも１回の発作後，１ヶ月間以上，以下の３個のうちの１つ以上が続いた
B．もっと発作が起こるのではないかという心配の継続
発作またはその結果が持つ意味（健康，自制心，正気）についての心配
行動の大きな変化（例えば発作を避けるためにまたは発作と闘うために何かする）
C．パニック発作は物質または身体疾患の直接な生理学的作用によるものではない
D．パニック発作は，他の精神疾患ではうまく説明できない

1）The American Psychiatric Association: Quick reference to diagnostic criteria from DSM Ⅳ ,Washington D.C.,1994.
（髙橋三郎，大野裕，染矢俊幸訳．DSM Ⅳ精神疾患の分類と診断の手引き．医学書院．1996．）

S ピットフォールをまとめてみましょう.

不安障害のピットフォール

①検査は最低限，計画的に行う

不安障害の訴えに基づいて検査をしてもきりがありませんが，全くしないと患者の不安が強まったり，身体疾患を見逃したりします．わかりにくい甲状腺機能亢進症などの検査はルーチンで，CT 検査などは家族歴，既往歴，随伴症状，診察所見で身体疾患が疑われる場合，典型的でない場合はぜひしましょう．医師側の見逃しへの不安，患者の不安を両方完全に解消する方法はなく，お互いある程度の不安を抱えあう必要があります．見逃しを防ぎ，不安を軽減するため，自覚症状にかかわらず，数か月～1 年ごとに定期検査（健康診断，人間ドックの利用も可）を計画的に行うことが大切です．

②パニック障害と過換気症候群の違い

パニック障害でのパニック発作は苦手な状況でも起こりますが，基本的には予期できず，心理的ストレスと関連しない発作もあります．一方感情が高ぶるなど心理的ストレスに誘発さる過換気を中心としたパニック発作は過換気症候群とされます．過換気症候群では低 CO_2血症が身体症状の原因となるためペーパーバッグ再呼吸法も行われますが，パニック障害では CO_2上昇が発作の誘因となりえる（CO_2過敏性）ため，避けるほうが無難です．

③ベンゾジアゼピン系抗不安薬を上手に使おう

デパス® など高力価で短時間作用するものは効果を実感する一方で，薬が切れる感覚もわかり手放しにくくなります．漫然と持続する GAD のような不安では切れ目なく効くメイラックス®1 ～ 2mg を定期内服すると安定します．そしてその上にデパス® などを適宜頓用として追加すると効果的です．一日 4 回以上など量が増えたら SSRI 導入を検討しましょう．

④「異常ありません」は保証になるとは限らない

安心させる目的でつい「異常ありません」と言ってしまいがちですが，いつもはない症状（＝異常）を感じている患者にとっては訴えを全面的に否定されたと受け取られかねません．「検査でわかるような大きな異常はありません．でもいつもと違うわけですから注意して定期的に検査はしましょう」といった具合に，患者の不安，つらさをある程度くみとって説明しましょう．

見逃してはならない疾患（OK と NG）

症例 1：既往歴はないが，詳細不明の心疾患の家族歴ある 24 歳女性.

今春から就職して慣れない生活，仕事などで疲れを感じていた．そのような中，満員電車で通勤中，動悸，呼吸苦，四肢の冷感，めまい，嘔気が急激に出現．失神してベンチで寝転んで休むと回復することがここ1カ月で２～３回あった．倒れた直後に近くの病院を受診し，診察，血液検査（甲状腺ホルモン含む），心電図検査を受けたが異常ないとされた．また発作的な症状を繰り返すのではとの不安（予期不安）がある．満員電車で立つとつらいが，すいている電車に座ってであれば乗車できる．映画館など込んでいる場所での回避行動（広場恐怖）はなし．母親に心臓の病気があるので，自分にも病気があるのではと心配して受診した．アルコール，サプリメント，違法薬物の使用歴もなし．

バイタルサインは血圧 102/68mmHg，脈拍 56/ 分，呼吸回数 15/ 分，体温 36.4℃ ,Sat 98.4%(RA).
診察では甲状腺腫大なく，胸部聴診，神経学的所見も異常を認めなかった．

DSM- Ⅳの広場恐怖を伴わないパニック障害と診断．会社や一人暮らしの心細さなどを傾聴し，身体的には問題ないことを保証したうえで，パニック障害であることを説明．繰り返すようなら内科ではなく精神科や心療内科を受診するように勧めた．

S これは十分な対応とはいえないですね．

R2 え ?? 診断基準を満たす典型的なパニック障害で，傾聴したり保証したり心理療法もおこなっていますよ．

S 精神医学的評価はよいのですが，内科的な対応が不十分です．とくに広場恐怖をともなわないパニック障害はややまれで，さらに完全な失神が起こるケースは少ないです．

R2 では 24 時間心電図検査をしましょうか？
頭部画像検査や脳波検査も一応考えた方がいいでしょう．

S この方の場合は座っていると症状がでないというのが特徴です．神経調節性失神を繰り返していると二次的にパニック障害のような予期不安が起こることは見られます．このケースでは起立試験の結果，異常（体位性頻脈症候群）もあり，神経調節性失神と診断．水分と塩分摂取，長時間立位を避けるなどの対応で症状が消失しました．

症例 2：高血圧の既往ある非常に几帳面な 68 歳男性.

ここ数カ月土地の売買をめぐってトラブルを抱えストレスが多かった. 1 か月前から外出中に数分以上持続する動悸，めまいを自覚するようになった. インターネットで調べたところパニック障害に症状が似ているのではとして病院を受診した. 今までの経過や症状についてワープロできっちりと書いた資料を持参. ストレスとの関連を自覚していると訴えている.
バイタルサインは血圧 140/91mmHg, 脈拍 64/ 分・整 , 呼吸回数 16/ 分 , 体温 36.0℃ ,Sat 95%(RA).
診察で甲状腺腫大なく，胸部聴診，神経学的所見も異常を認めなかった.

追加した問診では予期不安と，軽い広場恐怖をみとめる. 就寝時や家族と一緒に家で過ごしているときにも発作があるということであった.

症状とストレスの関連や神経質で不安が強いことはうかがえるが，高齢であり身体疾患の除外が必要と考えた. 甲状腺機能検査を含めた血液検査では異常がなかったが，24 時間心電図を施行したところ発作性心房細動を認めた.

S パニック障害が 65 歳以上で発症することは非常にまれです. 発作性心房細動は寝不足，ストレスが誘因になることもあります. 本人の神経質な訴えに惑わされず，背景や経過から身体疾患を疑うことができていますね. 疑いがあるのなら一度は非侵襲的な検査は検討してみましょう.

推奨する基本的治療（OK と NG）

症例 3：特記すべき既往歴・家族歴のない 27 歳既婚女性.

2 ヶ月間から仕事が多忙で徹夜や休日出勤もするような状態であった. 仕事がひと段落した 1 ヶ月前に自宅でＴＶをみていたら突然の動悸が出現. その後も数回同じ症状があった，30 分程度で自然軽快するため様子を見ていた. 先週通勤電車内で強い動悸，呼吸苦，めまい，四肢冷感あり，いままでにない強い恐怖感を感じた. すぐ途中下車して救急病院を受診. 血液検査，心電図検査で異常なく，大丈夫として帰宅した. 翌日も症状あり，再度受診 24 時間心電図も行ったが症状の自覚ある時にも不整脈はないとされた. また発作が起こるのではという不安があるが仕事などは普通にできる. 緊張感はあるが電車には乗れている.
バイタルサイン，診察所見はすべて問題なし. 甲状腺機能検査も異常なかった.

以上よりパニック障害と診断. エビデンスを踏まえ，依存性のある抗不安薬は処方せず，パキシル®10mg のみ処方. 副作用としてとくに初め一週間は嘔気や眠気などが出やすいことを説明した. また認知行動療法のできるクリニックを早急に受診するよう指示した.

S エビデンスを踏まえるのはいいのですが，これでは患者さんはつらいですね．パニック障害ではSSRIの効果発現に最低でも4週間（うつ病では2週間）以上かかります．その間発作が頻回に起こると，さらに予期不安や回避行動が強まりますよ．

R3 そこは認知行動療法で補強できるのでは？

S 実際に認知行動療法をしてみるとわかりますが，治療意欲が高くないと継続しにくく，効果がすぐに出るとは限りません．この方はまだパニック障害の初期段階で，それほど生活にも支障がない状態です．パニック障害が身体的要因つまり体質のかかわっている病気であること，2次的に回避行動が起こることなど簡単な説明（心理教育）でもある程度効果が期待できます．また今後妊娠の可能性がある状況で，すぐSSRIはどうでしょう？ SSRIは1年継続することが推奨されており，それに見合うかを相談すべきです．

R3 でもベンゾジアゼピン系抗不安にすると依存性が….

S ベンゾジアゼピン系抗不安薬はアルコールなどの依存症のリスクが少ない患者では依存となる可能性は少ないとされます．抗不安薬を頓服として処方するだけで,症状をコントロールできる自信をつけられるのでメリットは多いです．

S あとはパニック障害では心理教育が重要です．症状は激しいが，命の危険がないことなどを保証し，薬を使いながら苦手な場所に慣れていくことを勧めましょう．生活指導する余裕がないなら，製薬会社などのわかりやすいホームページもありますので，ネットや本などで情報収集をすすめるのも方法です．

Key Words

認知行動療法（CBT）

パニック障害，GADにエビデンスを持つ心理療法．考えかたやとらえ方（認知）と対処（行動）を修正することで気分，身体面にも改善をもたらしたりする．日記形式の宿題を課すことが特徴．現時点では日本に専門家や施設が十分普及しておらず，注目されているが導入，継続しやすい治療法と必ずしも言えない．治療意欲が高い，几帳面，課題を好む，日記をつけることが得意などといった患者なら，一般向けの書籍を勧めるだけでも自習し効果を認めることがしばしばある．

症例４：生来健康で特記すべき家族歴もない 43 歳女性.

子供の中学受験で忙しかったが，半年前からようやく暇になった．同時期に風邪をひいたが，いつもより長引き，また顎下にしこりがあるため心配になり，内科，耳鼻科を受診．異常ないとされたが急にがんなどが心配になった．また布団に入ると将来のこと，子供のことなどが心配になり，寝つきが悪くなった．肩こり，頭痛，だるさなどもあり，更年期かと婦人科を受診したが，月経も順調で，内分泌検査でも異常はないとされた．しかし何か病気があるのではと内科を受診した．たまに動悸やせきがあることも心配している．

バイタルや診察所見に異常なし．前回検査より３カ月経過し，健康診断も受けていないため，一般的な血液・尿検査，心電図検査，胸部 X 線検査を施行．原因となる異常がないことを確認した．
食欲は保たれ，ほぼ毎日一日中続くような抑うつ気分，興味減退がないためうつ病は否定．一日中不安，緊張が強く GAD と診断した．家に引きこもり，ネットや TV で健康関連の情報収集をしている生活自体が不健康であることを指摘し，健康的な外出，運動を指導．症状があることは異常で，不快だが，命にかかわる重大な病気はないことを保証．症状の有無にかかわらず毎年健康診断，人間ドックで定期的な検査を受け，健康管理をするよう指示した．入眠障害，日中持続する不安緊張についてはメイラックス®1mg を夕食後もしくは就寝前に内服．副作用として眠気，ふらつきがあるが，軽度の眠気は治療的であることも説明した．しばらくは２～４週間ごとに再受診し，過鎮静などをみて用量を調整．場合により睡眠薬の頓服追加などを検討する予定である．

S 典型的 GAD について最小限の検査，薬物療法，保証といった一般心理療法，運動や定期的受診の指導もできています．初診時にすべての問題を解決する必要はありませんから，追加検査などは症状経過を見て行いましょう．再診は短時間でよいですがあまり受診間隔をあけすぎないことがコツです．

上手なコンサルトの仕方（OK と NG）

症例５：20 歳女性.

小児期より過換気発作を繰り返していた．交際相手と口論になり，パニック発作が出現．以降興奮する状況などでパニック発作を繰り返している．突然漠然とした強い不安に襲われたり，人目が気になり，家に引きこもりがちになっている．詳しく聞くと自傷行為やアルコール多飲の既往もある．

診察，最低限の検査を行い，パニック障害，社会不安障害の合併と診断．抗不安薬と SSRI を開始し，効果がなければ精神科に紹介することとした．

S いわゆる過換気症候群で衝動行為などからパーソナリティー障害の評価が必要になります．また社会不安障害に見られる視線恐怖は統合失調症などとの鑑別が必要になり，精神科にコンサルトするべきでしょう．パーソナリティー障害にSSRIを使用すると衝動行為が悪化する恐れがあり控えるべきです．少量，限られた日数分の抗不安薬のみを処方し，早めに紹介しましょう．今まで対人関係，仕事，家庭生活が安定している人，とくに中高年ならパーソナリティー障害の可能性は低いです．

R4 その他にコンサルトしたほうがいいのは？

S 検査をある程度して，保証しても不安が全く改善されない，抗不安薬やSSRIをある程度投与しても改善しない場合は紹介を検討すべきでしょう．引きこもり，うつ病との合併例などは難治性のことがあり精神科に紹介すべきでしょう．

Updates

体位性頻脈症候群 (postural orthostatic tachycardia syndrome: POTS)

起立性調節障害のひとつで起立時の血圧低下がないが，頻脈を生じるもの．めまい，全身倦怠，動悸，呼吸苦，嘔気，不安などパニック発作と同じ症状をきたし，起立時の低血圧がはっきりしないためパニック障害と誤診されることがある（合併例も見られる）．神経調節性失神の軽症型ともされ，失神することもある．提示症例のように若い患者で失神があったり，立位で症状が起こる場合はPOTSを疑い，起立試験を行うとよい．起立試験で起立後5分以内に心拍数が30回 / 分以上増加もしくは心拍数が120/ 分以上あればPOTSと診断する．治療は起立性低血圧と同じく，水分・塩分摂取，メトリジン® などで行う．

（山田　宇以）

32 頭痛

診療ルール

1. 一次性頭痛なのか二次性頭痛なのかを判別する．
2. 二次性頭痛の場合はその原因について評価する．
3. 一次性頭痛様でも警告症状を認める場合は二次性頭痛の可能性を否定しない．
4. 頭痛の鑑別には何をおいてもまず詳細な病歴聴取．

ポイント

S 頭痛とは軽症のものまで含めると経験したことがない人はいないといっても過言ではないくらいありふれた症状です．そしてその原因には，治療の必要のないものや精神的なことから，手術を要する致命的な緊急疾患まで様々なものが含まれます．多岐にわたる原因に対応するために，まず大きく二つに分類されます．ご存知ですか？

R1「一次性と二次性」ということですか？

S そうですね．これは他の疾患にも共通している考え方ですね．一次性頭痛は明らかな原因がないもの，二次性頭痛は原因となる基礎疾患が認められるものです．対応にも差が出てくる点ですのでこれらを考えることは重要です．

R1 二次性の方が症状が強そうなイメージがあります．

S 確かに二次性頭痛には基礎疾患による症状が伴うことがあります．ただし，頭痛という症状をみれば，「頭痛や嘔気などの随伴症状の強い一次性頭痛」や「軽度の頭痛しか認められない二次性頭痛」というものがあります．これが頭痛診療の油断がならないところです．

R1 そんなことを言われると怖くなってきました．どういうふうに頭痛を考えて対応すればいいのか不安です．どこからスタートしたらよいのでしょう？

S 油断はなりませんが，きちんと整理して対応すれば大丈夫だと思いますよ．先ほどの一次性・二次性に加え，経過から以前からあるものか・新しく起こったものかを区別することで対応が変わってきます．

R1 基礎疾患の有無で対応が変わるのはわかりますが，新しく起こったものかを区別することはなぜ重要なのですか？

S それは考えられる鑑別診断が変わってくるためです．急性の二次性頭痛の中には脳血管障害や感染性のものが含まれ，それらは緊急的な対応が必要となります．

R1 なるほど．

S ではまず一次性頭痛についてまとめてみます．

表 32- 1　一次性頭痛の鑑別診断

以前からある頭痛	新しく起こった頭痛
1）緊張型頭痛	1）良性咳嗽性頭痛
2）片頭痛	2）良性労作性頭痛
3）群発頭痛	3）性行為に伴う頭痛
	4）良性雷鳴頭痛

R1 よく聞く頭痛とか，冠に“良性”とついていたりして，なんとなく安心ですね．

S 確かにそうかもしれません．しかし，たとえば片頭痛でも急激に起こって嘔気・嘔吐を伴う場合や，症状の激烈な群発頭痛などは，初診で遭遇すれば必ず二次性頭痛の除外が必要な状況となります．臨床の現場では“雷鳴頭痛”というのも非常に怖いワードです．

Key Words

雷鳴頭痛

雷鳴頭痛とは，発症すると同時に頭痛の程度が最大の強さで生じるもの．いわゆる突発完成型．一般的には症状が完成するまで1分以内のものを指す．鑑別診断には脳血管障害，血管炎，低髄圧などによる頭痛が挙げられる．

S 続いて二次性頭痛についてまとめてみます．

表 32-2　二次性頭痛の鑑別診断

以前からある頭痛
1）頚部関節変性疾患
2）顎関節症候群
3）薬剤性・離脱に伴う頭痛（カフェイン，硝酸薬，NSAIDs，エルゴタミン）

新しく起こった頭痛
1）感染性（上気道感染症，副鼻腔炎，髄膜炎，HIV 脳症など）
2）血管性（側頭動脈炎，くも膜下出血，脳出血，脳梗塞，悪性高血圧，動静脈奇形，海綿静脈洞血栓症，CO 中毒など）
3）頭蓋内占拠性病変（脳腫瘍，硬膜下血腫など）
4）内科的起床時頭痛（睡眠障害，夜間低血糖，低髄圧など）
5）その他（緑内障発作，慢性頭痛の初発，神経痛，外傷など）

R1 こちらは心配な疾患も含まれていますね．でも多すぎて把握しづらいです．

S 仕方ないですね．病態別に要約してみましょう．頭蓋内圧の上昇，炎症，血管そのものに由来，頭蓋外に由来，その他，といったところでしょうか．これらに該当しないものもありますが，頻度からいえばこれらに当てはまるものが実際には多いと思います．

〜〜〜〜〜〜〜〜〜〜〜〜〜〜〜〜〜〜〜〜〜〜〜〜〜〜〜〜〜〜〜

病態別二次性頭痛のまとめ

1）頭蓋内圧の上昇：くも膜下出血，脳出血，脳浮腫（脳梗塞を含む），脳腫瘍など
2）炎症：髄膜炎，静脈洞炎・血栓など
3）血管由来：高血圧，血管炎（側頭動脈炎など），CO 中毒による血管拡張など
4）頭蓋外由来：副鼻腔炎，緑内障発作，表層の外傷など
5）その他：低血糖，睡眠障害（うつ病や睡眠時無呼吸症候群など）など

〜〜〜〜〜〜〜〜〜〜〜〜〜〜〜〜〜〜〜〜〜〜〜〜〜〜〜〜〜〜〜

R1 これでだいぶ私にもわかりやすくなってきました．でも，どうやってこれらの疾患を拾い上げていくのかが難しいですよね．

S その通りです．それでは以下に，時間の限られた外来診療の中で，放置してしまうと短時間で致命的となりうる二次性頭痛を疑うポイントを挙げてみましょう．

〜〜〜〜〜〜〜〜〜〜〜〜〜〜〜〜〜〜〜〜〜〜〜〜〜〜〜〜〜〜〜〜〜

致命的な二次性頭痛を疑うポイント

1）突然発症，短時間で症状が完成した頭痛
2）今までの人生で最悪の頭痛
3）いつもとは違う頭痛
4）程度と頻度が増悪傾向の頭痛
5）発熱や髄膜刺激徴候（Jolt accentuation・Neck flexion・項部硬直）を伴う頭痛
6）50 歳以降に初めて発症した頭痛
7）神経症状（麻痺など）を伴う頭痛
8）精神症状を伴う頭痛
9）癌や免疫不全を伴う頭痛

〜〜〜〜〜〜〜〜〜〜〜〜〜〜〜〜〜〜〜〜〜〜〜〜〜〜〜〜〜〜〜〜〜

見逃してはならない疾患（OK と NG）

R2 今日外来で診た患者さんについて相談したいのですが…今日は頭痛が多くて．

S いいですよ．どうぞ．

R2 一人目はこちらです．

症例 1：

57 歳女性，既往歴に特記事項なし．
昨日カラオケ中，前頭部痛を自覚するようになった．その後も頭痛はすっきりせず持続するため受診．症状の程度は変化がなく，日内変動もない．
今までに同様の症状を経験したこともない．発熱や呼吸器症状，その他の随伴症状なし．
バイタルサインは正常で，身体所見では Jolt accentuation が陽性であるのみで，ほかに神経学的所見に異常は認めず Neck flexion は陰性．
神経学的には明らかな異常所見を認めないため，鎮痛薬で経過観察とした．

S これは「ＮＧ」です．まだご本人にお帰りいただくわけにはいきません．

R2 えー，どうしてですか？　症状も軽そうですよ．

S この症例でまず気がかりなのが，発症形式が「カラオケ中」と時間が特定できることです．詳細に聴取すれば発症時刻まで特定できるかもしれません．またその後も頭痛症状に改善傾向はみられず持続していることも気になります．中高年の新規発症の頭痛であることも心配です．この病歴では急性の二次性頭痛，特に脳血管障害による頭痛の除外を要すると考えられます．

R2 わかりました．追加評価を行います．

症例 1 の続き：

発症は歌っている最中に起こっていて，最初が最も強かった．
二次性頭痛，特に頭蓋内圧が亢進する頭痛を除外する目的で，同日中に頭部 CT を施行し，右シルビウス裂に高吸収域を認めた．
くも膜下出血と診断し，ただちに脳神経外科医コンサルトを行い，入院管理となった．
追加で行った CTA では，右中大脳動脈に動脈瘤が確認された．

S これなら大丈夫だと思います．頭痛の中の緊急疾患を見逃さないようにしたいですね．

推奨する基本的治療（OKとNG）

R3 次の症例はこちらになります．

症例2：

46歳男性，高血圧に対して近医通院中の患者．
10日ほど前に発熱，感冒様症状，頭痛があり，近医で感冒として加療された．
その後症状はいったん軽快傾向であったが，2日前より頭痛，微熱，鼻水，咳嗽が再度出現したため受診した．嘔気・嘔吐，下痢などの随伴症状なし．
バイタルサインは体温37.2℃を認めるのみ．咽頭発赤なし．肺音清．
Jolt accentuation陰性，Neck flexion陰性．
感冒の再燃と考え，対症療法で経過をみることとした．

S これは評価不十分と思いますね．感冒に伴う頭痛と考えられる状況ではありますが，1回目の感冒症状と今回の症状で違いはないのですか？

R3 前回は咽頭痛があったようですが，今回はないようです．他には今回は頭痛がメインの症状なので，前回とは違う風邪をひいたのではないか，と言っていました．

S では鼻水や咳嗽についてはどうでしょうか？

R3 鼻水は黄色調で粘性，咳嗽は痰が多くて、それを吐き出すために咳をするとのことです．

S 感冒後の人が頭痛を主訴に来院し，随伴症状として鼻症状・喀痰・発熱を認める場合，考える疾患に心当たりがありますよね？　この方は後鼻漏症状や前傾姿勢による頭痛の増悪などはなかったのですか？

R3 それは確認していませんでした．チェックしてきます．

症例２の続き：

痰の由来を確認したところ，粘性鼻汁がのどに流れてくるとの訴えがあり，後鼻漏症状と考えられた．また右頬部の叩打痛，前傾姿勢による頭痛の増悪も認められた．
上気道炎に続発する副鼻腔炎を疑い，Waters 法による単純 X 線撮影を行ったところ，右上顎洞の透過性低下を認め，急性右上顎洞炎と診断した．抗菌薬，去痰薬を処方し，その後症状は軽快した．

S いいでしょう．先生が最初に聴取してきた病歴にも大切な手掛かりは含まれているものです．

上手なコンサルトの仕方（OK と NG）

R4 最後にもう１症例相談をお願いします．

症例３：

78 歳男性　飲酒歴あり．軽度の認知症あり．
この１か月で徐々に増悪する頭痛を主訴に受診．
明らかな随伴症状には乏しいが，本人は最近ふらついて歩きにくいという．同伴している家族は，最近少し認知症の症状が強くなったのではないか心配している．
受診時，バイタルサインでは血圧 150/88 ㎜ Hg，脈拍 52 回 / 分，その他は正常範囲内．身体所見では，左上下肢の軽度筋力低下を認める．
頭蓋内病変の可能性を考え頭部 CT を予約し，2 週間後に脳神経外科に紹介することとした．

S これでは「ＮＧ」と思います．せっかく頭蓋内病変を頭痛の原因として考えているにも関わらず，これでは頭蓋内圧亢進の程度を評価できていません．このバイタルサインはどう解釈しましたか？

R4 高血圧としては軽度ですし，脈拍も落ち着いているので、特に気にしていません．

S これはCushing反応の可能性はありませんか？　普段の血圧や脈拍との変化のチェックは必要でしょう．眼底所見はチェックしていませんか？　頭蓋内圧亢進時にはうっ血乳頭がみられることは有名ですよね．

R4 どちらも調べていませんでした．これからチェックしてきます．

症例３の続き：

近医に問い合わせたところ，普段の血圧はアムロジピン 5mg/ 日内服のみで 120 台 /70 台でコントロールされており，脈拍も通常は 70 台 / 分とのことであった．
眼底は直像眼底鏡で乳頭周囲しか観察できなかったが，乳頭毛細血管のうっ血・乳頭に浮腫性変化を認め，うっ血乳頭と考えられた．
緊急で頭部 CT を施行したところ，右慢性硬膜下血腫を認め，mid-line shift を伴っていた．脳神経外科にただちにコンサルトし，脳ヘルニアの危険性もあると判断し，同日中に穿頭術が行われた．

S 「ＯＫ」です．経過が１か月あるということが，これからの数日間大丈夫という保証にはならないのです．

Updates

頭痛の病歴と身体所見

頭痛は詳細な病歴聴取と身体所見により多くの症例で診断可能である．頭痛診療において最も重要なことは致命的な原因による頭痛である可能性を見逃さないことである．

病歴では NEW FEARS（NEW：new or different，F：fever，E：exertional，A：abnormal mental status，R：recent history of trauma，S：severe symptoms）を，身体所見では乳頭浮腫，眼圧上昇，髄膜刺激症状，下肢末端の点状出血斑（髄膜炎菌性髄膜炎でみられる）を確認する[3)]．

（土肥栄祐・松田聡介）

33　失語・構音障害

診療ルール

1. 突発／急性発症の言語障害は脳血管障害を考慮する！
2. 意識状態, 認知症, 難聴の有無, 脳血管障害のリスクの有無を確認する.
3. ①自発言語（流暢性）②呼称 ③復唱 ④簡単な質問（言語理解）で失語を確認する.
4. 構音障害では, 呼吸の状態, 食事摂取状況を聞き, 口腔内の診察から始める.

ポイント

S 今日は言語の障害がテーマですが, これには大きく 2 つに分けることができますが分かりますか？

R1 えーと, 失語と構音障害ではないのですか？

S それも重要なポイントですが, 一段下がった言語表出の鑑別になりますね. 言語機能と大きく捉えると,『言語理解』の障害,『言語表出』の障害の 2 つに分けられます. 言語機能のごく簡単なシェーマを示しますね. (図 33-1)

図 33- 1　言語機能

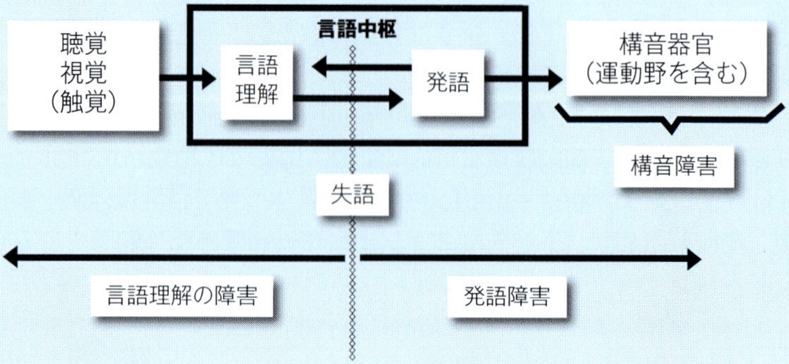

R1 なるほど！『言語理解』と,『言語表出』の両方を評価する必要があるのですね！

S その通りです！ しかし，意識障害や，認知機能障害があると，評価自体が困難になります．また難聴があると，診察が困難になります．さらに，突発／急性発症の言語障害では脳血管障害の可能性も考えねばなりませんので，発症様式の確認と脳血管障害のリスクの聴取も大切ですね．

R1 診察の前に意識状態，認知症，難聴の有無や突発／急性発症かを確認するのですね！次はどういった順序で診察していけば良いでしょう？

S 失語は大脳の言語中枢の障害により生じ，最も信頼できる皮質機能であり部位特異性が高いため，認めた場合は画像検査や専門医コンサルトを考慮します．まずは失語の有無を確認し，次に構音障害の鑑別を進めましょう．

R1 失語があれば言語中枢の病変と決まるんですね！ 少し面白くなってきました！

S 一般に右利きの人の 99%，左利きの人の 60%で言語中枢は左大脳半球にあると言われていますので，他の症状（右片麻痺）や画像と対応させる場合利き手を確認しましょう．次に基本的な失語の分類を挙げてみましょう．

Key Words

失語の分類と特徴

①運動性失語(Broca aphagia)言語表出の障害(音声，書字ともに障害)

②感覚性失語（Wernicke aphgia）言語理解の障害（視覚，聴覚ともに障害)

③全失語（Total aphagia）言語表出・理解の双方が侵される．

④伝導性失語（Conduction aphagia）
復唱と物品の呼称が出来なくなるが，言語表出・理解は保たれる．

⑤健忘性失語（語健忘，喚語困難，Amnesic aphagia)
物品の名前が思い出せなくなるが，他の言語機能は保たれる．

図 33- 2 失語の分類と特徴

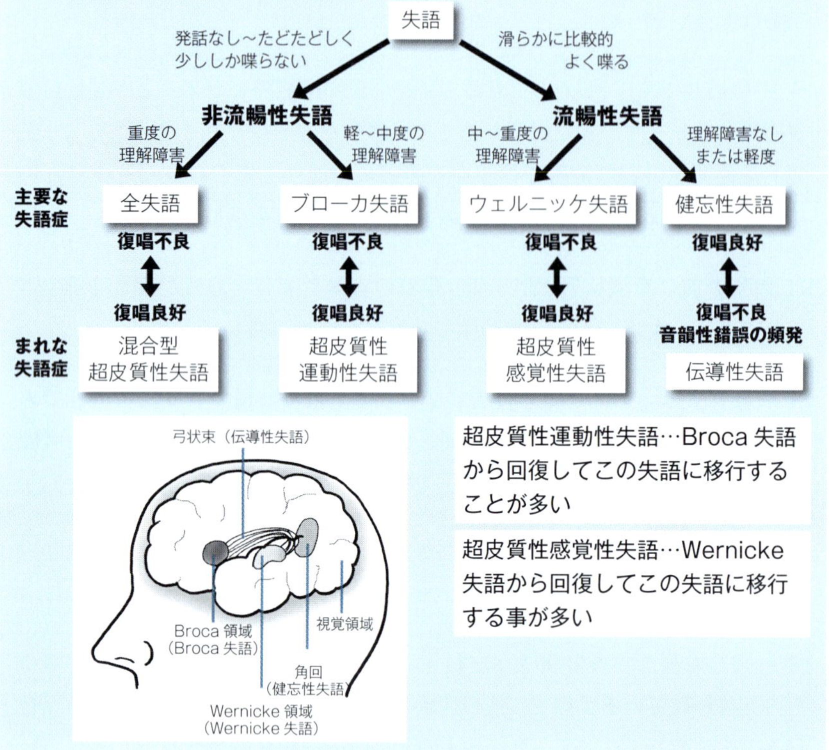

R1 ものの名前が思い出せなくなるだけの失語もあるのですね．見落としちゃいそうです．全失語だけが急に起こると，言葉はしゃべれないし，理解もできない！ で挙動不審な人になりそうですね．

S 面白い疑問ですね！ 実は非常に稀ですが『片麻痺を伴わない全失語』という病態は存在します．Broca 野と Wernicke 野は同じ中大脳動脈支配なのですが，先の枝が違います．塞栓子が崩れて，中心前回を回避するように Broca 野と Wernicke 野の両方に塞栓が起きることで発症するのでは？と考えられています．通常はどんな失語でも片麻痺の有無を確認する方が良いでしょう．他に突発性な記憶喪失である一過性全健忘 (TGA) では，「ここはどこで，どうしてここに居るのか？」など，同じ事を何度も聞いたり，自分がした事なのに「誰がこんな事をしたんだ？」という症状を呈する事があります．

S おかしな事を言いますが失語ではありません．24時間以内に消失し，発作中の事は覚えておらず(前行性健忘)，発作中，神経学的な局所症状は無く，意識清明で高次脳機能障害が健忘に限られるといった特徴があります．

<失語症の診察>

①まず，自発言語で流暢性を確認する
主訴や現病歴を聞きながら，発語量と流暢性を確認する．軽い運動性失語では口数が少ないだけと思われることもある．

②物品呼称
身近なもの（時計，鍵，コップなど）を指差して「これはなんですか？」と聞きます．

③復唱（徐々に難しくしていく）
単語の復唱→二語（青い空，白い雲）→三語（今朝はご飯を食べました．）→（赤いバラが家の庭に咲いていました）

④ Yes/No で答えられる簡単な質問や，口頭だけでの簡単な命令
言語理解を見るために行うので，簡単な質問が良い．「魚は泳ぎますか？」「タヌキは卵を産みますか？」など．口頭だけで開閉眼，開閉口，離握手をしてもらう．

【流暢性，非流暢性の特徴】

<流暢性>発話量は少ないが，内容を伴っていて，ある程度意志の疎通は可能．スムーズに言葉が出せず発語に努力を要する．自然な抑揚，リズムが失われる．長い文章が困難になり，単語を並べたような文章（電文体）になる（例:「私，朝，頭痛い，ご飯食べない」）．

<非流暢性>発話量は低下しないが，内容は無く意味が通じない事が多い．発音に苦労は無いが，特定の意味のある語が必要な時に会話が途切れる事がある．自然な抑揚は保たれる．文章の長さは長いが，内容は乏しく錯語を認める．助詞や助動詞が不適切に用いられる（錯文法）．

S この①～④が十分できたら失語は無いと言って良いでしょう．難聴がある人は紙に書いて指示しましょう．注意として，口頭だけの指示は，言語理解を見ているのでジェスチャーを加えない様に注意しましょう．

R1 なるほど，知っていればすぐに出来そうですね．

S もう少し口頭指示を詳しくして，「右手を挙げて下さい」や「右手で左の耳を触ってください」と左右の認識が必要なものでは左右失認を，「歯磨きをする真似をしてください」「大根を切る真似をしてください」とすれば失行もスクリーニングできます．この場合指示が難しいので言語理解が出来なくて指示に従えないかが問題になります．

R1 その場合はどうすれば良いのですか？

S 口頭指示では無く，ジェスチャーだけで真似をしてもらいます．これで真似が出来た場合言語理解の障害で出来なかった可能性が高くなります．

R1 少しずつ深めて行けばいいのですね！基本の4つはよくわかりました！

S さて，失語ではなさそうな場合は構音障害を考えます．しかし，病変部位が言語中枢から構音器官の間のどこでも生じ得るので鑑別は多岐にわたります．発語に関わる経路と疾患をシェーマで見てみましょう．(図33- 3)

図33- 3　発語に関わる経路と疾患

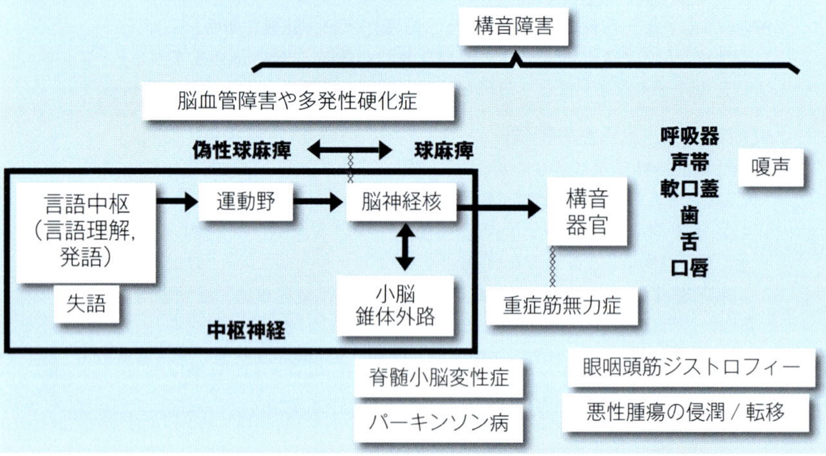

R1 いろんな病気を考える必要がありそうですね．

S 構音器官は筋肉を含みますから，運動に関わる3つの神経系（錐体路系，小脳系，錐体外路系），また発声の要素（呼吸器，声帯 →「嗄声」），空気の通り道を構成する器官が関連します．

R1 なるほど，関連する器官が多いから鑑別診断が多いのですね？　どうやって見分けたら良いのでしょうか？

S それぞれの特徴をつかんでおくことと，もれなく診察することですね．呼吸の状態，食事摂取の状況，これらを聴取しましょう．また自発言語や復唱をしてもらいどんな構音障害のパターンかを推測した上で口腔内の診察を行います．

＜診察のポイント＞

●呼吸系が障害され，息が続かないことがないかどうか
●新たに嗄声になってないかどうか？
●食事摂取状況はどうか？嚥下障害はないか？
●飲み物が鼻に逆流して来ないかどうか？
●復唱　どの語音が障害されているかを確認する．
「がぎぐげご」の復唱 → 喉音（咽頭筋：迷走神経支配（Ⅹ））
「ぱぴぷぺぽ」の復唱 → 口唇音（顔面筋：顔面神経（Ⅶ））
「らりるれろ」の復唱 → 舌音（舌筋：舌下神経（ⅩⅡ））
●「るりもはりも照らせば光る」の復唱してもらい各構音障害の特徴に注意する．

●診察
①口腔内（舌萎縮，舌繊維束攣縮，挺舌での変位，カーテン徴候），顔面筋筋力（嗄声であれば，声帯は診察で確認出来ないので耳鼻科医へコンサルトも考慮）
②開鼻声の有無　ローソクの火を消そうとすると，息が鼻に抜ける
③偽性球麻痺（深部腱反射亢進など），小脳失調，パーキンソニズムを確認．

S 口腔内は舌を含めて必ず見ましょう！悪性腫瘍の浸潤は見落としたくないですからね．それぞれの構音障害の特徴を見てみましょう．

＜①球麻痺による構音障害＞

筋接合部疾患，ミオパチー，下部脳神経，下部延髄の障害による構音筋麻痺

●構音障害の特徴
鼻に抜ける開鼻声．語音明瞭度が低下．抑揚も低下．
ややゆっくりとした喋り．高い音を出せなくなる．

●診察での確認
喉音「がぎぐげご」（迷走神経支配：Ⅹ）が最も障害されやすい．
ロウソクを息で消してもらおうとすると，息が鼻に抜ける（軟口蓋麻痺）
口腔内の診察（舌萎縮，挺舌，カーテン徴候，咽頭反射の消失）

●鑑別診断
ミオパチー，重症筋無力症，ALS, 多発神経炎，反回神経麻痺（大動脈瘤，Pancoast 腫瘍），脳幹梗塞，多発性硬化症，神経 Bechet, 脳幹脳炎

S 軟口蓋の麻痺では，開鼻声をきたし，飲み物が鼻に逆流するという訴えも経験します．ALS を疑い舌の繊維束攣縮を見る際は，挺舌させせずに観察しなければなりません．重症筋無力症では，眼症状（複視，眼瞼下垂），近位筋筋力低下，日内変動などが大切になりますね．

<②偽性球麻痺による構音障害
延髄の上位ニューロン障害（両側）>

- **構音障害の特徴（鼻声にはならない）**
  ややゆっくりとした喋りになる．
  抑揚の乏しい単調な言語．爆発性言語．
- **診察での確認（両側の錐体路障害を確認）**
  四肢の腱反射亢進，下顎反射や咽頭反射の亢進，
  Snout 反射陽性
- **鑑別診断　多発脳梗塞，多発性硬化症など**
  両側錐体路障害をきたすもの

S 脳血管障害のリスクファクターがある場合や，多発脳梗塞がある場合は疑います．爆発性言語は有名で，「るりもはりも～」を言ってもらう際，やや間を置いて，「るりもはりも」と一気に言い，そこでまた間があって「照らせば光る」を一気に言うような話し方を取りますが，そこまで多くはありません．

<③小脳障害による構音障害>

- **構音障害の特徴**
  言語のスピードが低下し，ゆっくりとした粘っこい発音
  （緩徐言語 bradylaia）．断綴性言語 (Scanning speech)
- **診察での確認**
  眼振，指鼻試験，膝踵試験，歩行障害（開脚位，酔っ払ったような歩行）

S 断綴性言語（Scanning speech）が有名で，「るり・も・はり・も，照ら・せば・光る」の・のところに間があるような話し方になります．文章を話す時に連続してしゃべる事が出来ず数語ごと細切れにして話す話し方ですが，全例に認めるわけではありません．

<④パーキンソニズムによる構音障害>

●**構音障害の特徴**
声量が小さくなる（注意：ゆっくりにならない）
抑揚が乏しく，一本調子となり，口の動きが乏しい．

●**診察での確認**
振戦，固縮，歩行障害（小刻み歩行，）

S 典型的なパーキンソン病では，早口になって，最後は口ごもりるようになり，何を言っているのか分からなくなる様な話し方になります．

R1 それぞれに特徴があるんですね．
診療の流れをチャートにしてみました！（図 33- 4）

図 33- 4　構音障害の診療のフローチャート

突然 / 急性発症の言語障害か，意識障害，認知機能を確認
→ 突然 / 急性発症は脳血管障害を考慮
意識障害ではその鑑別を進める

↓

視力障害，難聴の有無を確認する
脳血管障害のリスクも確認する

↓

〈失語の診察〉利き手の確認
①自発言語で流暢性を確認
②物品呼吸
③復唱
④ Yes/No で答える簡単な質問
→ 失語がある場合，
優位大脳の病変を考える
片麻痺の有無，画像検査，
専門医コンサルトを考慮

↓

〈構音障害の診察〉
・呼吸，嚥下障害，嗄声の聴取
・「らりるれろ」「がぎぐげご」「ぱぴぷぺぽ」を復唱
・口腔内（舌，軟口蓋，咽頭），顔面筋を診察
・錐体路症状，小脳症状，錐体外路症状を診察

↓

疑った疾患や病変部位で所見が矛盾しないか，確認の診察を行う

見逃してはならない疾患（OK と NG）

R2 それではさっき外来で見た患者さんの相談をしてもよろしいですか？

S もちろん！どうぞ！

症例 1：80 歳男性

2 カ月前から徐々に言っている言葉がわかりにくくなったとのことで家族が連れて来られました．
既往歴として高血圧，脂質異常症があり，10 年前脳梗塞にて入院歴されています．喫煙は 20 本 / 日× 50 年（10 年前にやめた）で飲酒はなし．バイタルサインは血圧 160/80mmHg，脈拍 68/ 分（整），呼吸数 12 回 / 分，体温 36.3℃，SpO_2 99%，意識は清明で，認知機能も正常．語の流暢性は保たれ，言語理解も良好で，呼称，復唱ともに可能であった構音障害と判断しました．
呼吸状態は問題なく，摂食はやや減ったがむせは無いとの事です．
ラ行の発音が特に難しいとのことでした．脳梗塞の既往もあるため，脳梗塞の再発を疑い，頭部 CT を施行しました．

S まず失語の有無の確認から入ったこと，呼吸や食事の聴取はいいですね．しかし，これでは「NG」です．口腔内の診察をしなければいけませんね．

R2 脳梗塞の既往もあったので，再発を疑いまずは CT と考えたのですが….

S 2ヶ月間で徐々にという経過ですから，CT を急ぐ必要はなさそうですね．喋った感じはどうだったのですか？この方はラ行が特に難しいということですが，ラ行は舌音ですね？舌を見ればすぐ答えがわかるかも知れませんよ．

R2 なるほど！すぐ診察してきます．

症例 1 の続き：

舌音であるタ行，ラ行がうまく発音できず，「パタカ」→「パサカ」のように毎回同じ様に言い間違えた．顔面筋の筋力は正常．口腔内の診察では，舌の右半分の萎縮を認め，提舌では舌の右への変位を認めた．カーテン徴候は左へ変位し，脳神経のⅩ，ⅩⅡの障害が疑われる所見であった．
頭部 CT では，ⅩとⅩⅡが近くを走行する頭蓋底の後頭顆・頸静脈孔接合部を中心に CT を施行したところ，同部に骨破壊を伴う腫瘤を認めた．
追加で施行した全身 CT では肺に原発巣と考えられる腫瘤を認めた．

R2 口の中をちゃんと見ることが大切なんですね！

S そうです．舌の片側の萎縮は脳神経の障害を示すことが多いので，見つけたらかなり病変が絞れますよ．

推奨する基本的治療（OKとNG）

R3 次の症例を相談しても良いでしょうか？

S もちろん！どうぞ！

症例2：35歳　女性　ろれつが回らない

2か月前から徐々にろれつの回りにくさを自覚し，徐々に増悪した．
最近では疲れやすく，顔もむくむようになったとのことです．
バイタルサインは血圧120/60mmHg, 脈拍58/分（整），呼吸数10回/分，体温36.3℃，SpO_2 99%，意識や認知機能に問題なく，失語は認めませんでした．声は女性としては低めで，ゆっくりとしゃべり，かすれ声でした．
診察では口腔内含めて異常無く，神経診察でもはっきりした異常はありませんでした．顔貌から少し両眼瞼がかかっているように見え，最近少し運動すると疲れるようになるとの事で重症筋無力症の可能性も考えて鑑別を進めたいと思います．

S うーん，失語から診て構音障害を確認するところまでは良いですね．これは「ＮＧ」ですね！

R3 ええっ？どうしてですか？

S「ろれつが回らない」という訴えで，実は甲状腺機能低下症の場合があります．声帯の浮腫で声が低くなり，全体的にゆっくりとした話し方になるので，周りの人からはろれつが回って無いと言われている事があります．

R3 構音器官へ影響する全身疾患も考えないといけないわけですね！

症例２の続き：

再度診察してみると，２カ月前から寒さに極端に弱くなり，皮膚も冷たく乾燥し手足もむくみだしたとのことであった．
アキレス腱反射の遅延も認め，甲状腺機能低下症の可能性が高いものと考えられた．
血液検査で原発性甲状腺機能低下症の診断にてホルモン補充療法で症状は劇的に改善した．

S いいですね！この対応は「ＯＫ」です！甲状腺機能低下症を疑った場合，陽性尤度比の高い所見をきちんと取っていますね．患者さんによっては舌がもつれる様に感じる人もいます．全身をきちんと見て，鑑別を考えましょうね．

上手なコンサルトの仕方（OK と NG）

R4 もう一人相談してもよろしいでしょうか？

S もちろん，どうぞ！

症例３：30 歳　女性　ろれつが回らない

３か月前から時々，ろれつが回らない感じがありました．１カ月前に仕事で無理をされ，かなり疲れていた際に，友達からしゃべり方がおかしいと指摘されたそうです．バイタルサインは血圧 110/58mmHg 脈拍 70/ 分 (整) 呼吸数 14 回 / 分　体温 36.0℃ SpO_2 99%診察時は特に構音障害は認めず，今日は調子がいいといわれています．口腔内の診察も異常無く，神経学的にも異常ありません．経過観察として１カ月後の再診予約を考えています．

S これは「ＮＧ」ですね．診察時に異常所見がなくても，「どういう時に悪いのか？」などもっと詳しく聞かなければなりません．ろれつが回らなかった時に，「むせはなかったですか？」とか，「水を飲んで鼻に逆流しませんでしたか？」とか聞くのも良いでしょう．

R4 そういえば，ろれつが回って無かった時は水でむせて，鼻に逆流したと言ってました．

S 疲れていた時に嚥下・構音障害を起こしていた可能性がありますね．半年前からの症状は，どうだったのでしょう？ 長く喋った時に構音障害が出現したり，複視や，眼瞼下垂は無かったでしょうか？

R4 1カ月前の疲れた時は，あまりに辛くて仕事も休んで横になっていたそうです．複視は…聞いてません．

S 重症筋無力症を疑ってもう一度診察してみましょうか．通常は眼の症状で発症しますが，球症状が強いケースもあります．症状を疲れのせいと考えている人もいますからね．重症筋無力症では呼吸筋麻痺の恐れもありますから早めの診断が望まれますね．

症例3の続き：

1カ月前に疲れた時は複視も自覚したが休むと改善し，前から疲れた時には出現したので疲れのせいだと思っていたとの事であった．
大きな声で1から50まで数えてもらったところ，45くらいで構音障害を認め，ここで水を飲むと軽度のむせが生じた．
労作を反復した後に診察すると軽度の近位筋優位の筋力低下を認めた．
神経内科コンサルトを行ったところ，重症筋無力症の診断であった．

S この対応は「ＯＫ」です！ 患者さんの訴えを良く聞く事が大切ですね．重症筋無力症の方は時々疲れのせいだと考えていることもあります．負荷を加えた状態で診察するとよくわかりますからね．

R4 うーん，なるほど診察にも工夫を加えるわけですね．

Updates

痙攣性発声障害 (Spasmodic Dysphonia)

稀な機能性疾患で痙攣性発声障害 (Spasmodic Dysphonia) という声帯のジストニアがあり，内転型と外転型またその混合型に分類される．最も患者の多い内転型では発声に伴い声帯が過度に閉じてしまい絞り出すような声になり，また外転型では発声に伴い声帯が外転し息が漏れる様なかすれ声や失声状態になる．本論文ではスクリーニングのための質問が記載されており，①しゃべるのに苦労するか？②しゃべり難さは時により変動するか？③3カ月以上症状があるか？④叫ぶ，無く，笑う，ささやく，歌う，あくび，これらのいくつかは正常に出来るか？この4項目が当てはまった場合，痙攣性発声障害の可能性があるとされる．稀な疾患であるが診断が付き難くボツリヌスや手術など治療選択肢がある疾患なため念頭に置き，疑った場合は音声外来への紹介を考慮すべきと筆者は考える．

〔Research priorities in spasmodic dysphonia Otolaryngology-Head and Neck Surgery (2008) 139, 495-505.〕

（土肥　栄祐）

34　筋力低下

診療ルール

1．「力が入れにくい」＝筋力低下と決め付けない．逆に筋力低下で「使いにくい」,「しびれる」と訴える場合もありうる．

2．突然 / 急性発症の筋力低下や，呼吸筋麻痺を来たし得る病態は急ぐ！

3．分布から障害部位を予想し，診察して部位診断に矛盾がないか確認する．

4．軽微な錐体路徴候の診かたを覚えておく．外眼筋，咽頭筋の診察も行う．

ポイント

S 今回は筋力低下というテーマですが，患者さんの訴えから考えましょう．「力が入らない」という訴えはどういう病態を考えるべきでしょう？

R1 運動中枢から筋繊維までの連絡がどこかで障害された病態だと思います！

S 素晴らしい！大脳皮質から筋肉までの経路が，どのレベルで障害されているか？を意識して診察する事が非常に大切です．

R1 うーん，どんな病態でしょう？

S 末梢神経障害で運動麻痺が無くても，関節位置覚などの深部知覚障害のために「力を入れている感じがわからなくなる」という病態もあります．

R1 なるほど！実際に筋力低下がないのに，患者さんがそう感じることがあるのですね．他にはどの様な病態が「力が入らない」という訴えになるのでしょう？

S 運動に関わる神経のシステムは大きく3つあり，先ほどの錐体路に，小脳系と錐体外路系が調節するように関わっています．そのため，失調による巧緻運動障害がある場合や，パーキンソン病での振戦などの不随意運動や筋固縮がある場合は患者さんが「力が入りにくい」と感じることもあります．

R1「力が入りにくい」という訴えは奥が深いのですね．

S 逆に筋力低下が有っても，それを「しびれる」「手が使いにくい」「歩きにくい」等の表現をされる場合や，疼痛で「力が入れられない」状態で，筋力の評価自体が難しい場合も有ります．患者さんの訴えから正確に筋力低下があるかどうかを吟味し，例え「力が入らない」という訴えでなくても筋力低下ではないか？と疑うことが大切です．(表 34- 1)

表 34-1「力が入りにくい」と訴える病態

運動障害	運動麻痺 運動失調 錐体外路症状	力が入らない 力は入るが思うように動かせない ものが使いづらい
感覚障害	深部知覚異常	関節の位置がわからない
疼痛		力が入れにくい

R1 なるほど，患者さんの訴えをきちんと吟味することが大切ですね．緊急性も考慮する必要があると思いますが…どうかですか？

S その通りです！訴えの吟味と同時に，緊急性を考えてゆきます．脳血管障害が疑われる突然／急性発症かどうかは極めて重要です．また呼吸器筋麻痺を来たし得る神経筋疾患も注意が必要です．急を要する疾患を挙げてみましょう．(表 34- 2)

S 脳血管障害では t-PA の適応，意識障害や呼吸筋麻痺では挿管の必要性，脊髄／馬尾の障害による高度な対麻痺や膀胱直腸障害では緊急手術が必要になることもあり重要です．発症時の状況を確認し，突然発症や急速な改善を呈する場合では脳血管障害を疑いましょう．

表 34-2　緊急の筋力低下

意識障害有り	広範な脳血管障害，脳幹病変，髄膜脳炎など様々（挿管の必要性を検討）意識障害として対応
突発した片麻痺，危険因子	脳血管障害，大動脈解離，脊髄硬膜外血腫など
突発し，急激に改善した筋力低下	一過性脳虚血発作（TIA）
突発した対麻痺，膀胱直腸障害	大動脈解離，前脊髄動脈症候群，馬尾障害など
呼吸筋麻痺を来たし得る神経筋疾患	ギランバレー症候群，重症筋無力症，皮膚筋炎，多発性筋炎，多発性硬化症，ボツリヌス中毒，フグ毒（テトロドトキシン）中毒など

R1 急激な改善というのは一過性脳虚血発作（TIA）のことですね．

Key Words

一過性脳虚血発作（TIA：transient ischemic attack）

定義上は局所脳虚血の症状が出現し 24 時間以内に消失する一過性発作．多くは 10 分前後で消失する．放置すれば発症 3 カ月以内に 10 ～ 15%が脳梗塞を発症し，その半数は 48 時間以内に起きる．症状が消失していても入院加療を考慮すべき病態．脳虚血の起こる部位により症状は異なり，大きく内頚動脈と椎骨脳低動脈で分かれる．

・内頚動脈系：半身の運動麻痺や感覚鈍麻，構音障害，失語，一過性黒内障など
・椎骨脳低動脈系：一側または両側の運動麻痺や知覚障害，同名半盲，平衡障害，回転性めまい，複視，嚥下障害，構音障害など

S その通りです！ TIA は起こした直後から脳梗塞のリスクが高く予防が必要です！ TIA 2 日以内の脳梗塞発症率のリスク評価として $ABCD^2$ スコアが知られています．

Key Words

ABCD² スコア

A：Age	60 歳以上	1 点
B：Blood Pressure	SBP > 140mmHg and/or DBP > 90mmHg	1 点
C：Clinical Features	片側脱力	2 点
	脱力を伴わない発語障害	1 点
	その他	0 点
D：Duration	60 分以上	2 点
	10 ～ 59 分	1 点
	10 分未満	0 点
D：Diabetes	糖尿病	1 点

TIA 後 2 日以内の脳梗塞発症率（7 日以内 , 90 日以内の追跡でも , 点数が高いほど発症率は上昇する . ）0 ～ 3 点：1.0% , 4 ～ 5 点：4.1% , 6 ～ 7 点：8.1%

R1 でも先生 , 脳梗塞のリスクとして重要な心房細動は入ってないですね？

S 素晴らしい！心房細動はそれだけで脳梗塞のリスクになりますが , CHADS² スコアというものが知られていて , TIA はこのスコアの項目に含まれています . また , 内頚動脈狭窄も脳梗塞のリスクですから頸動脈の聴診も大切ですよ .

Key Words

CHADS² スコア（非弁膜症性心房細動の脳卒中発症リスク）

C：Congestive heart failure	心不全の有無	1 点
H：Hypertension	高血圧の有無	1 点
A：Age	75 歳以上	1 点
D：Diabetes mellitus	糖尿病の有無	1 点
S2：Stroke/TIA	脳卒中 , TIA の既往	2 点

脳卒中年間発症率は , 0 点（1.9%）, 1 点（2.8%）, 2 点（4.0%）, 3 点（5.9%）, 4 点（8.5%）, 5 点（12.5%）, 6 点（18.2%）

R1 うーん，なるほど！診察時に症状が消失しているような一過性の脱力であっても TIA の可能性を考慮して対応しなければいけませんね！

S それでは，実際に筋力低下がある状態は，どうアプローチをしていくかを考えましょう．まずは筋力低下の分布を確認して，障害部位を推測してゆきます．分布ごとに鑑別診断を挙げてみましょう．(図 34- 1)

図 34-1a　筋力低下の分布

単麻痺：血流障害や，末梢神経の絞扼など局所の病変が多い

循環障害
急性動脈閉塞
コンパートメント症候群
血管炎（末梢神経への循環障害）

絞扼性・圧迫性
上肢：正中神経（猿手），尺骨神経（鷲手），橈骨神経（下垂手），頚椎神経根症，平山病（思春期の男性→「不随意運動」を参照）
下肢：腓骨神経（下垂足），腰椎椎間板ヘルニア

脳血管障害
上肢単麻痺（Precentral Knob），
下肢単麻痺（対側の前大脳動脈）

Pitfall
稀だが，脳血管障害で上肢も下肢も単麻痺を来たすことがある．

S 突然発症では脳血管障害を考えましょう．単麻痺に見えて良く診察すると片麻痺のこともあるので注意が必要です．平山病は思春期の男性に発症する一側性筋委縮症と言われ，稀とされますが，頚椎カラーで予防可能なので覚えておきましょう．他に，よく遭遇する一肢限局性脱力について少し勉強しましょう．

<手の力はあるが，上肢挙上が困難>

菱形筋を支配する肩甲背神経は，C5（4）由来の上神経幹からの分枝であるため，菱形筋の筋力低下がない場合，腕神経叢障害の疑いがある．

三角筋・上腕二頭筋脱力（+） → 菱形筋脱力
- （+）→ **C5神経根障害**
- （−）→ **腕神経叢（幹部）障害の可能性**

<菱形筋>
手を腰に当てさせ，肘への力に逆らって肘を後方へ突き出させる．肩甲骨内側縁で筋肉を触れる

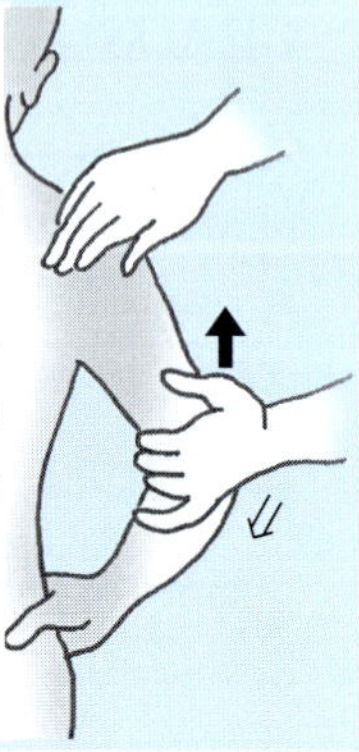

<下垂手>

手根伸筋・総指伸筋脱力（＋） → 腕橈骨筋脱力 (＋) → 橈骨神経麻痺
腕橈骨筋脱力 (－) → C 7 神経障害

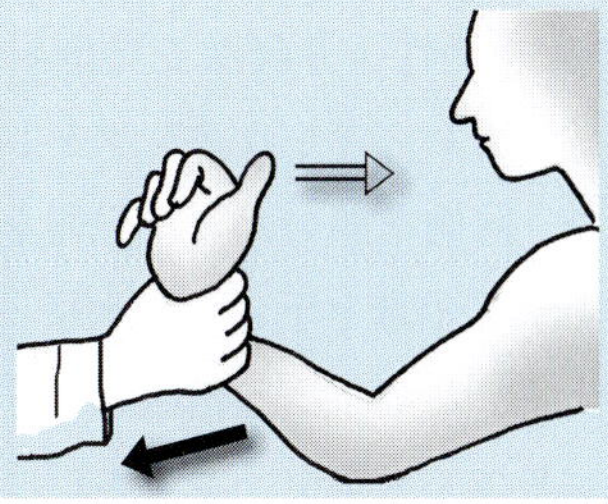

下垂手は Saturday night palsy として有名な上腕での橈骨神経絞扼性障害であるが，C7 神経根症との鑑別が必要である．

<腕橈骨筋>
肘を机につかせ，前腕をごく自然な位置におかせる．前腕をやや回内し，母指を鼻に向かって引っ張る様に力を入れさせる．

R1 C5の神経根症と，橈骨神経神経麻痺はこうやって診察で確認するんですね．

Key Words

脊髄中心性障害　両手の筋力低下を呈し得る疾患

頸髄では上肢と下肢を支配する上位運動ニューロンが走行するが，内側に上肢を支配する神経，それより外側に下肢を支配する神経が走行する．頚椎症や脊柱管内靭帯骨化症がある高齢者の外傷や，若い人でもスポーツで転倒した際に頚椎が過伸展した場合，内側が損傷され易く，上肢の症状が下肢の症状に比べて強くなる特徴がある．「歩けるが，両手の力が入らない」．という訴えの場合は外傷歴を良く聴取し，中心性脊髄損傷を疑う必要がある．

図 34-1b　筋力低下の分布　**片麻痺：一側上下肢の筋力低下，対側の大脳病変**

脳血管障害
脳梗塞
脳出血
大動脈解離など

頸髄病変
片側性の頸髄病変で同側の片麻痺を来たす．
脊髄特発性硬膜外血腫や多発性硬化症など

脳幹部
交差性片麻痺を来たす．
椎骨脳底動脈領域の片側性の梗塞

Pitfall
・大動脈解離と脊髄特発性硬膜外血腫は，突発する片麻痺を来たし得る．
・低血糖でも片麻痺を起こすことがある．

S 麻痺と同側の脳神経症状では大脳病変を疑い，麻痺と対側の脳神経症状では脳幹病変，顔面を含まない場合は頸髄病変も疑います．Pitfall の大動脈解離と硬膜外血腫は，稀な病態ですが t-PA は禁忌ですから要注意です．

また，明らかな片麻痺であればすぐに分かりますが，軽い麻痺の場合では小さな変化に注目する必要があります．

R1 どうやって見たらいいのでしょうか？

S 末梢性より軽微で見落とされやすい中枢性顔面神経麻痺では，片目閉じ試験といって，ウィンクをしてもらいます．麻痺側では筋力が落ちているので，健側を開いたまま患側を閉じることが出来なくなります．上肢では，腕と手を手掌を下にして水平に前方に提出すると，麻痺側の小指が外側にそれます．これを第5指徴候と呼びます．また，小さな筋肉の診察をすると検出しやすく，指を一本一本折って数える際，残りの指をきちんと伸ばしたまま数えることが出来なかったり，失行を見る際に模倣してもらうキツネの手の耳の部分がしっかり伸びないことで軽微な麻痺を確認することも出来ます．

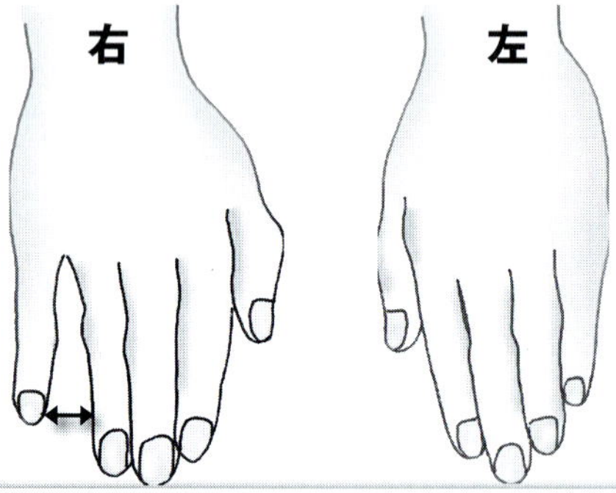

R1 なるほど，ちょっとしたことですけど軽い麻痺を見る方法も知っておくことで，軽症の脳梗塞を見逃さずに済むかもしれませんね．

図 34-1c　筋力低下の分布

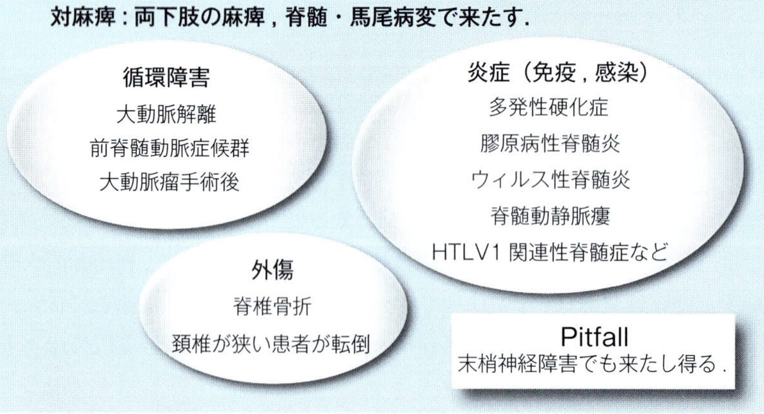

S 対麻痺がある場合は膀胱直腸障害を確認しましょう．

S 図 34- 1a ～ c までは特徴的な筋力低下の分布から解剖学的なアプローチが有効です．しかし表 34- 3 四肢筋力低下を来たすものは全身疾患が原因です．まずは大まかに遠位筋，近位筋どちらの筋力低下がメインかで末梢神経疾患か筋疾患かを推定します．さらに，筋痛，眼球運動障害の有無，球症状（嚥下／構音障害）の有無，日内変動の有無，易疲労性など，それぞれに特徴的な徴候で鑑別を進める方が効果的だと思います．

表 34- 3　四肢筋力低下

＜筋疾患（近位筋優位が基本）＞	
ステロイド，スタチン，アルコール	薬剤性ミオパチー（甲状腺は機能亢進／機能低下どちらでもミオパチーを来たす）
数時間のうちに発症した急性全身性筋力低下	K, Ca, Na, Mg, P の低下，ボツリヌス中毒，ウィルス性筋炎
透析患者や高齢者，マグネシウム製剤	高マグネシウム血症による筋力低下
低 K 血症，大量の炭水化物摂取後	周期性四肢麻痺
発熱，筋痛，筋委縮，悪性腫瘍の合併	多発筋炎，皮膚筋炎
幼少時からの近位筋筋力低下，CK 高値	デュシャンヌ型筋ジストロフィー
家族歴，若禿げ，斧様顔貌，白内障，遠位筋優位，Grasp myotonia	筋強直性筋ジストロフィー
糖尿病／難聴／心疾患の家族歴，脳卒中発作，易疲労性	ミトコンドリア脳筋症
運動早期の筋痛，CK 高値，労作時筋力低下，ミオグロビン尿	糖原病Ｖ（McArdle 病）
運動後期の筋痛，運動誘発性の CK 著明高値	脂質代謝異常ミオパチー
＜神経筋接合部疾患（近位筋優位が基本，眼症状と球症状を伴う）＞	
日内変動，複視，眼瞼下垂，嚥下／構音障害，易疲労性，waxing	重症筋無力症
ヘビースモーカー（肺小細胞癌），口渇，waxing	ランバート・イートン症候群
真空パック製品，瞳孔散大，嘔気・嘔吐後の重症筋無力症様症状	ボツリヌス中毒

<末梢神経障害（遠位筋優位が基本）>

四肢末梢より上行する対称性麻痺，重症で呼吸筋麻痺	**ギランバレー症候群**
慢性進行性の遠位筋筋力低下	**CIDP**
糖尿病，突然の一側下肢近位部の痛みに引き続く筋力低下 / 筋委縮	**糖尿病性筋委縮症**

<運動ニューロン疾患>

感覚障害の無い筋力低下，筋委縮，舌委縮，球症状，繊維束攣縮症	**筋委縮性側索硬化症**

S 覚えておくと良いのが、神経筋接合部や前角細胞の障害では球症状（嚥下／構音障害）を認め、神経筋接合部疾患の代表である重症筋無力症では、眼瞼下垂、複視（眼球運動障害）といった眼の症状を伴う点が特徴です。

また、ギランバレー症候群を疑った際、高度の両側の顔面神経麻痺、麻痺の左右差が顕著、しびれ感が高度、症状が進行性で4週間以降にピーク、など認める場合はライム病を鑑別に上げましょう。マダニによる刺咬後に出るボレリア感染症（欧米と日本では種が異なり、抗体価の検査選択に注意）で、遊走性赤斑や関節痛が無くても除外出来ません。

R1 うわっ，多すぎて覚えきれないや…．遠位筋優位とか近位筋優位とか診察に自信も持てませんし，困ったなぁ…．

S 全てを覚える必要はありませんよ．大ことなのは大雑把でも分布から病変部位のあたりを付けることですね．筋力低下が近位筋と遠位筋のどちらで優位かは，問診だけでもかなり推定できますよ．（表34-4）

表34-4　<問診による四肢筋力低下の部位診断>

上肢遠位筋	ドアを開けられない ボタンをかけにくい 字が書きにくい	**上肢近位筋**	シャツを着にくい 棚からものを降ろしにくい 髪の毛をとかしにくい
下肢遠位筋	つまずきやすい 走りにくい	**下肢近位筋**	低い椅子から立てない 階段を昇降しにくい

R1 おっと，問診だけでも大分，近位筋か遠位筋かのあたりも付けることが出来ましたね．

S 診察でも確認してみましょう.(表 34- 5)

どの領域を見ているのか？ということを意識して診察をすることが大切です！筋力低下や感覚障害は分布が大事なのです.

表 34- 5　<診察による筋力低下の分布診断>

上肢近位	肩関節外転	**下肢近位**	片足立ちでしゃがむ
上肢遠位	握力，指をひっかける	**下肢遠位**	片足立ちでつま先立ち
頸筋・肋間筋	臥位で頭部を挙上する 胸郭に手を当てて動きを見る 左右差を見る バレー徴候 回内回外のスピードの差（失調や固縮でも低下）		

S さらに診察を続けて，自分の予想を立てた障害部位で合っているかどうかを確認します. その際，末梢の筋疾患から確認を開始します. 筋疾患の所見(近位筋筋力低下，筋委縮を呈し，感覚障害が無い）と合致するかどうか？

次に神経筋接合部疾患の所見（反復にて弱くなるまたは強くなる，日内変動，眼球運動障害，構音／嚥下障害）はどうか？と，1つ1つ筋から脳へ向かう様に確認すれば見落としが減らせて，目的を持った診察が行えます.

<診察の手順>

〜〜〜〜〜〜〜〜〜〜〜〜〜〜〜〜〜〜〜〜〜〜〜〜〜〜〜〜〜〜〜〜〜〜〜

①筋力低下の分布を確認する
単麻痺，対麻痺，片麻痺 → 解剖学的に部位診断が付けやすい.
四肢→全身疾患による. 近位筋優位か遠位筋優位かを分ける.
→ここで，障害部位の当たりを付けて以下診察で確認を取って行く.
②筋委縮有り（筋疾患，末梢神経障害，廃用性萎縮），筋委縮無し（上位運動ニューロン）
③反復運動での易疲労性，眼球運動障害，嚥下／構音障害の有無（神経筋接合部）
④感覚障害，反射の減弱，筋委縮（末梢神経障害）
⑤線維束攣縮（前角細胞，下位運動ニューロン）
⑥腱反射亢進，バビンスキー徴候陽性（上位運動ニューロンの障害）
→上位運動ニューロンの障害は筋力低下の分布がポイントになる.
（①脊髄：対麻痺，脳幹：交差性麻痺，大脳：同側の顔面を含む片麻痺）

〜〜〜〜〜〜〜〜〜〜〜〜〜〜〜〜〜〜〜〜〜〜〜〜〜〜〜〜〜〜〜〜〜〜〜

＜各部位での診察所見の特徴＞

部位	大脳		脳幹	小脳	脊髄	末梢神経	神経筋接合部	筋
	皮質	基底核						
脱力分布	片側	—	片側	—	両側	遠位筋 / 分節性	両側	近位筋
萎縮	なし	なし	なし	なし	なし	高度	なし	中等度
筋線維束攣縮	なし	なし	なし	なし	なし	高頻度	なし	なし
反射	抗進	正常～亢進	亢進	低下	亢進	低下～消失	正常	正常～低下
トーヌス	抗進（痙縮）	亢進（固縮）	亢進	減弱	亢進	減弱	正常	正常～減弱
Babinski 徴候	あり	なし	あり	なし	あり	なし	なし	なし
様式	錐体路（上位運動ニューロン）	錐体外路	錐体路（上位運動ニューロン）		錐体路（上位運動ューロン）	下位運動ニューロン		

←

（確認の診察は，矢印の方向へさかのぼる様に行うと見落としが少ない）

R1 分布から病変部位のあたりを付けて，診察で矛盾がないかどうかを確認して行くわけですね．流れをまとめてみました！（図 34- 2）

図 34- 2　診察による筋力低下のフローチャート

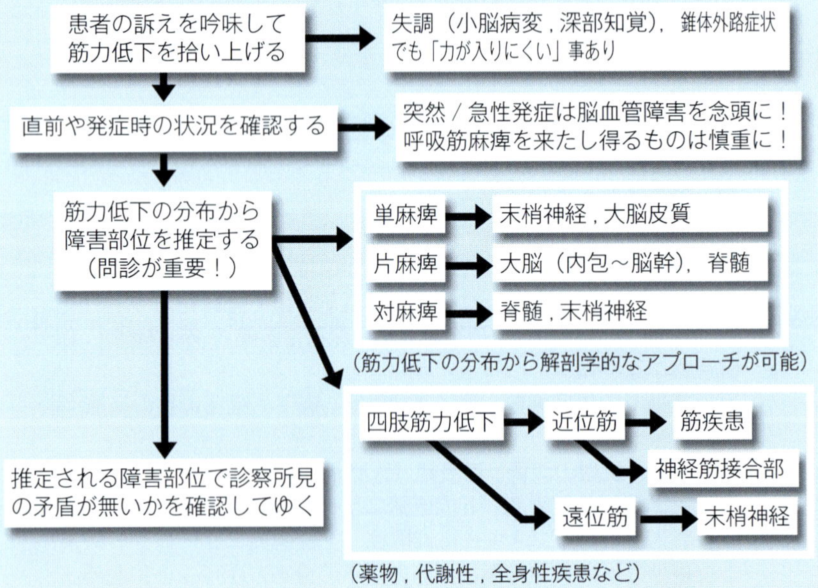

患者の訴えを吟味して筋力低下を拾い上げる
失調（小脳病変，深部知覚），錐体外路症状でも「力が入りにくい」事あり
直前や発症時の状況を確認する
突然 / 急性発症は脳血管障害を念頭に！
呼吸筋麻痺を来たし得るものは慎重に！
筋力低下の分布から障害部位を推定する（問診が重要！）
単麻痺
末梢神経，大脳皮質
片麻痺
大脳（内包～脳幹），脊髄
対麻痺
脊髄，末梢神経
（筋力低下の分布から解剖学的なアプローチが可能）
四肢筋力低下
近位筋
筋疾患
神経筋接合部
遠位筋
末梢神経
（薬物，代謝性，全身性疾患など）
推定される障害部位で診察所見の矛盾が無いかを確認してゆく

S 素晴らしい．大きな流れはこれで良いですね．

見逃してはならない疾患（OK と NG）

R2 受け持ち患者を相談してもよろしいでしょうか？

S もちろん，どうぞ！

NG

症例 1：55 歳男性

10 年前から糖尿病による慢性腎不全にて維持透析中の方で，一週間前から徐々に手足に力が入らなくなり歩けなくなり入院となりました．意識は少しぼうっとした感じですが受け答えは十分可能，
バイタルサインは血圧 130/70mmHg
脈拍 82/ 分（整）呼吸数 14 回 / 分
体温 36.3℃ SpO_2 99%

診察では対称性に四肢近位筋優位の筋力低下を認め，四肢で腱反射は減弱，感覚障害はないことから筋疾患を疑い，神経内科へのコンサルトを予定しています．

S うーん，筋疾患というところまでは良いですが，これでは丸投げですね「ＮＧ」です．しかも意識障害が軽度ありそうですね，もう少し考えてみましょう．この方は以前は歩かれていたのですか？

R2 はい，普通に生活されていました．

S それが 1 週間程度で歩けなくなるというのは急ですね．ここ最近何か変わったこと，例えば新しく薬が始まったとか，特殊な検査を受けたなどありませんか？

R2 少し聞いてみますね！便秘があるということだったので，近医で緩下剤としてマグネシウム製剤を処方されていました．

S それです！透析患者や腎機能低下例（Ccr 30mg/dL 以下）では，Mg が蓄積することが知られています．少しボーっとした感じも，Mg は中枢にも作用するので説明が付きます．腱反射低下が初期から出現しますが，血清 Mg 値が高値になると不整脈が出現することもあり早期の診断が望まれます．

症例１の続き：

診察では四肢で腱反射の減弱を認めた．
採血で血清 Mg の値は 8.5mg/dL であった．
薬剤を中止の上，透析を行ったところ症状は改善した．

S この対応は「ＯＫ」です．透析中の方では注意するのは当然のこと，血清 Cre が基準内でも腎機能低下が存在し得る小柄な高齢者では，注意してマグネシウム製剤を使用しましょう．

推奨する基本的治療（OK と NG）

R3 今度は緊急入院になった患者さんを相談してもよろしいでしょうか？

S もちろん，どうぞ！

症例２：35 歳男性，既往に特記事項ありません．

２週間前に下痢をして，１週間前から徐々「力が入りにくくなった」とのことにて受診されました．

バイタルサインは血圧 160/80mmHg 脈拍 100/ 分（整）体温 36.7℃ SpO_2 99%

両足先から徐々に上がってくるようなピリピリした異常感覚と筋力低下が出現し，その後指先から力が入らなくなって箸が使えなくなり，歩くのも難しくなったとのことでした．筋力低下の分布は，四肢に左右対称性の遠位筋優位の筋力低下と考えられ，末梢神経障害が疑われました．反射は四肢で減弱～消失しており，末梢神経障害に矛盾しないものと考えました．ギランバレー症候群の可能性を考え入院加療を予定しています．

S 分布から末梢神経障害を疑い，診察では矛盾せず，急性の経過からギランバレー症候群を疑ったということだね．よく見ているけど，これでは不十分！「ＮＧ」です．呼吸の診察をもっと詳しく見ないと．

R3 えっ？どうしてですか？少し呼吸は早い印象でしたが，SpO_2 が保たれているので大丈夫だと思ったのですが….

S 呼吸筋麻痺では低換気から CO_2 が貯留してゆきます．SpO_2 が保たれているから「ＯＫ」というわけには行きません．呼吸数，呼吸様式，胸郭の上がり，血液ガス所見を時間を追ってみる必要がありますし，嚥下障害を合併することもあるので痰の喀出が可能かどうかも見たうえで常に挿管の可能性を考えないと！特に急速に急速するギランバレー症候群では念頭に置くべきことですよ．

R3 そうか！ SpO_2 だけではいけませんね！急いで戻ります！

OK

同じ症例の診察：

呼吸数は 20 回／分　四肢の筋力低下は強く，吸気時の胸郭の挙上不良を認めた．血液ガス所見からは CO_2　50mmHg と低換気を認め呼吸筋麻痺による高炭酸ガス血症と考えられた．
挿管，人工呼吸管理を行い，バイタルサインは安定した．神経内科へのコンサルトにてギランバレー症候群と診断され，免疫グロブリン大量療法の方針となった．

S「ＯＫ」です！呼吸筋麻痺を来たす疾患は常に注意してください．モニターを治療するのでなく患者さん自身を診ることが大切ですよ．

上手なコンサルトの仕方（OK と NG）

R4 もう一人救急外来の患者さんの相談させてください．

NG

症例３：70 歳男性，

１日 30 本 20 年の喫煙歴あり，高血圧，糖尿病で内科に通院中でした．
１時間前に家族の眼の前で左上下肢の脱力が出現し，救急搬送されました．
バイタルサインは血圧 140/60mmHg 脈拍 84/ 分（整）呼吸数 10 回 / 分　体温 36.2℃ SpO_2 99%　顔面を含む左片麻痺で，NIHSS 12 点で右大脳皮質を含む病変の可能性を考えました．頭部 CT では，出血なく early CT サインを認めず，血液検査の結果や手術歴など禁忌が無ければ発症から１時間と少しなので血栓溶解療法（t-PA）の適応と考え脳外科，神経内科へのコンサルトを予定しています．

S 素晴らしい．きちんとアセスメントされていますね！発症時間がはっきりしているので可能であれば血栓溶解療法を行いたいところですが，これでは「ＮＧ」です．

R4 えっ？どうしてですか？きちんとNIHSSも取りましたし，禁忌項目がないようにチェックリストも使いましたよ．後は血液検査の結果を待つだけです．

S この方は脳血管障害の急性期とすると，血圧が妙に低くないですか？血圧は右上肢で測ったのでしょうか？脈拍に左右差はありませんでしたか？

R4 ああっ！血圧測定は右手だけです．脈は自分で見ていません！大動脈解離による脳梗塞を考える必要がありますね！

S そうです．t-PAが投与された大動脈解離による脳梗塞では全例死亡との報告もあり，見落とすと大変痛い目に合います．胸痛，背部痛，脳卒中症状（特に若年者），意識障害を呈する症例では必ず考慮するようにしましょう．

OK

同じ症例の診察：

脈拍は左右差を認め，右で弱く，血圧も左上肢で測定したところ190/100mmHgと左右差を認めた．

胸部X線で上縦隔の拡大を認め，胸部造影CTを追加で施行し，Stanford A型の大動脈解離を認め心臓血管外科コンサルトとなった．

S「ＯＫ」です！急性大動脈解離では6%に脳梗塞を合併するとされ，「胸痛や背部痛のない大動脈解離」も10～55%あると言われています．t-PAを考慮する場合は，四肢の脈拍触知を確認して，胸部X線を施行するよう推奨されています．しかし，「突然発症の痛み」「胸部X線での大動脈陰影・縦隔拡大」「血圧・動脈拍動の四肢左右差」の全てが陰性の大動脈解離も7%存在するとの報告もあり，これだけでは大動脈解離は否定できません．致死率が高い病態ですので，少しでも可能性が残れば胸部～骨盤造影CTを考慮しましょう．

Updates

TIA と軽症脳梗塞患者の追跡調査

1278 人の TIA および軽症脳梗塞患者を追跡調査したイギリスの研究．TIA または軽症脳梗塞を発症した患者に対して 1 日以内に迅速に評価し治療を開始した場合，発症から 20 日後に治療を開始した場合に比べて 90 日以内の脳梗塞発症のリスクが 80%減少することがわかった．これを含めた複数のデータから，2009 年の脳卒中ガイドラインでは「TIA を疑えば可及的速やかに発症機序を確定し，脳梗塞発症予防のための治療を直ちに開始しなくてはならない（グレード A)」と早期介入の重要性を強調している．今後少子高齢化が進む日本において，寝たきりの最大の原因である脳梗塞の予防は，診療科を問わず急務であると筆者は考える．

(Effect of urgent treatment of transient ischaemic attack and minor stroke on early recurrent stroke (EXPRESS study): a prospective population-based sequential comparison. Lancet. 2007, vol.370, p.1432-1442.)

（土肥　栄祐）

35　振戦・不随意運動

診療ルール

1．『関節運動を伴わない』，眼で見て分りにくい症状にも不随意運動がある．

2．発症様式／経過で病因を，不随意運動の徴候から部位診断を行う．

3．①出現部位，②リズムの有無，③出現パターン（発作性，断続性，持続性），④出現する状況（安静時，入眠時，動作時），⑤大きさ・強さ・速さ・パターン，に加えて『見たままを記述する』．

4．原因となる薬物は多岐にわたる．不随意運動では常に薬剤性の可能性を念頭に置く．

ポイント

S 今回は振戦・不随意運動がテーマですね．一般的に振戦が最も頻度が高いとされています．しかし振戦以外にも症候は幅広く，一括して定義するならば，『本人の意思とは無関係の，本来生ずるべきでない筋収縮』と言えます．さらに関節運動を呈する『目で見て分かりやすい不随意運動』と，関節運動を呈さない『目で見て分かりにくい不随意運動』に大きく分けることが出来ます．

図 35-1　本人の意思とは無関係の，本来生ずるべきでない筋収縮

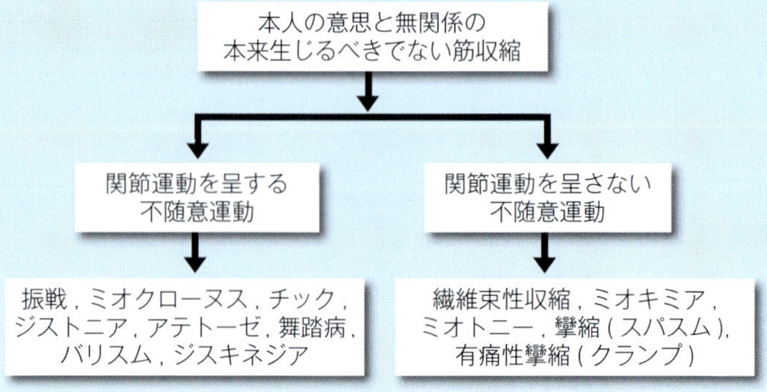

R1 たくさん症候があって目がくらくらしそうです…一見して動きがないものは「本当に不随意運動？気のせいじゃない？」と思ってしまいそうです．

S 診察では①出現部位，②リズム（律動性）の有無，③発作性か，断続性か，持続性か④出現する状況（安静時，姿勢時，入眠時，特定の動作時など）⑤大きさ・強さ・速さ・パターン性の5つのポイントに焦点を置きます．関節運動を呈さないものは，問診でこのポイントを押さえていく必要があり，注意深い病歴聴取とその解釈を要します．「筋がぴくつく」「足がつる」「目を開けていられない」など様々な訴えで来られますが，すぐに心因性と決めつけてはいけません．

R1 なるほど，簡単に心因性と決めつけてはいけないのですね．でもミオクローヌスとかジストニアとか用語を正しく使える自信がないのでやっぱり苦手意識が…．

S 無理して用語に当てはめなくてもいいんです！上記5つの点に加えて，『患者の訴えや観察できた症状をそのまま記述する』ようにしましょう．一番良いのは動画撮影ですが，撮影出来るとは限りません．そこで『目の前に患者が居るかのように見たままを』記述しておけば，コンサルトする場合も情報の共有がスムーズになるはずです．

R1 難しい単語よりも，しっかりとした診察と正確な描写が重要ということですね．

S そうです．それと，必ず発症様式や経過とセットで考えます．それぞれの徴候は部位診断には有用ですが，すぐ病因には結びつきません．脳血管障害，炎症性，薬剤性，変性などの病因を推測するには発症様式や経過を考える必要があります．

R1 視診で「これは振戦だ！」と判断できても，何が原因か…は解りませんからね．発症様式や経過，薬剤歴や家族歴なども合わせて鑑別診断を考えて行けば良いのですね．

S その通りです．鑑別診断は膨大になりますが，各症候ごとの高頻度疾患や見逃したくない疾患から勉強するのが良いでしょう．まずは『関節運動を呈さない不随意運動』のフローチャートを見てみましょう．

図 35-2　関節運動を呈さない不随意運動

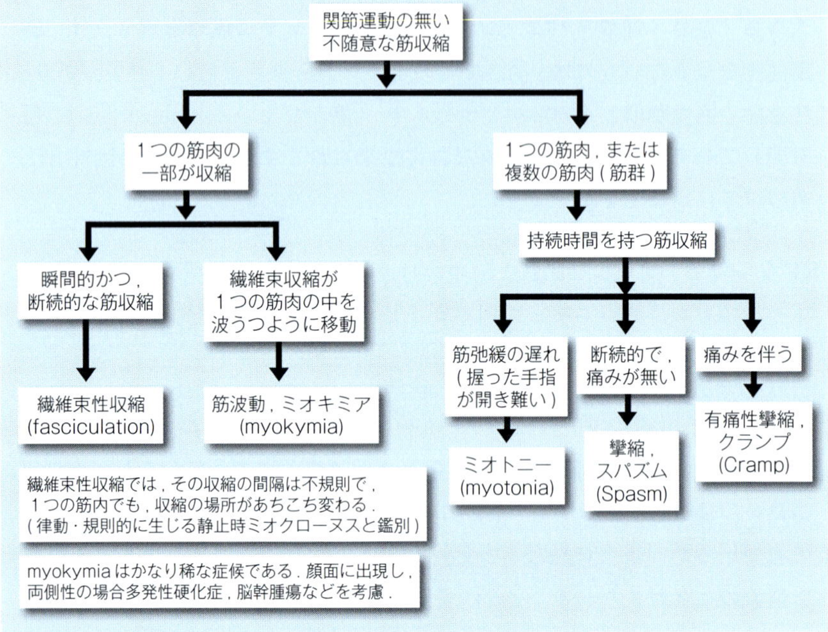

①繊維束性収縮 (fasciculation)　単一の運動単位(運動ニューロンとその支配する筋繊維)の発火による筋収縮で，筋委縮が進行する時期に最もよく出現する．

・診察：光を斜めに当てると観察しやすい．随意運動や，ハンマーによる叩打で誘発される．

・鑑別診断：運動ニューロン疾患(ALS など)，ポリオ，頚椎症性神経根症，生理的繊維束性収縮，脱髄性末梢神経障害(CIDP, MMN など)，平山病など

S「筋肉がぴくつく」と訴えられる方がいますが，筋萎縮や筋力低下の診察を積極的に行い，逆に，筋委縮や筋力低下がある患者さんでは積極的に「ぴくつきが有りませんか？」と問診しましょう．下位運動ニューロンの現在進行形の障害で生じ，筋委縮が進行する時期に最もよく出現します．ですから，萎縮が進行した人では頻度が減るため「ぴくつきが前は多くて，痩せてきてからは徐々に減ってませんか？」と聞くのも良いでしょう．

R1 僕，実は手の筋肉の一部がぴくつくことがあって，ALSではないかと心配したことがあるのですが….

S 他に神経学的な異常がない場合は生理的線維束収縮なので心配はいらないですよ．確かにALSは有名ですが，頚椎症や末梢神経障害など治療法のある疾患でも線維束収縮は起こるので早合点しないようにしましょう．もしALSを疑って舌の線維束性収縮を診察する場合は，挺舌による生理的収縮を起こさないように，挺舌させないで診察しましょう．

②筋波動(ミオキミア，myokymia)　線維束性収縮が1つの筋肉の中を波打つように皮下を移動する．数十秒～数分に亘り連続的(線維束性収縮は断続的)
・鑑別診断：四肢体幹：末梢神経障害，放射線治療後の神経叢炎，Issacs症候群など
・顔面：多発性硬化症，脳幹腫瘍など

S ミオキミアは稀な徴候ですが，脊髄前角～神経筋接合部のどこが障害されても出現し得ます.「イモムシが這うように」と表現されることもあります．

R1 時々，目の周りがピクピクっとすることがあるのですが….

S 片側性の場合は疲労やストレスで出現することがありますね．顔面の両側性に出現する場合や頻発する場合は脳幹部の多発性硬化症や脳幹部腫瘍を考え画像検査を検討しましょう．

③ミオトニア(myotonia)　筋細胞膜の異常により起こる反復性の筋細胞膜の脱分極
→臨床的には，筋弛緩が遅れるのが特徴．
・診察：叩打性ミオトニア，把握性ミオトニア
・鑑別診断：筋強直性ジストロフィー，先天性筋緊張性ジストロフィー，Issacs症候群

S ミオトニアは，収縮した筋が弛緩しにくい現象で筋強直性ジストロフィーが代表的な疾患です．握った手指が開きにくい(把握性ミオトニア)，拇指球の叩打による拇指の対立，舌の叩打による舌のクローバ状変形(叩打性ミオトニア)などを呈します．症状の個人差が大きく，出生時から筋緊張低下がある場合から，発症に気付かないほど軽症な場合もあります．そのため常染色体優性遺伝の疾患ですが，親は無症状と場合もあり家族歴には注意が必要です．

R1 握った手が開き難いというのは特徴的な症状ですね．この Issacs 症候群というのは，どういったものでしょう？

S これは全身で繊維束収縮やミオキミーが頻発し，把握性ミオトニア，持続する攣縮や有痛性筋攣縮，発汗過多などが特徴の非常に稀な疾患です．K チャネルに対する自己抗体（抗 VGKC 抗体）が原因とされますが，非常に稀なので頭の片隅に置く程度で良いでしょう．

④攣縮(スパズム，spasm) 1つの筋または複数の筋肉(筋群)の持続的な収縮で痛みを伴わない．ジストニア，アテトーゼの筋収縮は本質的には攣縮である．
・鑑別診断　片側顔面攣縮(hemifacial spasm)，低カルシウム血症(テタニー)破傷風，など

S 攣縮は『症候』以外に，『病態』を示す場合もあります．後述するジストニアやアテトーゼの筋収縮は両方とも攣縮(＝持続的な筋収縮)なのです．

R1 同じ言葉でも，意味するところが変わると困りますね．

S 言葉の曖昧さが理解を難しくしている面はあると思います，2008 年の神経学用語集第 3 版では病態と病名に一貫性を持たせるため，表現が改定されました．例えば，『繊維束性攣縮→繊維束性収縮』，『片側顔面痙攣→片側顔面攣縮』，『眼瞼痙攣→眼瞼攣縮』といった具合に病態と病名が繋がるように整理されました．

R1 片側顔面攣縮とはどういったものなのでしょう？

S これは「片側の瞼が勝手に閉じる」と訴えで始まる事が多く，片側の顔面神経支配筋が攣縮する疾患です．顔面神経が脳幹からの出口で血管に圧迫される事が原因とされ，ほとんどが片側性です．後述する眼瞼攣縮は両側性で他の顔面筋を含まない点が異なります．MRI ／ MRA を行い，血管の確認および腫瘍などの稀な病変の除外を行います．治療としてはボツリヌス療法や，難治例では手術も考慮されます．

⑤有痛性攣縮(筋痙攣, クランプ)　制御できない筋の短縮と硬直を伴う激しい痛み.
・鑑別診断
脊髄性：多発性硬化症, ALS, ポリオ後遺症
末梢神経障害性：糖尿病性, 尿毒症性, アルコール性, 神経根病変, 脱髄疾患など
血行不全：夜間クランプ, 有痛性間欠性跛行 (Buerger 病)
筋肉性 (運動後)：McArdle 病, 垂井病 (← 正確にはこれらを有痛性筋拘縮と呼ぶ)
代謝性:妊娠, 腎不全, 肝不全, 甲状腺機能低下, 副腎不全, 電解質異常 (低 Ca 血症, 低 Mg 血症), 脱水など
薬剤性：利尿薬 (塩喪失), コリンエステラーゼ阻害薬, フィブラート系
病態不明：Stiff-Person 症候群, 全身こむら返り病 (里吉病) など
感染症：破傷風攣縮

S 誰でも足がつった経験はあると思いますが, これは腓腹部の有痛性攣縮なのです. ですから, 患者さんは「つった」と表現する場合が多いのです.

R1 鑑別疾患が多くて大変ですね！

S 糖尿病や尿毒症でのニューロパチーや, 夜間クランプ (下肢動脈血流不全による) などは夜間就寝後に, 特に下肢に出現する事が多いとされます. 他, 運動で誘発されるものとして, Buerger 病では歩行に伴い腓腹部に痛みが出現し間欠性跛行となります. McArdle 病では筋の糖代謝異常により, 運動時に疼痛を伴う筋の疲労と強直を来たします. 小児期は易疲労性のみですが, 思春期以降はミオグロビン尿を伴う激しいクランプを呈します.

R1 内科的な基礎疾患や, 症状の出現状況の確認が重要なのですね. この Stiff-Person 症候群や里吉病は聞いたことがないのですが… .

S 2つ非常に稀な疾患ですので, これも頭の片隅に置く程度で良いでしょう. Stiff - Person 症候群は一部の筋肉が硬直し年単位で全身へ拡大する病態で, 自己抗体 (抗 GAD 抗体など) が原因と考えられています. 体幹や四肢近位に発現し易く前屈が出来なくなり, 聴覚 / 触覚 / 視覚刺激で筋硬直が誘発され, 腰部ののけ反り発作が出現する場合もあります. 発汗・発熱・頻脈・血圧上昇などの自律神経症状も伴います. 里吉病は小児期に発症し発達障害, 骨異形成, 難治性下痢, 全身性の脱毛, 四肢で激しい有痛性筋攣縮を呈する疾患です.

R1「つる」といっても奥が深いのですね.

S 夜間の足の症状として，むずむず脚症候群も知っておくと良いでしょう．

Key Words

むずむず脚症候群

不快な虫が這うような異常感覚のために下肢を(特に夕方や就寝前にくつろいでいるときに)むずむず動かしてしまう病態を指す．訴えは多岐にわたり「むずむずする」・「じっとしていられない」・「痒い」以外に，「ピンでなぞられているような」・「針で刺すような」・「火照るような」と多様である．歩行にて症状は消失する．不快な異常感覚の他，睡眠時周期性運動(以前入眠時ミオクローヌスと呼ばれていたが，実際はゆっくりとした，入眠時に出現する両下肢の不随意運動．母趾と足関節の背屈，膝・股関節の屈曲が 20 秒くらいの間隔で出現し睡眠が障害される．抗パーキンソン病薬が奏効する)や，夕方に起こるミオクローヌスやジストニア運動を含んで用いられる事もある．
2次性に起こり得るとされ，鉄欠乏，末期腎不全，糖尿病，多発性硬化症，パーキンソン病，妊娠，関節リウマチ，静脈弁不全，その他，などの関連が報告されている．

S 次には，関節運動を伴う不随意運動を見てみましょう．まずはチャート(図 35-3)を見てみましょう．

図 35-3　関節運動を伴う不随意運動

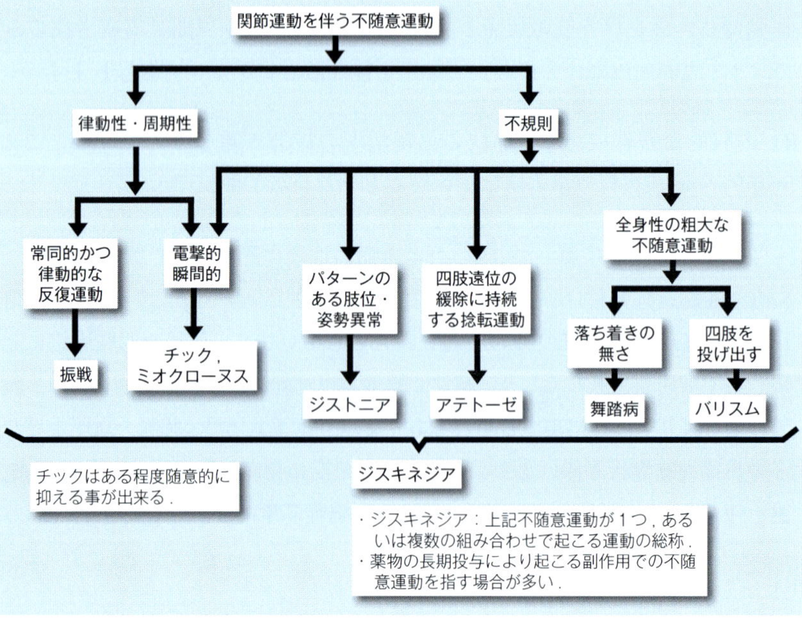

⑥振戦　反復性・周期性のリズミックな筋収縮
急性か，慢性か，経過を確認する．
診察で安静時，姿勢時，動作時と分けて鑑別を考える．多くの薬剤が原因となる．
○安静時：パーキンソン病，パーキンソン症候群，口蓋振戦
○姿勢時：本態性振戦，起立性振戦，甲状腺機能亢進症，慢性アルコール中毒，ジストニアに伴う振戦，尿毒症，透析脳症，薬剤性振戦〔交感神経刺激薬（β刺激薬，アミノフィリン，テオフィリン，カフェイン），抗てんかん薬（バルプロ酸，フェニトイン，カルバマゼピン），抗うつ薬（SSRI，リチウム），ドパミン受容体遮断薬（ハロペリドール），抗不整脈薬（アミオダロン）〕，ニューロパチーによる振戦，平山病，Wilson 病など
○動作時：小脳病変の患者で見られ，アルコール性，多発性硬化症，傍腫瘍症候群による小脳変性症などが原疾患になる．目的に近づくと振幅が増大するものを企図振戦と呼ぶ．
○一過性：起立時／動作時に出現する肢の一過性振戦は TIA の稀な徴候の事がある．

S　振戦は不随意運動の中で最も頻度が高い症候ですが，『リズミックである』ということが一番のポイントで，多くの薬物の副作用として出現します．発症が急性か慢性かでまず分けます．続いて安静時，姿勢時，動作時のいつ出現するのかを診察で見て鑑別を考えます．膝の上に置いた手を見て（安静時），次に上肢を前方で伸展させ手指を開くようにして（姿勢時），さらに示指をまず自分の鼻の上にあてさせ，次に検者の指先にあてさせ，また元の位置に戻らせます（運動時）．

R1　まず発症様式で振戦を分けるのですね？

S　急性発症の振戦で見逃したくないものは中毒，毒物への暴露，リチウム，低血糖，低ナトリウム血症，脳卒中やアルコールまたは薬物の離脱症状，心因性を考えましょう．リチウムは大量服薬で無くとも脱水や腎機能低下を契機に中毒になる場合があります．正常域でも 3 ～ 6 割に振戦が出現するとされますが，中毒域ではほぼ 100％振戦が出現し，早いアテトーゼ様の不随意運動を呈する場合もあります．

R1　慢性の経過で振戦が出現するものではどうでしょう？

S 頻度の高いものはパーキンソン病と本態性振戦ですね．治療法や予防法があるといった点で見逃したくないものは，薬剤性，頻度は低いですがWilson病，平山病が挙げられます．

R1 平山病と言うのはあまり耳にすることがありませんが…．

S 若い人で片方の手が震えるという訴えの場合，初期には心因性とされているケースが多いかも知れません．稀な疾患ですが進行を抑えることが出来るので，握力の低下や，前腕の筋委縮，寒い時期の手がかじかむかを確認し，疑ったら専門医へ紹介しましょう．

R1 治療法があるものはやっぱり見逃したくないですね．

S 薬剤性の振戦ですが．バルプロ酸は4人に1人の割合で振戦を起こすといわれ抗てんかん薬の中で最も頻度が高いです．他，アミオダロンでも70％程度に振戦を認めるという報告もあります．不随意運動では振戦に限らず薬剤歴を抑えるのが重要です．さらに見逃したくないものとして，TIAの，稀な徴候である起立／運動誘発性の一過性の肢の振戦(Limb shaking)が挙げられます．ほとんどが重度の頸動脈病変と関連するとされ，てんかん，糖尿病患者では低血糖の除外の後，脳血管障害のリスク評価と予防を検討します．

Key Words

Wilson病

銅代謝異常で肝硬変とパーキンソニズムを来たす遺伝性疾患．神経症状のみでの発症もあり，発症年齢も3歳～50歳と幅広く，診断に苦慮するケースもある．神経症状が初発の場合，構音障害や振戦であることが多い．不可逆的な神経障害の進行を銅のキレート剤で抑えられるため早期診断が望まれる．診察では家族歴や肝硬変の有無，Kayser-Fleischer角膜輪などを確認し，検査では血中セルロプラスミン，畜尿銅の測定を行う．遺伝子検査は陽性にならないケースもあり，肝生検での銅沈着があれば確実である．

平山病(若年性一側性上肢筋委縮症)

平山病は若年性一側性上肢筋委縮症と言われ，成長期に脊椎の成長に硬膜の成長が追い付かず，前屈で硬膜が頸髄を圧迫する事が原因とされる．主に尺骨神経領域の運動神経を障害し，筋力低下·筋委縮を来たす．男性に多く，10歳代前半で発症し，大体20歳前後で進行は止まるとされ，頸部前屈を予防する頚椎カラーで予防出来ると言われている．症状は左右差が強く片側のみの場合もある．握力低下，寒冷で手がかじかむ，姿勢時振戦などが出現する．

⑦ミオクローヌス　不規則多数の筋肉の瞬間的／電撃的な収縮
器質的な原因がある場合は，大脳皮質，皮質下，脊髄と中枢神経の病変を考える．
・鑑別診断：ミオクローヌスの病因は大きく4つある
1．生理的（睡眠時ミオクローヌス，吃逆など）
2．本態性（家族性と孤発性）
3．てんかんに合併する（進行性ミオクローヌスてんかんなど）
4．症候性：脳血管障害，脳炎・脳症，薬剤性・中毒性，代謝性疾患（肝不全，腎不全，透析，低Na血症，低血糖，非ケトン性高血糖，熱射病），変性疾患，プリオン病，傍腫瘍性症候群，腫瘍，外傷など

S ミオクローヌスは瞬間的／電撃的な筋収縮ですが，身近なものでは，しゃっくりは横隔膜のミオクローヌスと言われています．

R1 なるほど！しゃっくりのような瞬間的な動きが他の部位に出現すると考えるとイメージしやすいですね．

S ミオクローヌスでは，大脳皮質，皮質下（脳幹），脊髄の病変を考えます．とすると，他の神経症状を伴う頻度も高くなりミオクローヌスのみが問題になるケースは少ないわけです．一般内科を受診する方は，内科疾患に伴うもの，むずむず脚症候群，低酸素脳症後遺症で動作時にミオクローヌスを呈するLance-Adams症候群でしょうか．

R1 ミオクローヌスがあっても他の神経症状を伴うかどうかがポイントということですね．

S 稀な疾患ですがセロトニン症候群では，鑑別となる悪性症候群では稀であるのに対し，ミオクローヌスが特異的な所見の一つになることもあります．命にかかわる疾患で，かつ臨床的に診断する病態ですので頭に置いておきましょう．

Key Words

セロトニン症候群（Serotonin Toxicity）

セロトニン症候群は命の関わる可能性がある疾患で中枢神経系のセロトニン活性が増すことに関連して起こり，セロトニン濃度を上昇させる薬物（SSRI，3環系抗うつ薬，アンフェタミン，コカイン，MAO阻害薬など）が原因となる．診断は臨床的になされ，病歴と身体所見が重要である．①意識変容（不安，静坐不能，興奮，見当識障害），②自律神経症状（頻脈，高血圧，高体温（中等症で38.5℃未満，重症で38.5℃以上），発汗，下痢），③神経筋症状（腱反射亢進，ミオクローヌス，クローヌス，シバリング，両側バビンスキー徴候陽性，振戦，重症例では筋固縮）の3つの症状を呈する．いくつかの診断基準があるがHunter Serotonin Toxicity Criteria Decision Ruleが感度84%，特異度97%とされる．
＜Hunter Serotonin Toxicity Criteria Decision Rule＞

図 35-4　セロトニン症候群

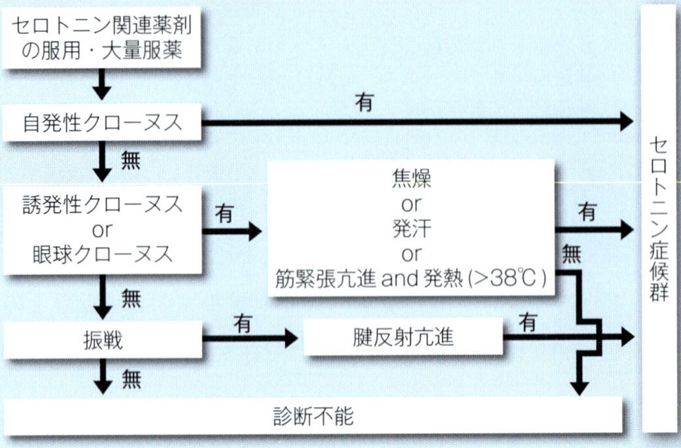

クローヌス (間代) は，腱反射が極度に亢進している時に認める現象 (足間代，膝間代)

S また初発症状がミオクローヌスになる疾患もありますから，原因が分からない場合は他の症状と合わせて経過を見ることも必要でしょう．

⑧ジストニア　協同筋と拮抗筋が持続性に収縮し (攣縮) 異常な姿勢を来たす病態 (拮抗筋の収縮が不安定な場合は，振戦を呈する場合もある)

以下 6 つの特徴を持つが，全てを持つ必要はない．

(1) 常同的筋収縮パターン：個々の患者において，程度の差はあるが症状は一定

(2) 動作特異性：特定の動作や環境で出現する (例：職業性　奏楽手痙 (musician's cramp))

(3) 感覚トリック：特定の感覚刺激で症状が改善する

(4) オーバーフロー現象：拮抗筋以外の，運動に不必要な筋が収縮する現象

(5) 早朝効果：起床時に症状が軽い (軽症例に多い)

(6) フリップフロップ現象：治療に関係なく，急に症状が軽快 (増悪) する現象

・鑑別診断　部位により分ける

・局所性 (90%を占める)　眼瞼攣縮，痙性斜頸，書痙，musician's cramp，痙性　発声障害 (喉頭ジストニア)，下顎ジストニアなど

・分節性　Meige 症候群 (軽症例が眼瞼攣縮)

・全身性　脳性麻痺後のアテトーゼ·ジストニア型，小児発症の遺伝性 (瀬川病 (ドーパ反応性ジストニア) など)

・(薬剤性のジストニア→ジスキネジアの項で説明)

S 通常ある運動をする際，協同筋と拮抗筋は，一方が収縮一方が弛緩し (相反抑性) スムーズな運動が可能になるのですが，ジストニアではこの相反性が崩れ，特定の運動時または特定の姿勢時に拮抗筋が同時に収縮し異常な姿勢／運動を来たす病態です．

R1 特定の運動／姿勢ということですが，例を教えて頂けますか？

S 例えば，書痙の方では『字を書く』という動作を取ろうとすると(動作特異性)，拮抗筋が収縮し，うまく字が書けない．時には書字に関係ない肩甲筋が収縮して上肢が外転し(オーバーフロー現象)書字が妨げられる事もあります．眼瞼攣縮では，瞼を開けようとすると開けられない等様々ですが，個々人に出現する症状は毎回同じです(常同的筋収縮パターン)．

R1 個々の症例で，特定の動作で出現するということですね．どういった方に発症し，どんな訴えになるのでしょう？

S 書痙を例にとると，書字の動作を長期間反復する方に多いようで，ペンを紙面に接触させること自体が困難になります．訴えは，「指が屈曲して／指が伸びて／手首が屈曲して／手がこわばって／手に力が入らなくて／手が踊って：字が書けない」など様々な訴えになります．眼瞼攣縮は「まぶしくて眼が開けていられない」「眼が閉じて開けられない」などの訴えになり，診察室にサングラスを掛けたまま入る人もいらっしゃいます．

R1 書痙やMusician's crampが起きる人からすると，日常的に同じ動作を反復する人にジストニアが出現するみたいですね．

S 良い点に気付きましたね！無意識で行えるほど動作に習熟した人に症状が出現するわけです．歩く時に，足が内反尖足になって難しいといった症状が，後ろ歩きだと改善することがあります．これは意識的な後ろ歩きで症状が消失し，無意識で行う歩行で症状が出現したと考えられ下肢のジストニアの可能性を考えます．ジストニアとは，無意識で行う運動や姿勢の運動プログラム異常と考えることも出来ます．他にも，痙性斜頸では頬や後頭部を触るという特定の感覚刺激で症状が改善する(感覚トリック)などの所見を認め，このため心因性とされるケースがあり注意が必要です．

⑨アテトーゼ　協同筋と拮抗筋が持続性に収縮し(攣縮)四肢／体幹の緩徐に変化する姿勢異常
・鑑別診断：新生児無酸素症，核黄疸などが多かったが，近年では，中枢神経形成異常，胎内感染，先天性水頭症，頭蓋内出血，髄膜炎
他，発作性運動原生舞踏アテトーゼ，発作性ジストニア性舞踏アテトーゼなど

S 頻度が最も高いのが，脳性麻痺など周産期の脳障害より起きるもので，ゆっくりとうねるような動きを呈します．脳の障害部位によりジストニアのような姿勢異常や，舞踏病の要素が強く出たり症状が様々です．まず脳性麻痺などの基礎疾患を把握し症状と矛盾がないかを考えて行くのが良いでしょう．

R1 この発作性運動原生舞踏アテトーゼとは何でしょう？

S 名前にアテトーゼと入っていますが，脳性麻痺とは関係のない疾患です．これは極めて特徴的な病歴と症状を呈するので丸ごとイメージを持っておくことがよいでしょう．

Key Words

発作性舞踏病性アテトーゼ (paroxysmal kinesigenic choreathtosis ;PKC)

突然の運動開始に伴って持続しない不随意運動が生じる病態．一側上下肢に舞踏・アテトーゼ様の動きが出現し続いてジストニア様の筋緊張亢進による硬直がみられる．長くても数十秒程度で症状は消失する．突然の運動開始という点がポイントになり，意識消失を伴わない点，脳波異常がほとんど無い点がてんかんと異なる．少量のカルバマゼピンが著効する．発症は学童期を中心に 1 ～ 30 歳と様々であるが，30 歳を過ぎると発作の頻度や程度が自然に軽減し内服も必要なくなることが多い．

S「徒競争のよーいドン！でいつも転んでいた」,「野球で打球が飛んできたときに体が変に動いてボールが取れなかった.」，など突然の運動開始時の症状という病歴で疑います．

⑩舞踏病 (Chorea)　パターンのない不規則で粗大な不随意運動．進行に伴い筋緊張は低下し，他動的に過伸展が可能でジストニアやアテトーゼと異なる．
・鑑別診断：シデナム舞踏病 (主に小児期)，妊娠舞踏病，SLE，脳炎，結核性髄膜炎，急性一酸化炭素中毒，脳血管障害，糖尿病，赤血球増多症，有棘赤血球舞踏病，変性疾患 (ハンチントン舞踏病，歯状核赤核淡蒼球ルイ体萎縮症) など

S 初期には何となく落ち着きが無い感じに見えることがあります．上肢を例にとると，手の開閉，内転・外転，回内・回外を繰り返し，前腕・上腕が絶え間なく動き続けて…などなど動きにパターンがないのが特徴です．

R1 シデナム舞踏病は，リウマチ熱に引き続いて発症し，小児に見られる疾患ですよね？知らなかったのですが，妊娠でも舞踏病症状が出現するのですか？

S 若い初産婦の妊娠初期に舞踏病が発症し得る事も知られており，妊娠舞踏病と呼びます．症状はおおむね強く，広く全身性で，舌や嚥下筋も侵され易く構音障害を呈する事もあるとされます．

⑪バリスム　四肢を付け根から大きく投げ飛ばす様な動き．常同性がある．
視床下核，または視床 - 淡蒼球路の障害で生じる
・鑑別疾患　脳血管障害（最多），糖尿病．他，脳梗塞，脳腫瘍，癌の転移，頭部外傷，脳炎，多発性硬化症，乳頭体の萎縮を来たす変性疾患，海綿状血管腫，動静脈奇形，フェニトインやカルバマゼピンなどの抗てんかん薬中毒，ドパミン遮断薬，高血糖，抗リン脂質抗体症候群，SLE など

S バリスムは視床下核または視床下核 - 淡蒼球路の障害によって出現する事がしられています．運動が激しく，高齢者では消耗死を来たすこともあるため，初期から積極的な治療が望ましいです．治療としては，ドーパミン受容体遮断薬，バルプロ酸などが用いられます．最近では高血糖の際に片側バリスムが出現し，MRIT1 強調画像で尾状核および被殻に高信号が出現する症例も報告されています．

⑫ジスキネジア　概念名であって，具体的な不随意運動の内容を指す言葉ではない．
現在ジスキネジアが使用されてる疾患や病態は以下の通り．
○ドパミン受容体遮断薬によるジスキネジア（主に抗精神病薬の長期使用）
1) 急性ジストニア：遅くとも投与 5 日以内に生じ，主に眼，顔面，顎，舌，頸部体幹に起こり，四肢には少ない．
2) 急性アカシジア：座っていられない様な，極度に落ち着きのない状態．
3) パーキンソニズム：薬剤性は急性〜亜急性の経過で左右差の少ない．
4) 悪性症候群：①高体温（頻脈・多汗・血圧変動）②錐体外路症状（筋トーヌス上昇，カタトニー，ジストニア，CK 上昇）③精神症状（混迷・興奮）を呈する．投与期間は発症と関係ない．

<u>以下，遅発性のものは，数カ月以上のドパミン受容体遮断薬の投与後に生じる．</u>

5) 遅発性ジスキネジア：典型例は繰り返す紋切り型の口／頬／口唇部の複雑な運動
6) 遅発性ジストニア：特発性ジストニアと同様の症状を取る
7) 遅発性アカシジア：急性アカシジアと同様の症状

○抗パーキンソン病薬によるジスキネジア
パーキンソン病の長期治療に伴い出現するジスキネジア．長期経過で抗パーキンソン病薬の治療域が狭くなることで生じ，一回の服薬量が多いほど不随意運動の程度も強くなる．

○口部ジスキネジー　口をもぐもぐさせる動き．時に「入れ歯が合っていない」と言う（多くが老人性である．他，アルコール中毒（離脱期），肝性脳症，老人性舞踏病，有棘赤血球舞踏病，Lesch-Nyhan 症候群）

S ジスキネジアは, 特定の運動を指してはおらず, 舞踏病, 振戦, バリスム, アテトーゼ, チック, ミオクローヌスが1つあるいは複数組み合わさった運動となります.

R1 ジスキネジアというのは, 概念のことだったのですね. 特にドパミン受容体遮断薬による副作用や, パーキンソン病の治療に付随するものを指すことが多いのですね.

S「ジスキネジアがあります.」といっても, 一体どんな動きか解らないのです. 舌, 口唇, 下顎ジストニア, 頸部の捻転, 手の屈曲などから, 舞踏病やバリスム様の激しい運動と, 様々な不随意運動が出現し得るので,『不随意運動を見たら薬剤歴を確認』という感じで, 常に薬剤性のものを考えましょう. 病棟で良く使われるハロペリドールは精神科領域の薬ですが, 他に胃薬として使われるドグマチールや, 制吐剤のメトクロプラミドなどもドパミン受容体遮断薬であり原因になりますので注意が必要です.

見逃してはならない疾患（OK と NG）

R2 症例の相談よろしいでしょうか？

S もちろん！どうぞ！

症例 1：72 歳女性

2 カ月前から畑仕事中に立っていられなくなった．
バイタルサインは血圧 130/70mmHg 脈拍 80/ 分 (整) 呼吸数 12 回 / 分
体温 36.3℃ SpO_2 99%
これまでずっと畑仕事は出来ていたが，2 カ月前から徐々に畑仕事の最中に立っていると膝が笑う様になり，立って仕事を続けるのが難しくなったと言われています．足に痛みは無く，足背動脈の拍動も触知良好で，診察上異常は認めませんでした．神経学的所見も，脳神経，筋力，反射，協調運動，錐体外路，歩行含め全て異常を認めませんでした．診察で異常を認めないため，疲れなどがあるのかも知れないと説明の上，経過観察としようと思うのですが…．

S 下肢の症状ですので，きちんと下肢を診察した上，さらに神経学的所見までをきちんと取っている点が素晴らしいですね．

R2 あっ，ありがとうございます！ 神経系の症状かな？と思うと苦手意識があるので，一生懸命診察するようにしているんです！

S でもこれでは「NG」です．この人はどうして立っていられないのでしょう？どんな状況で立っていられなくなっているのでしょうか？診察で異常がないのは，実際に異常がないわけではなく，異常がつかめないだけなのかも知れません．まず，一にも二にも問診からです．診察で明らかな異常がない場合は，さらに注意深い問診が必要になるということです．患者さんの気持ちになって，詳しく病歴を取りましょうね．

R2 確かに詳しく状況を聞いていませんでした．あまり聞かない症状なので，なんだか難しいなぁと思って，診察で大きな異常がないのでそれで十分だと思っていました．もう少し詳しく聞いてみます！

症例１の続き：

膝が笑う時の状況を詳しく聞くと，歩行，座位，臥位では出現せず，立位で上を向いて仕事する際に症状が出現するとの事であった．同じ姿勢をとってもらうと，「膝が笑う」と言い，視診で小刻みな膝の振るえを確認できた．これらの所見から特定の姿勢を取る際に出現する振戦と考えられ，起立性振戦と診断した．

S 良く症状聞いて，その症状が起きる状況を細かく分析することで診断が見えてくることがあります．診察や検査で異常がないからと言って，「疲れ」や「心因性」と決め付けないことが重要です．

R2 確かに，本当に症状があって受診したのに「気のせい」と言われるとがっかりしますね．目で見てわからない異常でも，注意深く病歴を取ることで診断に繋げることが出来るのですね．

Key Words

起立性振戦

起立時に両下肢に見られる 14 ～ 18Hz の振戦で，歩行，座位，臥位では生じない．立位で下肢に緊張がかかった状態で出現することが多く，振戦のため立ったままじっとしていることが出来ない．60 ～ 70 歳に多く，原因は不明で，本態性振戦とは異なる病態と考えられている．本態性振戦の治療に用いられる β 遮断薬の効果は期待できず，プリミドン，バルプロ酸で有効例が報告されている．

推奨する基本的治療（OKとNG）

R3 救急外来の症例なのですが，コンサルトよろしいでしょうか？

S もちろん！どうぞ！

症例2：20歳男性　頸が曲がったまま戻せない

食欲低下，不眠，うつ病にて心療内科へ通院中の患者です．内服薬　ドグマチール，ゾルピデム　バイタルサインは血圧140/70mmHg 脈拍90/分(整)呼吸数10回/分　体温36.7℃ SpO_2 99%
朝から少し頸が傾いた感じがあり，最初は肩こりだと思っていたそうですが，徐々に首から左の肩，左上半身の筋肉がどんどん締め上げられるように捻じれて，首が横を向いて戻せなくなったとのことです．診察では，首が左へ90°以上回旋した状態で，頸部筋の強い緊張を認めました．意識は清明で他に明らかな神経学的な異常は認めません．抗うつ剤としてドグマチールを認め，ドパミン受容体遮断薬による急性ジストニア反応と考え，ジアゼパムの投与を考えています．

S 素晴らしい！診断から治療までスムーズに対応できていますね！しかし，これでは「NG」です．急性ジストニアは，破傷風，てんかん部分発作，脳卒中，ヒステリー，精神病，髄膜炎，下顎関節脱臼などを鑑別診断に挙げて診療していきます．

R3 典型的な薬剤誘発性急性ジストニアの可能性が最も高いと考えたので，ジアゼパムでの治療を考えたのですが…．

S 診断は良いと思います．しかしここで，ジアゼパムで治療してはいけません．なぜならジアゼパムを使うと別の原因による症状も緩和されてしまい，見分けがつかなくなるからです．ここでは診断的治療として抗コリン薬を用います．抗コリン薬を使用して症状の改善がない場合は，破傷風，てんかん発作，低Mg血症，低Ca血症，アルカローシス，筋疾患など別の原因を考え精査を進めていきます．

R3 そうか！ジアゼパムだと原因がどうあれ症状を抑えてしまうということですね！解りました！

症例２の続き：

急性ジストニア反応への診断的治療として，アキネトン® を 5mg 静脈注射した．すると頸部筋の緊張は緩和し，頸は前を向いた位置に戻った．抗コリン薬での治療にて症状が改善したため急性ジストニアと判断．かかりつけの心療内科宛への情報提供書を作成し患者へ受診を指示した．

S「ＯＫ」です！この対応なら大丈夫です．実際ジアゼパムでも症状は良くなるのですが，急性ジストニアでない場合，原疾患の診断の遅れにつながりますから，抗コリン薬を使用しましょう．

Key Words

薬剤誘発性急性ジストニア

ドパミン受容体遮断薬を開始して最初に起こる反応で，発症者の 90%以上が内服開始５日以内で発症している．症状は，眼，顔面，顎，舌，頸部，体幹に起こり，四肢には少ない．以下の症状が１つ以上現れる．

頬舌症状：舌が突出したり引っ張られたりするような感覚
斜頸：頸の捻転や顔面筋の攣縮
注視：視点が定まらない，または偏った注視
腰部の捻転：腹部の硬直と痛み
後弓反張：体全体の痙攣

治療：抗コリン薬 (アキネトン®) の非経口投与
ジストニアの家族歴，コカインまたはアルコールを最近使用した患者，若年患者 (幼児も含む)，男性，フルフェナリジン，ハロペリドールなどの薬物が投与されている患者に発症しやすい．

上手なコンサルトの仕方（OKとNG）

R4 もう一人外来の患者さんのコンサルトよろしいでしょうか？

S もちろん，どうぞ！

症例3：70歳女性　手が震える

内服歴　胃薬(近医にて処方)　バイタルサインは血圧122/64mmHg 脈拍70/分(整)呼吸数10回/分　体温36.4℃ SpO_2 99%
2年前から右手の震えを自覚，徐々に増悪するため受診．顔貌は無欲状で，声は語尾になるほど尻すぼみ不明瞭であった．震えは右手に認め，リズミカルに，親指と人差し指をすり合わせるような運動を繰り返す．

これは歩行で軽減し，安静にて増悪を認めた．安静時振戦を認めるためパーキンソン病が疑われた．さらに診察を追加で行い，右手首に軽度の固縮を認めた．長距離歩行で疲れやすく，小刻み・すり足歩行になるとのこと，パーキンソン病の可能性が高いものと考え，抗パーキンソン病薬を処方の上，反応性を確認して次回外来で診断の告知などを行う予定とした．

S 振戦に関して細かく描写してあり安静時振戦まで導きだしており，神経学的な診察も本格的に取ってありますね！素晴らしい！しかし，「ＮＧ」です！

R4 ありゃっ！かなりがんばったのですが…．

S 日本におけるパーキンソン病の有病率は10万人に対して100人とも言われるほど患者数も多く，治療法もあるため非専門医や一般内科のDrもたくさん診療されています．しかし，パーキンソン病の診断や治療には注意しなければならない点があります．

R4 どういった点でしょう？

S まずは，パーキンソン症候群の存在です．この中には初期にL-dopaが効果を持つものがあり，初期の段階でパーキンソン病と誤診される場合があります．パーキンソン病の診断は，特異的なマーカーや検査に乏しく専門医が診察にて診断します．頭部MRIなども行いますが，パーキンソン症候群の除外のための検査という位置づけです．また，薬剤性パーキンソニズムは可逆性のものですから，必ず薬剤歴をチェックしてください．

R4 なるほど，薬が効いたからすぐにパーキンソン病だとも言えないのですね．

S また，抗パーキンソン病薬には悪心・便秘などの消化器症状や，幻覚・妄想などの精神症状を惹起することがあるので診断に自信がなければ処方は控えた方が良いです．患者が薬嫌いになる可能性もあります．

R4 あっ，副作用に関しては説明してませんでした．

S 診断の告知に関しても，告知の仕方次第で，患者が抑うつになるケースもあります．しかし，ある程度楽観的な告知をすることでその後の患者のQOLが向上することが知られています．私は，「治療法があるパーキンソン病で良かったですね！」と言ってより前向きに説明するようにして，不必要に患者を落胆させないように心掛けています．

R4 そこまで告知に関して考えていませんでした．長いお付き合いになる患者ですから，もう少し考えておくべきでした．

S 最後に初期治療で改善し，患者の中には治った！と錯覚する人もいます．慢性進行する変性疾患ですから，本人や出来れば家族にも，病気の内容，予想される経過，生活上での工夫などを理解してもらっておくことが，その後の診療で大切なことだと思います．

症例３の続き：

患者へ震えの原因の診断のために必要と説明の上，神経内科専門医へ紹介．画像検査で他のパーキンソニズムは除外され，診察にてパーキンソン病の診断となった．病名告知および，どんな病気であるのか，また日常生活で気を付ける点など含め説明がなされた．今後は通常の内服加療は自宅から近い当院にて継続して行い，内服調整が必要な場合や，深部脳刺激手術の適応などは必要に応じて，専門医がバックアップする体制で診療していく方針となった．

S これなら「ＯＫ」ですね．治療法はありますが，慢性の経過で進行する変性疾患です．診断や病名告知の段階で専門医のDrにコンサルトし，診断後は専門医とジェネラリスト同士で連携を取りながら治療を継続するのが良いと思われます．

表 35-1 パーキンソン病と本態性振戦の鑑別

	本態性振戦	パーキンソン病
発症年齢	20 代と 60 代	50 歳以上
好発部位	手，頭，声 (voice tremor)	手，足，時に下顎
家族歴	時にある	本態性振戦より少ない
症状	振戦のみ	無動，固縮，姿勢反射障害など，他のパーキンソン症状を伴う
振戦の特徴	7 ~ 10c/s の早い規則的なもの 動作時・姿勢時の振戦	5c/s の静止時振戦で，随意運動で振戦は弱まる．歩行，暗算負荷で手の振戦は増強される.
書字	大きく，震えた，角張った字	次第に字が小さくなる (小字症)
食事での動作	振戦でうまく出来ない	動作は遅いが振戦は目立たない
少量のアルコールで改善	あり	なし

・パーキンソン病の振戦は左右差があり，初発の側に強い

パーキンソン病の診断に有用な問診・診察法

■問診　生活の中で本人が自覚しているものを掘り出して行く．

◆手の症状

手関節を柔軟に使う動作が初期より障害され易い
→歯磨き，洗髪 (シャンプー)，米を研ぐ，生卵を混ぜる，大根の千切り，など難しいか？
指先の細かい動作が難しい
→服のボタンをはめにくい，瓶を開けにくい
小字症，書字で字が徐々に小さくなる
→年賀状を書くのがしんどくなった (何年前に辛くて辞めた)，板書中に字が徐々に小さくなる (教師)
<姿勢・歩行>
体軸筋の筋固縮の方が早期に現れる
→寝起きの動作に時間がかかる (一旦横向きにならないと起き上がれない)，下着やズボンの上げ下ろしが難しい (前後屈が困難)
狭い所ですくみ足がでる，姿勢反射障害が強く出現する
→出入り口で急に足が止まる，家のトイレで方向を変えるのが難しい
小刻み・すり足歩行
→人と歩いていると徐々に遅れる

■診察　様々であるが，主にコツを述べる．

◆手の振戦

安静時振戦とされ，椅子に座って膝に手を置いた状況で診る．しかし 20% で姿勢時振戦を認めるとされ本態性振戦と鑑別を要する．歩行時に良く確認出来るため，歩行の診察時に手にも注目する．また暗算負荷で増強するため，暗算をさせて手に注目する．

◆軽微な手首の固縮の誘発法

患者の手首を受動的 (検者が動かす) に屈伸しながら，患者の他方の上肢を運動させると，運動開始とともに手首の固さが出現し，終了とともに消える事がありカウンター徴候という．固縮が無い事を確認するためには必要な手技である．

◆左右差に注目

回内回外試験や，指タップ (finger tapping) を両手で同時にしてもらうと左右差を良く検出出来る．また歩行時の手の振りの左右差にも注目すると良い．パーキンソン病では左右差が末期まで保たれる点も特徴的である．

◆眉間叩打試験，眉間反射，瞬目反射，マイヤーソン徴候

指または柔らかいゴム製の反射用ハンマーで 1 秒間に 2 回くらい患者の眉間を軽く叩く方法で，多くの健常者は数回の叩打後には瞬目がとまるのが正常であるが，何回刺激しても瞬きが持続すれば陽性ととる．パーキンソン病ではこの徴候が陽性になりやすい (陽性尤度比 4.5，陰性尤度比 0.13) ．ポイントは前から叩くと偽陽性が増加するので後ろから叩く，またはハンマーを眼の位置より高くして患者に見せない様にする．

Updates

本態性振戦

ニューヨークの神経専門病院を受診した既に本態性振戦と診断されている連続 71 症例での診断見直しを行った．26 人 (37%) で本態性振戦と診断が異なり，パーキンソン病が 11 人 (15%) ，ジストニアが 6 人 (8%) ，本態性振戦を伴うパーキンソン病が 5 人 (7%) ，他の診断が 4 人 (6%) であった．

約 1/3 で異なる診断が下されていた本態性振戦であるが，疑った場合はパーキンソン病とジストニアとの鑑別を行うのが良いようである．ジストニアの場合は異常姿勢を伴う場合が多い様である．片側上肢または下肢からの発症，頭部のみの振戦は，本態性振戦と誤診されやすくなる要素として見出された，両手，頭部，声の振戦を全て伴った場合は本態性振戦の可能性が高くなった．

本態性振戦と診断されていても，その後の経過で診断が変わる可能性があり，既往歴を鵜呑みにしないことや，診断後も経過をみて再評価が必要と筆者は考える．

（Jain, S. et al. Common misdiagnosis of a common neurological disorder:how are we misdiagnosing essential tremor? Arch Neurol.2006, vol.63,no.8,p.1100-1104.）

（土肥　栄祐）

36　歩行障害

診療ルール

1．診察室に入ってくる際の『自然な歩行』を診る習慣を付ける．

2．突発／急性発症では急を要する疾患に注意する．

3．歩行障害の性状，どのような状況で歩きにくいか，随伴症状，家族歴，既往歴などを問診で確認する．

4．椅子からの立ち上がり，いつも通りの歩行，つま先立ち，踵立ち，つぎ足歩行を診る．

ポイント

S 歩行は視診がとても有用な病態の一つです．「歩きにくい」という訴えが問診票になくても，診察室に入ってくる際の『自然な歩行』はとても情報量が多いのでしっかり観察する習慣をつけましょう．

R1 どこにポイントを絞るのですか？

S 観察すべきポイントは多岐にわたります（<診察のポイントの『視診』参照>）．杖の使用や，介助の有無も歩行障害の程度や病態を考えるのに役に立ちます．

R1 歩行って，見るべきところが沢山あるんですね！今まで気に留めもしてなかったですけど，これは大変だ！ちゃんと勉強しないと！

S 大切なのは『○○を診よう』と意識して見ることですね．さて，まず何を確認しましょうか？

R1 やはり緊急疾患かどうかですね？

S そうですね！歩けない理由はたくさんありますが，まずは急ぐ疾患であるかどうかが大切ですね！緊急疾患を挙げてみましょう．（表 36- 1）

表 36- 1　<急を要する歩行障害>

突発した対麻痺，膀胱直腸障害	大動脈解離，脊髄硬膜外血腫，脊髄梗塞など
突発した片麻痺，危険因子	脳血管障害，大動脈解離，脊髄硬膜外血腫など
突発した交叉性感覚障害，めまい，小脳症状	延髄外側症候群，小脳梗塞など
呼吸筋麻痺を来たし得る神経筋疾患	ギランバレー症候群，重症筋無力症，皮膚筋炎，多発性筋炎，多発性硬化症，ボツリヌス中毒，フグ毒（テトロドトキシン）中毒など
関節痛	化膿性関節炎，（関節炎の鑑別へ）
外傷／骨折	大腿骨頸部骨折，椎骨圧迫骨折など
立位で頭から血の気が引くようで立てない	前失神（失神の鑑別へ）

R1 筋力低下での『緊急を要する筋力低下』と重なる部分が多いですね．

S 歩行に関わる神経系には運動の出力系3つ（錐体路系，小脳系，錐体外路系）に加えて，バランスに関わる感覚系（前庭系，深部知覚（関節位置覚，振動覚））や視力（位置情報の入力）があるので，筋力低下を大きく含む形になるのですね．他にも，「立てない」「ふらつく」という訴えで，前失神の事もあります．

R1「歩けない」という訴えも吟味が必要なんですね．

S 他にも下肢や腰の関節痛や，関節拘縮が原因になるケースや，歩行障害を修飾するケースも良く経験されますね．実際に，膝や足関節を触診すると変形性関節症など，すぐわかる事もあります．また，骨折でも歩行障害は来たしますので，転倒や外傷歴は大切です．

痛み，関節拘縮，筋力低下，前失神などでは，それぞれの鑑別診断を考えてゆきます．また，どのような状況で歩きにくいのか？を聞いて行くと原因が絞り込めることがあります．（表 36- 2）

表 36- 2 ＜どのような状況で歩きにくいのか？＞

階段の上りが難しい	•••	下肢近位筋筋力低下
階段の下りが難しい	•••	痙性歩行，失調性歩行
狭い所（トイレ内や人ごみ）	•••	パーキンソン病
暗い所で難しい	•••	感覚性失調症や前庭機能低下
歩き始めから難しい	•••	小脳失調，パーキンソニズムのすくみ足
長距離歩行で下肢痛休息で改善	•••	間欠性跛行（閉塞性動脈硬化症，腰部脊柱管狭窄症）

R1 階段の上り下りで違うなんて面白いですね．

S「階段を下りる時に手すりがないと怖い」と患者さんから言われることもありますよ．動脈硬化のリスクとなる既往歴や，家族歴も併せて聴取しましょう．次に診察で診るポイントです．

＜診察のポイント＞

〜〜〜〜〜〜〜〜〜〜〜〜〜〜〜〜〜〜〜〜〜〜〜〜〜〜〜〜〜〜〜〜〜〜〜〜〜

●椅子から立ち上がってもらう

一度で立ち上がれない，手すりや介助が必要かどうか

●いつも通りに歩いてもらう（視診）

1. 姿勢はどうか（前屈，後屈，ウェルニッケマン肢位などないか）
2. 開脚か閉脚か
3. 歩き始めですくみ足はないか
4. 足幅（小刻み）
5. ペース（遅い，不規則）
6. ふらつき（方向は一定か）
7. 足の上げ方・つけ方
8. 腰を振っていないか
9. 手の振り
10. 向きを変える時にふらつきはないか

●負荷をかけて歩いてもらう

つま先立ち	腓腹筋の筋力低下で出来ない
踵立ち歩行	前脛骨筋の筋力低下で出来ない
つぎ足歩行	バランス障害や，正常圧水頭症，脳血管性パーキンソニズムは出来ない

〜〜〜〜〜〜〜〜〜〜〜〜〜〜〜〜〜〜〜〜〜〜〜〜〜〜〜〜〜〜〜〜〜〜〜〜〜

R1 視診で診るポイントがずいぶんと多いのですね．

S そうなんです．歩行障害は視診がとても重要です．だけど，歩行障害ごとの特徴を知らなければ，どういった所見が診断に有効かわからないと思うので，今度は代表的な歩行障害の特徴を勉強してみましょう．（表 36- 3a）

表 36- 3a　動揺性歩行　下肢近位筋の筋力低下

病歴 **「歩行で疲れる」**	•••	座位からの立ち上がり，しゃがみ立ちが困難 階段や坂道を（下りるよりも）上がることが難しく，手すりを使う
歩行の特徴	•••	体を左右に揺らし，骨盤を左右に振りながら歩く アヒル様のヨタヨタ歩き
診察での確認	•••	Gowers 徴候 近位筋の筋力低下（腸腰筋の筋力低下，中殿筋の筋力低下）
鑑別診断	•••	多発筋炎，各種筋ジストロフィー，代謝性ミオパチーなど

S 近位筋優位の筋力低下なので，筋疾患を中心に考えます．筋委縮，筋把握痛も確認するのが良いでしょう．（表 36- 3b）

表 36- 3b　鶏歩　前脛骨筋筋力低下

病歴 **「足首を背屈できない」**	•••	少しの段差でもつまずく，スリッパが脱げてしまう 靴のすり減り方がつま先までひどい
歩行の特徴	•••	つま先が地面をこすらない様に脚を高くあげる
診察での確認	•••	踵立ちができない（前脛骨筋の筋力低下） 腱反射低下～消失
鑑別診断	•••	各種多発神経炎，総腓骨神経麻痺，L4（5）の神経根障害，筋強直性ジストロフィー，遠位型ミオパチーなど

S 下垂足は下肢で良く見られる絞扼性神経障害で，長時間の足組みや膝屈曲で見られる事があり，総腓骨神経が腓骨頭での圧迫か，L4（5）の神経根症で生じます．ほぼ同じ髄節レベルである後脛骨神筋（脛骨神経支配）の脱力の有無で鑑別します．

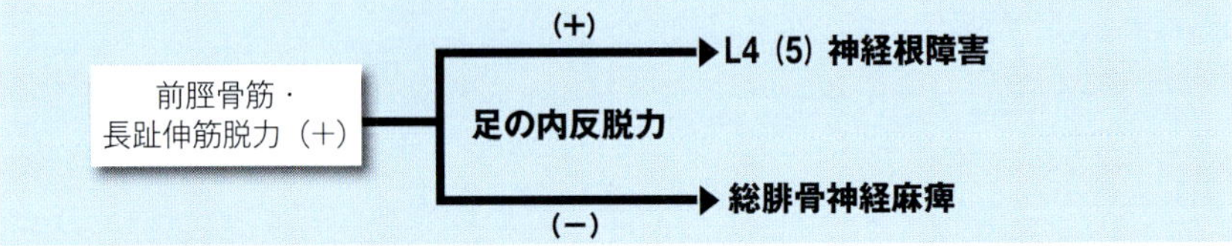

**表 36- 3c　痙性片麻痺歩行，痙性対麻痺歩行
大脳または脊髄の障害（上位運動ニューロン障害）**

病歴 「股関節，膝関節，足関節が曲がらない」	脚がつっぱる 膝を曲げることが出来ない 階段を下りる方が難しい
歩行の特徴	両足が突っ張ったまま歩く，ロボットの様な固い歩行 股関節は内転，内旋し，両大腿をこする様になる つま先はあまり床から上がらず，足で床をこする様になる
診察での確認	腱反射亢進，足クローヌス，折りたたみナイフ現象 臥位で力を抜いてもらった状態で急に膝を持ち上げると，踵が床から離れる． →筋トーヌスが亢進している所見
鑑別診断	片麻痺：慢性硬膜下血腫，脳血管障害後遺症，多発性硬化症 対麻痺：亜急性連合性脊髄変性症（VitB12 欠乏症），頚椎症性脊髄症，多発性硬化症，前脊髄動脈症候群，膠原病性脊 髄炎，HTLV-1 関連性脊髄症，脊髄腫瘍など

S 痙性歩行を疑ったら，「何も無い平地や，階段を降りている時に，急にカクンと膝の力が抜けて転んだ / 転びそうになった事がありますか？」と聞いてみましょう．上位運動ニューロン障害で痙性があると，下肢は突っ張った状態で伸展位になります．しかし一旦膝が曲がると，体重を支えきれず急に膝がカクンと力が抜けた様になります．「階段を降りる時は，手すりを持って一歩ずつ降りている」と言った場合は，「下の段に進める足は，毎回右足ですか？左足ですか？」と聞いてみましょう．上の段に残す足は，膝を屈曲したまま体重を支えるので健側になり，したの段に進める足は痙性がある足になり，反射やバビンスキー徴候をしっかり診ようと意気込みます．

表 36- 3d　感覚性失調性歩行　脊髄後索または，抹消神経の障害

病歴 「深部知覚（位置覚）が障害されている」	階段を下りることが難しい 夜間明り無しでトイレに行くのが難しい 洗面時に，洗面所によりかからないとよろける（洗面現象）
歩行の特徴	開脚姿勢，歩行が不器用で不安定 自分の脚の位置がわからないので，必要以上に脚を高く上げて，足元を見ながら歩く
診察での確認	Romberg 徴候陽性（閉眼で動揺が増悪） 関節位置覚，振動覚の低下
鑑別診断	亜急性連合性脊髄変性症（VitB12 欠乏），銅欠乏，神経梅毒（脊髄ろう），頚椎症性脊髄症，後脊髄動脈症候群，多発性硬化症など シェーグレン症候群での末梢神経障害，傍腫瘍症性末梢神経障害，CIDP, HIV, DM など

S 感覚性失調脊髄後索や末梢神経障害により，関節の位置情報が入力されないことが原因です．視覚情報で有る程度代償されますが，閉眼や暗所では視覚での代償が効かないのでふらつきが増悪します（Romberg 徴候陽性）．運動の出力系である小脳の異常は，視覚情報で代償されません (Romberg 陰性）．

表 36- 3e　小脳性失調性歩行

病歴 **「小脳の障害：バランス，測定，リズム，加速度の障害」**	酔っ払ったような歩行になり，ターンも難しい 階段を下りることが難しい 歩き始めが特に難しい 酔っ払った時のように，ろれつが回りにくい
歩行の特徴	開脚姿勢，手はバランスを取る様に広げて振りは少なくなる 脚を出す速さ，範囲，方向が不規則になる
診察での確認	注視方向性眼振，構音障害（Slurred speech）ラ行が難しい，指鼻指試験，膝踵試験
鑑別診断	ウェルニッケ脳症（VitB1 欠乏症)，バルプロ酸中毒，アルコール性小脳変性症，中毒性小脳変性症（鉛，マンガン，有機水銀），甲状腺機能低下症，傍腫瘍性小脳変性症，脊髄小脳変性症，小脳腫瘍など小脳病変を来たすもの多数

S 失調では，感覚性失調でも小脳性失調でも開脚位でバランスを取ろうとします．小脳症状を疑った場合は，眼振，構音障害，四肢／体幹失調を診察で確認します．

図 36- 1

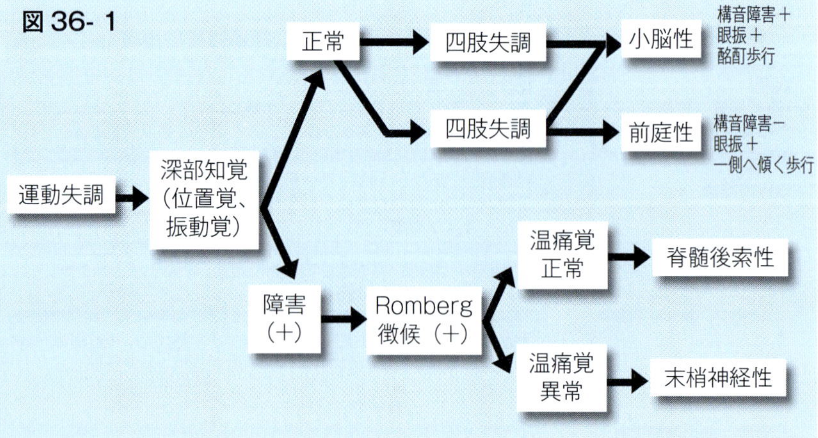

表 36- 3f　パーキンソン歩行　パーキンソン類縁疾患

病歴「錐体外路系の障害」	・・・	歩幅が小さくなった（小刻み歩行） 人と一緒に歩くと徐々に遅れるようになった 寝返りが難しくなった，手が震えるようになった 声が小さくなった
歩行の特徴	・・・	前屈みの姿勢，閉脚姿勢，手の振りがない 小刻み，すり足歩行，体の向きを変えるときもゆっくり 転倒しやすい
診察での確認	・・・	安静時振戦，無動，固縮，姿勢反射障害（後ろへ倒れやすさが先に出現） 回内回外試験，Finger tapping，カウンター徴候
鑑別診断	・・・	薬剤性パーキンソニズム，パーキンソン病，パーキンソニズムを呈する疾患

S パーキンソン病は病期が進んでも左右差が保たれる点が特徴の一つです．錐体路系，小脳系でも異常所見が出ますが，回内回外試験や finger tapping の左右差を見る診察は薬剤性パーキンソニズムとの鑑別で有用です．また，悪性腫瘍が疑われるほどの体重減少を来たすこともしばしば経験します．

表 36- 3g　失行性歩行　正常圧水頭症，脳血管性パーキンソニズム

病歴「前頭葉の障害」	・・・	歩幅が小さくなった（小刻み歩行） 歩き始めの 1 歩が出しにくい 方向を変えることも難しい
歩行の特徴	・・・	開脚姿勢，手の振りは保たれている 足が床からほとんど離れない（Magnet gait）
診察での確認	・・・	上肢の無動がないこと つぎ足歩行（失行性歩行では出来ない） 手掌頤反射（前頭葉徴候）など
鑑別診断	・・・	高血圧，喫煙，糖尿病　→　脳血管性パーキンソニズム 認知機能低下，尿失禁（尿意切迫）　→　正常圧水頭症（NPH）

S すり足歩行で，初めの一歩が出しにくく，パーキンソン病と鑑別が必要になりますが，腕の振りが保たれて，開脚姿勢であることが大きく異なる点です．パーキンソン病はつぎ足歩行は出来ることが多いですが，正常圧水頭症や脳血管性パーキンソニズムでは出来ないことが多い点も鑑別の役に立ちます．

Key Words

正常圧水頭症

60 歳以上の高齢者に発症するとされ，髄液の吸収障害により髄液圧の上昇を来たさない程度の緩徐さで脳室が拡大してくる病態．歩行障害，認知機能低下（前頭葉症状），尿意切迫（尿失禁）を 3 徴とする．脳室シャント手術という治療法がある疾患で，治療可能な認知症として知られる面もあるが，実は歩行障害が最も早期に出現しやすい．診断および，治療として行うシャント術の有効例を適切に選び出すため，髄液排除テスト（タップテスト）を行い，症状の改善を確認する．（特発性正常圧水頭症の診断の骨子を下に記す）

＜特発性正常圧水頭症（iNPH）の診断の骨子＞

〜〜〜〜〜〜〜〜〜〜〜〜〜〜〜〜〜〜〜〜〜〜〜〜〜〜〜〜〜〜〜〜〜〜〜

Possible iNPH (1 ～ 6 は必須項目)	1. 60 歳以降に発症 2. 歩行障害，認知機能低下，尿失禁の 1 つ以上認める 3. 脳室拡大：Evans index ＞ 0.3 4. 髄液圧：200mmH_2O 以下 5. 他疾患により症状を説明できない

〜〜〜〜〜〜〜〜〜〜〜〜〜〜〜〜〜〜〜〜〜〜〜〜〜〜〜〜〜〜〜〜〜〜〜

表 36- 3h　間欠性跛行

病歴 「血流の障害，または馬尾・神経根の障害」	歩き始めは良いが，長距離を歩くとふくらはぎ･大腿部･臀部に痛みが生じる．休めば痛みは無くなり歩行可能となるため，休み休み歩く歩き方になる
歩行の特徴	＜下肢閉塞性動脈硬化症（ASO）＞ 立ったままでも症状は改善する． 冷感がある． 安静時にも疼痛が有る場合，重症虚血肢（critical limb ischemia：CLI）と呼ぶ ＜腰部脊柱管狭窄症＞ 座る，横になってから休むと改善 臀部から大腿後面，下腿外側，足に放散する痛み（坐骨神経痛） 自転車で前傾姿勢になれば，いくらでもこげる
診察での確認	脈拍触知，皮膚色調，温度，L5 や S1 の神経徴候の確認

S ASO は運動による相対的な虚血で痛みが出現するため，立ったままでも歩行を休止すると症状が改善します．腰部脊柱管狭窄症は馬尾・神経根の物理的な圧迫が原因であり，前屈位で症状は改善します．

R1 視診でみるポイントが多い印象でしたけど，まず問診．そして，特徴的な歩行障害を知るということですね．流れをまとめました！（図 36- 2）

図 36- 2　歩行障害の診療のフローチャート

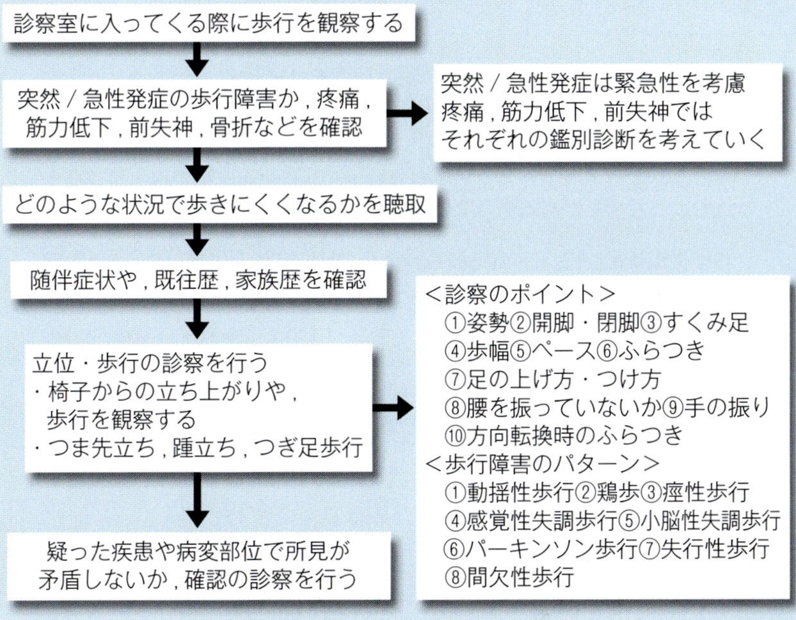
診察室に入ってくる際に歩行を観察する
突然 / 急性発症の歩行障害か，疼痛，筋力低下，前失神，骨折などを確認
突然 / 急性発症は緊急性を考慮
疼痛，筋力低下，前失神では
それぞれの鑑別診断を考えていく
どのような状況で歩きにくくなるかを聴取
随伴症状や，既往歴，家族歴を確認
立位・歩行の診察を行う
・椅子からの立ち上がりや，
歩行を観察する
・つま先立ち，踵立ち，つぎ足歩行
疑った疾患や病変部位で所見が
矛盾しないか，確認の診察を行う
＜診察のポイント＞
①姿勢②開脚・閉脚③すくみ足
④歩幅⑤ペース⑥ふらつき
⑦足の上げ方・つけ方
⑧腰を振っていないか⑨手の振り
⑩方向転換時のふらつき
＜歩行障害のパターン＞
①動揺性歩行②鶏歩③痙性歩行
④感覚性失調歩行⑤小脳性失調歩行
⑥パーキンソン歩行⑦失行性歩行
⑧間欠性歩行

S 素晴らしいですね！歩行障害を来たす疾患は多くて大変ですが，視診だけで診断がつく疾患もあって勉強し甲斐のある症候だと思いますよ！

見逃してはならない疾患（OKとNG）

R2 症例の相談をしても良いですか？

S もちろん！どうぞ！

症例 1：65 歳男性　既往歴に特記事項はありません．

2 年前から長い距離を歩くと両足がしびれ，休むと改善するので，休み休み歩いていたそうです．3 カ月ほど前から階段から下りる時に手すりがないと転びそうになるため受診されました．足底は歩く時にジャリを踏むような感じが有るそうです．

バイタルサインは血圧 130/70mmHg 脈拍 82/ 分（整）呼吸数 14 回 / 分　体温 36.3℃ SpO_2 99%

疼痛や関節拘縮は無く，立ちくらみもありません．歩行では姿勢，歩幅，腕の振りに異常無く，ふらつきもあまりはっきりしませんでした．間欠性跛行と両足裏の異常感覚から腰部脊柱管狭窄症の可能性が高いと考え，腰椎の X 線と MRI を考えています．

S 疼痛，関節拘縮，前失神を確認したのは良いですね．

R2 はい！有難うございます！

S しかしこれは「ＮＧ」です．自分で疑った疾患は，必ず診察で確認をすることが大切です．それに「階段を下りる時転びそうで手すりが必要になった」という受療動機となった訴えの説明が付きませんね？

R2 神経診察に自信がなかったので，つい…．それに，見た感じあまりふらつきがはっきりしなかったので，足のしびれのせいかなと思いました．

S 患者さんの訴えはとても感度が高いのですよ．見た感じ問題が無くても，何かあるはずと考えることが大切です．…この方は階段を下りる時の方が難しいのですね？

R2 はい，上がる時よりも下りる時が難しいと言われていました．

S そうすると，失調か，下肢の痙性かを考えたいですが，診察時の歩行にふらつきがなかったなら失調よりは，痙性歩行を考えたいですね．痙性歩行の人は足の膝が急にカクンと折れるように力が抜けるということがあるのでこれは病歴で，下肢の腱反射とバビンスキー徴候を診察で確認しましょう．

症例 1 の続き：

階段を降りる際，上の段に残した足の膝がカクンと折れるようになるため，手すりを使用しているとのことであった．良く見ると，床から足の上がりは少なく歩行は，ロボットの様であった．診察では両下肢で腱反射の亢進を認め，上肢でも腱反射が亢進していたことから頚椎症が疑われた．頚椎 MRI, 腰椎 MRI 施行し頚椎症性脊髄症，腰部脊柱管狭窄症の診断となり，整形外科へ紹介となった．

S この対応は「ＯＫ」です．原因は１つとは限りません．受診動機をしっかり吟味しましょう．

推奨する基本的治療（OK と NG）

R3 次の症例を相談させて下さい．

症例 2：75 歳男性　既往歴　2 年前　うつ病，1 年前　前立腺肥大で近医フォロー中です．

内服薬は抗精神病薬も飲まれているそうですが，一人暮らしで詳細は不明です．3 カ月前から歩行が難しくなり，一人暮らしが困難になったので先日入院されました．
バイタルサインは血圧 140/70mmHg 脈拍 70/ 分（整）呼吸数 10 回 / 分　体温 36.0℃ SpO_2 99%　疼痛や関節拘縮は無く，立ちくらみでもないとのことです．歩行は著明なすくみ足を認め，小刻み・すり足歩行でした．診察では筋力は正常，安静時振戦ははっきりせず，上肢の固縮も軽度でした．すり足・小刻み歩行からパーキンソン病の可能性を考え神経内科コンサルトを予定しています．

S すくみ足，すり足はありますが，安静時振戦や固縮がなくパーキンソン病としては非典型的ですね．しかも，一人暮らしだと経過がはっきりしない可能性がありますね．

R3 自分もそう思ったんですが，他に思いつかなくて….

S 他院で，抗精神病薬を処方されている点は，薬剤性パーキンソニズムも疑いますが，上肢の症状が軽いのが合いませんね．腕の振りはどうでしたか？

R3 ！そういえば，ちゃんと振っていました！

S そうすると，『歩行失行』と表現される病態かもしれません．鑑別は脳血管性パーキンソニズム，正常圧水頭症が上がります．この方は動脈硬化のリスクは既往歴にありませんね，正常圧水頭症の3徴のうちの尿失禁や認知機能低下はどうでしょう？

R3 近医でフォロー中のうつ病と前立腺肥大がありますが，関係があるかも知れません．もう一度情報収集してみます．

症例2の続き：

近医へ問い合わせると，尿意切迫に対するαブロッカー処方であり，前立腺肥大は確認はしていないとのことであった．近所に住む親戚の話では，2年前にはすでに歩きは小刻みを認めていたが，一人暮らしは何とか出来ていたとのことであった．診察上，若干自発性が低下している印象を受けるが，抑うつ気分などは明らかでなく，HDS-R 22/30点と，自発性低下を主体とする認知機能低下を認めた．歩行を再度視診すると，開脚位で腕の振りは保たれており，小刻み・すり足歩行で，パーキンソン病患者では可能なつぎ足歩行は出来なかった．尿意切迫，自発性低下を主体とする認知機能低下，歩行障害は正常圧水頭症の3徴であるため，頭部CTおよび，頭部MRIの冠状断を撮影したところ，高位円蓋部の脳溝の狭小化，Evans index ＞ 0.3であり，正常圧水頭症が強く疑われた．シャント術の適応判定のため，タップテストを施行した．Up and Go Testは時間・歩数ともに30%以上の改善を認め手術適応と考えられた．脳室 - 腹腔シャントを施行しすくみ足はほとんど見られなくなり，認知機能も改善した．

S この対応は「ＯＫ」です！手術が奏功して良かったですね！診断基準には60歳以上の高齢者に発症するとあり，既往歴が多くなりやすい高齢者では認知機能低下や尿失禁は，正常圧水頭症による症状と気付かれないケースもあります．情報収集の上，それらをきちんと整理して紐解いていくことが必要です．

R3 治療可能な病態ですから，積極的に疑いたいですね！

上手なコンサルトの仕方（OKとNG）

R4 次の症例もお願いします．

症例3：48歳女性　主訴　昨晩転んだ

既往歴　精神科クリニックへ通院中飲喫煙40本／日×22年．数ヶ月以前から夜トイレに行く際に歩きにくさを自覚．昨晩廊下で転んでしまったため受診されたとのことです．何か脳の病気ではないかと，ずっと不安な感情を訴えられます．
バイタルサインは血圧142/62mmHg 脈拍72/分（整）呼吸数12回/分　体温36.0℃ SpO_2 99%　転倒での外傷は無し．平地歩行は問題なし．筋力低下も無し．深部腱反射はアキレス腱が少し出にくかったですが，左右差を認めませんでした．手足のしびれも以前から軽くあるのが今日はひどいと言われるのですが，何せ神経質な方なので過換気の可能性も考えられます．とにかく脳の病気が心配ということなので，頭部CTで安心して頂き経過観察にしようと思うのですが….

S これは「NG」ですね！確かに訴えが多そうな方で大変だと思いますが，その中にも大事なキーワードが隠れていますよ？

R4 あれ？転倒を気にし過ぎている方かな？と思っていたのですが…

S『夜トイレに行く時に限って歩きにくい』というのは『暗い所で歩きにくい』と言いかえられますね？こういう時に診察すべきものは？　なんでしょう？

R4 えっと…眼をつむれば暗い状況と同じなので，Romberg徴候ですか？

S わかってるじゃないですか！暗所で悪化するふらつきは，感覚性失調症を疑いましょう．「洗顔時にふらつきませんか？」や「足の位置が分かりにくかったりしますか？」と聞くのも効果的ですね．確認の診察としてRomberg徴候や，深部知覚（振動覚，関節位置覚）を診察しましょう．

R4 腱反射が減弱しているとすると末梢神経障害ですか？

S 実は少し専門的ですが，感覚神経でも太い有髄繊維（振動覚，関節位置覚）が優位に障害されやすい病態があって，シェーグレン症候群と，傍腫瘍症候群による亜急性感覚性失調症が知られています．ヘビースモーカーですのでこれも少し頭の片隅に置いときますか．

症例３の続き：

Romberg 徴候は陽性，両下肢で振動覚　5sec/5sec と低下を認めた．腱反射は下肢低下し，両下肢遠位優位に温痛覚障害を軽度認め，多発神経炎と考えられた．血液検査，ガムテスト，シルマーテストからはシェーグレン症候群は否定的であった．数か月で進行する亜急性の感覚性失調症であり，傍腫瘍症候群をおこす頻度の高い肺小細胞癌を疑い胸部 CT を施行した．異常を認め，呼吸器内科コンサルトし精査を進める方針となった．

S　この対応は「ＯＫ」です．キーワードを拾い上げることが大切ですよ．

Updates

正常圧水頭症の有病率

ノルウェーで iNPH の有病率を調査したスタディ．有病率は 50 ～ 59 歳では 3.3 人／ 10 万人，60 ～ 69 歳で 49.3 人／ 10 万人，70 ～ 79 歳では 181.7 人／ 10 万人と，加齢に伴い有病率が上昇していた．高齢になればなるほど基礎疾患は多彩になりがちで，独居や家族不在などにより不確実な情報が増えるため，診断はより困難になるものと予想される．しかし，治療法が存在するため常に念頭に置くべき疾患であると筆者は考える．

（Acta Neurol Scand. 2008,vol.118, no.1, p. 48-53.）

（土肥　栄祐）

37 しびれ

診療ルール

1. 「しびれ」の内容を吟味する(感覚障害，運動障害，血行障害，その他)
2. 「突然発症」や「中枢由来」の「しびれ」は急ぐ！
3. 分布から鑑別診断を考え，それぞれの pitfall を知る
4. 全身性疾患（特に VitB12 欠乏や薬剤）による末梢神経障害を見落とさない！

ポイント

S 「しびれ」は鑑別診断が非常に多岐にわたりシステマティックにアプローチをする必要がありますが，まず「しびれ」と言われたら何を考えますか？

R1 「ビリビリする」とか，「感覚が鈍い」とかですか？

S 実際は，運動障害やレイノー症状，手のこわばりも「しびれます」という訴えで来られます．「しびれ」の内容が何なのかを具体的に聞くことが大切です．問診で感覚障害と思っても，筋力低下が併存していることもあるので診察で確認することも大切です．

表 37- 1 「しびれ」と表現される症状

感覚障害	異常感覚 感覚鈍磨 痛覚・錯感覚	ジンジン感，ピリピリ感 感覚が鈍い，一枚膜を挟んだ感じ 触るとピリッとする
運動障害	運動麻痺 運動失調 錐体外路症状	力が入らない 力ははいるが思うように動かせない，歩行でふらつく ものが使いづらい
血行障害	レイノー症状	冷たい，皮膚が真っ白になる
その他	不随意運動	手が震える（振戦）

R1「しびれ」＝「感覚障害」と先入観を持たないことが大切なんですね！

S 同時に『急ぐ』「しびれ」かどうかの判断が大切です．まず局所の循環障害でないか，次に中枢由来のしびれかを考えます．突然発症などの発症様式や目の前で進行するものは対応を急ぐことが多いので要注意です．

表 37-2　緊急のしびれ

心房細動，カテーテル検査後，ASO	急性動脈閉塞症（5P's※を診察）など
ギプス着用，整形外科術後，外傷後	コンパートメント症候群
突然／急性発症，危険因子	脳血管障害，椎骨脳底動脈解離など
顔面のしびれ（タマネギ様）	脳幹病変（多発性硬化症など）
膀胱直腸障害，麻痺を伴う両下肢／臀部の感覚障害	脊髄・馬尾障害
短時間で上行・増悪する手足の麻痺	ギランバレー症候群（呼吸筋麻痺の可能性）

※ 5P's　① pain（疼痛）② paller（蒼白）③ pulselessness（脈拍喪失）④ paresthesia（異常知覚）⑤ paralysis（麻痺）

R1 急性動脈閉塞では治療のゴールデンタイムが 4 〜 6 時間と言われてますし，脳梗塞では t-PA の適応かどうかが問題になりますものね．

S 感覚障害だけでなく，麻痺などの併存する症状がないかどうかは常に考えます．高齢者や OPLL の方では転倒も重要です．頚椎が狭い方は軽微な外傷でも麻痺が出現することがありますからね．

次に時間単位で急ぎはしないが，見逃したくない疾患も見てみましょう．キーワードで対比してみてみましょう．

表 37-3 見逃したくないしびれ

胃切後，悪性貧血，高齢者，完全菜食主義者	VitB12 欠乏（亜急性連合性脊髄変性症）
抗がん剤など	薬剤性末梢神経障害
重金属，薬品を使用する職業，周囲に同様の症状	中毒性末梢神経障害
ヘビースモーカー，体重減少，悪性腫瘍	傍腫瘍症候群（60%が悪性腫瘍に先行）
説明のつかないしびれ，微熱，触れる皮疹，腎障害	血管炎
STD のリスク	HIV 感染
ICU 入室中重症患者	重症疾患多発ニューロパチー
若年女性，腹痛発作，家族歴	ポルフィリア (運動神経優位の障害)
神経領域に一致する間欠的な刺すような痛み	帯状疱疹ヘルペス（痛みが皮疹に先行）
急性発症し再発・寛解，視神経炎	多発性硬化症
手指・口唇のしびれ，テタニー，血圧測定時に手指の伸展，痙攣	低 Ca 血症
若年女性の手足・口唇のしびれ	過換気症候群
高齢者の過換気症候群	背後に重篤な疾患が隠れていることあり

S 特に VitB12 欠乏症は治療可能ですが，遅れると不可逆的な変化を来たすので要注意です．薬剤性も原因薬物の中止という選択肢があり，時間はかかりますが丁寧な問診が肝になります．頻度の高いものとして，頚椎疾患，腰椎疾患，絞扼性ニューロパチー，糖尿病性や尿毒症やアルコールでのニューロパチーもあります．

R1 うーん，急ぐもの，見逃したくないもの，頻度の高いもの・・・鑑別がとても多いですが，いったいどう整理したら良いのでしょうか？

S 感覚障害の分布から鑑別疾患を考えるのが良いですよ．分布を6つに分けて，鑑別診断と pitfall をまとめてみましょう．(図 37-1,2)

図 37- 1　感覚障害の分布

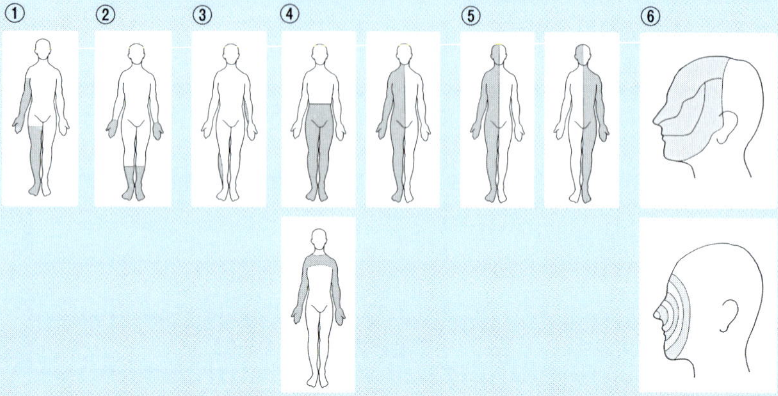

図 37- 2

①一肢の感覚障害：血流障害・絞扼など局所の病変が多い

循環障害：　急性動脈閉塞，コンパートメント症候群，閉塞性動脈硬化症（ASO）など

絞扼性，圧迫性
○上肢：　手根管症候群，肘部管症候群，胸郭出口症候群，頚椎症
○下肢：　腰椎椎間板ヘルニア，腰部脊柱管窄，異常感覚性大腿痛など

脳血管障害：　手口症候群（対側視床），偽性神経根性分布（大脳皮質感覚野）

Pitfall
手のしびれで脳血管障害のこともある．
口のしびれや立体覚も確認する．

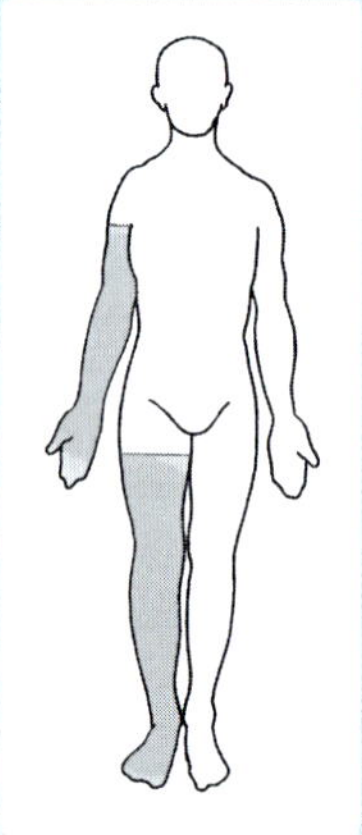

S 稀ですが大脳皮質感覚野の梗塞で上肢のみ・手のみのしびれを来たすことがあり，立体覚障害が強くなります．「ポケットの中のものがわかりますか？」と聞いてみましょう．

図 37- 2

②手袋靴下型の感覚障害＝多発神経炎　全身性疾患で左右対称性に末梢神経障害が進行するため鑑別も多く，解剖学的アプローチは取りにくい．典型例では初発は足先からが多く，下腿1/2より上行すると両手のしびれが生じてくる．

＜高頻度なもの＞
・代謝性：糖尿病性，尿毒症，VitB12欠乏症，アルコール性ニューロパチー
・内分泌性：甲状腺機能低下症
・薬剤性・中毒：抗がん剤，重金属（ヒ素，水銀，鉛など），殺虫剤（有機リン系）

＜見逃したくないもの＞
・悪性腫瘍：傍腫瘍症候群（特に肺小細胞癌），多発性骨髄腫（時にPOEMS症候群）
・自己免疫性：ギランバレー症候群，シェーグレン症候群，血管炎，サルコイドーシス
・感染症：HIV，らい菌，梅毒，Lyme病
・遺伝性：ポルフィリア
・重症疾患多発ニューロパチー

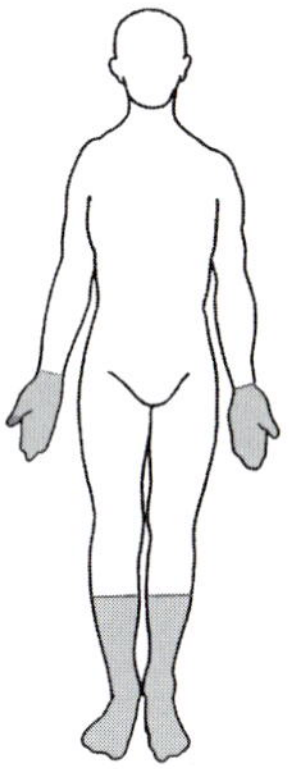

Pitfall
頸髄症でも手袋靴下型に分布する感覚障害を呈することがある．
両手のしびれのみのVitB12欠乏症もある（楔状束病変）

S 鑑別診断が多く解剖学的なアプローチが取れないので，高頻度なものや，見逃したくないものを抑えておきましょう．また，両下肢のしびれの時は，脊髄・馬尾病変の除外から始めることも重要です．

Key Words

多発神経炎の鑑別診断「DANG THERAPIST」

D iabetes：糖尿病
A lcohol abuse：アルコール大量摂取
N utritional：ビタミンB1，B6，B12や葉酸などの欠乏．（銅欠乏はB12と同様の症状）
G uillan-Barre syndrome：ギランバレー症候群と他の特発性
T umor-related：傍腫瘍症候群や多発性骨髄腫（稀にPOEMS症候群）
H ereditary：Charcot-Marie-Thooth など
E ndocrine：甲状腺機能低下症，末端肥大症
R enal：尿毒症
A myloidosis：アミロイドーシス
P orphhyria or Polycythemia：ポルフィリアや赤血球増加症
I nfections and Immune-mediated disorders：AIDS，らい病，Lyme病，梅毒，血管炎など
S arcoidosis：サルコイドーシス
T oxic and Drugs：ヒ素，タリウム，鉛，水銀，殺虫剤，抗がん剤など

図 37- 2

③多発単神経炎　全身疾患によるが，非対称性に末梢神経が 2 本以上障害された場合

・糖尿病
・血管炎（PN, MPA, AGA, Wegener 肉芽腫症 ,SLE,RA）
・HIV 感染症
・傍腫瘍症候群

Pitfall
説明のつかない『非対称性のしびれ』を見たら血管炎を必ず鑑別に！

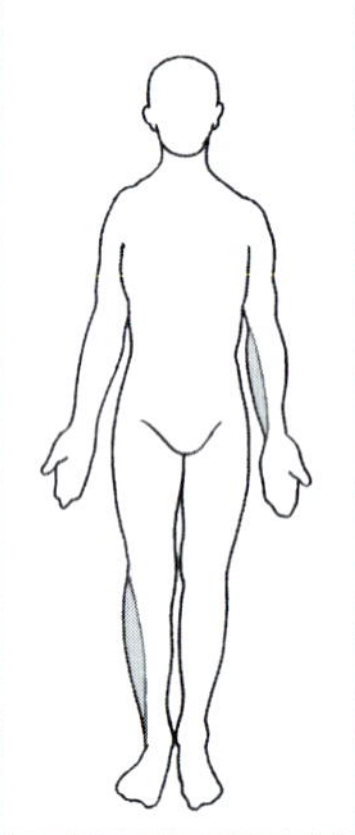

S 血管炎は治療が遅れると全身合併症が進行するので早期の診断・治療が望まれます．

図 37- 2

④脊髄・馬尾障害による感覚障害

脊髄…亜急性連合性脊髄変性症（VitB12 欠乏），頚椎症，多発性硬化症，脊髄癆（神経梅毒），脊髄空洞症，中心性脊髄障害，特発性硬膜外血腫，脊髄動静脈奇形など

馬尾…L1 以下の椎骨骨折，悪性腫瘍の転移，血腫での圧迫

宙づり型感覚障害…脊髄空洞症 (基礎疾患としてキアリ奇形 I 型やクモ膜炎，脊髄損傷など)

Pitfall
・脊髄症では感覚レベルの髄節～大後頭孔の間に病変がある．
・脊髄・馬尾の圧迫を疑った場合は，膀胱直腸障害を確認する！

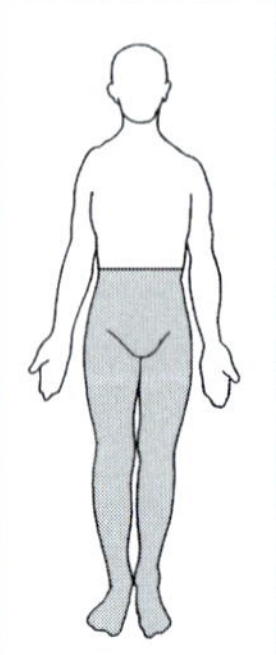
横断性脊髄障害

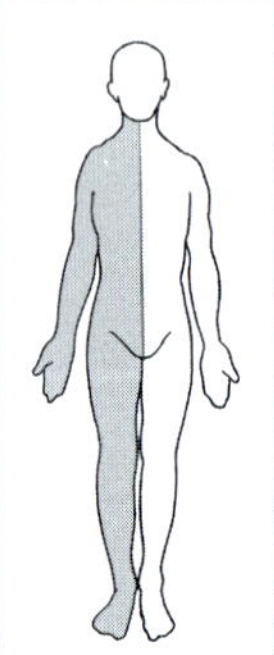
片側の上位頸髄障害

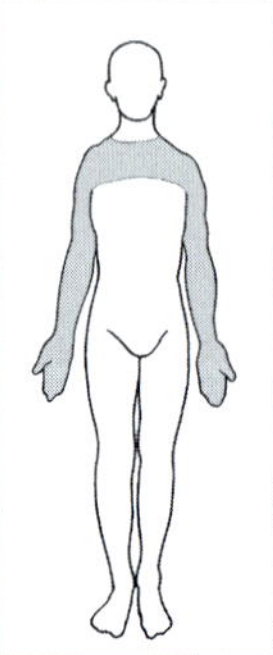
宙づり型感覚障害

S 足から下腿，大腿と上行するしびれでは脊髄を外から圧迫する病変を考えます．

図 37- 2

⑤大脳～脳幹の障害による感覚障害（分布が特徴的）

・突発／急性発症・・・脳血管障害，椎骨脳底　動脈解離，多発性硬化症など
・脊髄，延髄，橋では知覚解離が起こりやすい．・中脳～視床では全感覚消失．

Pitfall
・視床病変→手口症候群
・皮質感覚野の病変→偽神経根症候群，偽性末梢神経障害

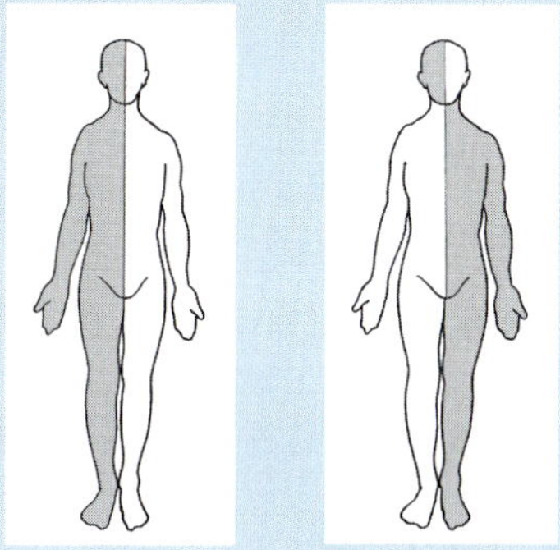

S 顔面を含む半身のしびれ感や手口症候群など特徴的な分布をとります．突発／急性発症および脳血管障害のリスクファクターを加味して疑いましょう．

図 37- 2

⑥顔面のみの感覚障害

・三叉神経分枝タイプ・・・三叉神経痛，帯状疱疹，Numb chin syndrome
・タマネギ様の延髄タイプ・・・多発性硬化症，サルコイドーシスなど

Pitfall
・三叉神経痛は，血管が接して拍動の刺激により生じる間欠的な鋭い痛み！
持続する異常感覚では，三叉神経への腫瘍浸潤や脳幹病変を考える！

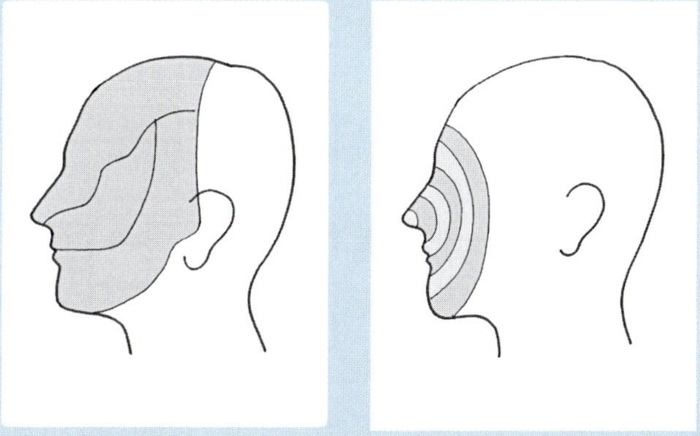

R1 なるほど，分布で分けると少しすっきりしましたね．

S さらに異常感覚がある部位で，a) 表在覚 (温痛覚)，b) 深部知覚 (振動覚，関節位置覚)，c) 皮質性感覚 (2 点識別覚，立体覚) を診察してどの感覚が障害されているか？ということも注目しましょう．通常は，a) と b) の診察だけで良いでしょう．c) の診察で見る立体覚は視床より上位の病変で障害され易いとされます．a) と b) のどちらが障害され易いと言うのも病態によって異なります．末梢神経障害を例にとると，アミロイドによるニューロパチーでは温痛覚の障害が深部知覚より強くなり，糖尿病性偽脊髄癆ではその逆になります．

R1 感覚の中にも種類があって病態に結び付くわけですね．

S 分布ごとに分けましたが，①～③は末梢神経障害で，④⑤と⑥の一部は中枢神経の障害ですよね．例えば腱反射を取れば末梢の障害では低下し中枢の障害では亢進するように，分布から考えられる障害部位で矛盾が無いか診察で確認します．後は経過や他の情報，高頻度疾患や見逃したくない病気を考えます．「手のしびれ」では手根管症候群や頚椎症が多いですし，「足のしびれ」では糖尿病性ニューロパチーや椎間板ヘルニアなどが多いです．

R1 診療の流れをフローチャートにしてみました！

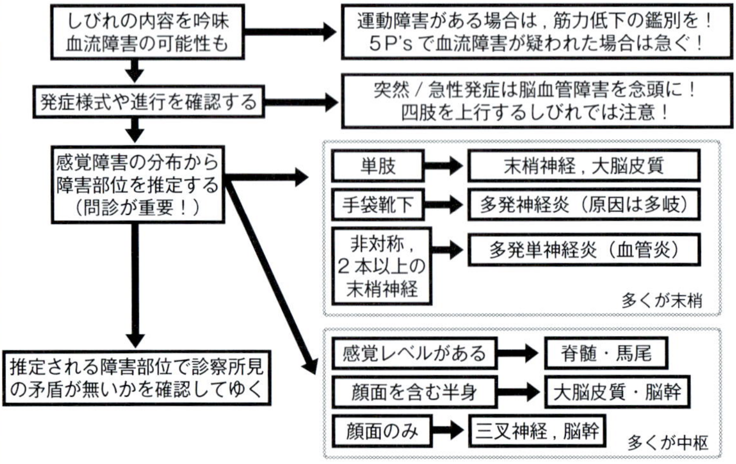

しびれの内容を吟味
血流障害の可能性も
運動障害がある場合は，筋力低下の鑑別を！
5P's で血流障害が疑われた場合は急ぐ！
発症様式や進行を確認する
突然 / 急性発症は脳血管障害を念頭に！
四肢を上行するしびれでは注意！
感覚障害の分布から
障害部位を推定する
（問診が重要！）
単肢
末梢神経，大脳皮質
手袋靴下
多発神経炎（原因は多岐）
非対称，
2 本以上の
末梢神経
多発単神経炎（血管炎）
多くが末梢
推定される障害部位で診察所見
の矛盾が無いかを確認してゆく
感覚レベルがある
脊髄・馬尾
顔面を含む半身
大脳皮質・脳幹
顔面のみ
三叉神経，脳幹
多くが中枢

R1 頻度の高い手のしびれや足のしびれはどの様に診たら良いのでしょうか？

S それでは「手のしびれ」と「足のしびれ」の診かたを勉強してみましょう．

＜手のしびれ＞

S まず前述のように血流障害が無いことを確認した後は，頻度の高い手根管症候群，肘部管症候群から考えます．それぞれ C6-C7 と C8-Th1 の神経根症との鑑別が必要です．

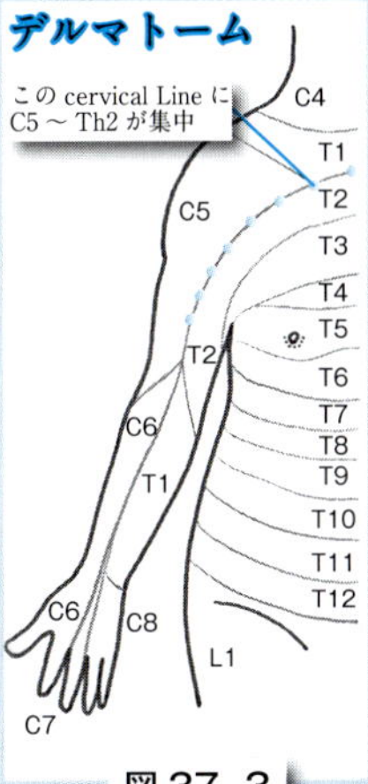

図 37- 3

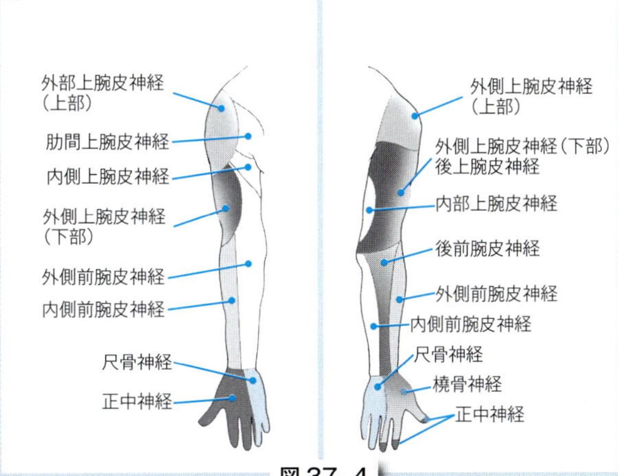

図 37- 4

①正中神経（手根管），尺骨神経（肘部管）の感覚障害では原則手首より先で，神経根症では手首より近位にまで及びます．正中神経と尺骨神経は環指の正中で感覚支配が分かれておりこれは頸部由来の感覚障害では起こりません．手根管症候群では Phallen テスト，Tinel サイン以外に，Hand Elevation Test（両手を挙上し 2 分以内に症状が出現するかどうか）も提案されています．（感度／特異度は，Phallen：67.5%／91%，Tinel：67.5%／90%，Hand elevation test 75.5%／98.5%）

Tinel 徴候←末梢神経の絞扼部の上から叩打するとしびれが末梢へ放散する所見．手根幹症候群でなくても生じる．

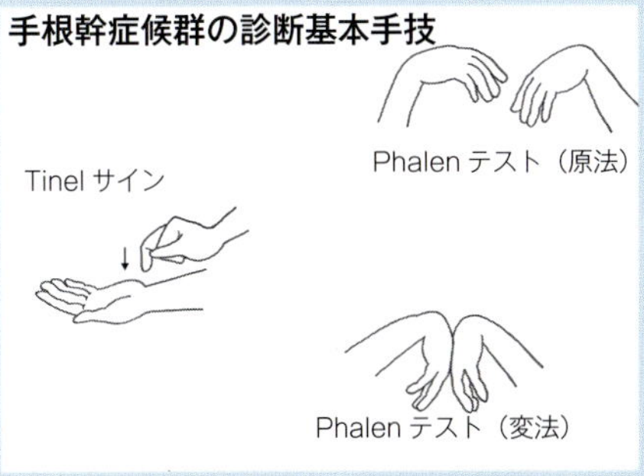

図 37- 5

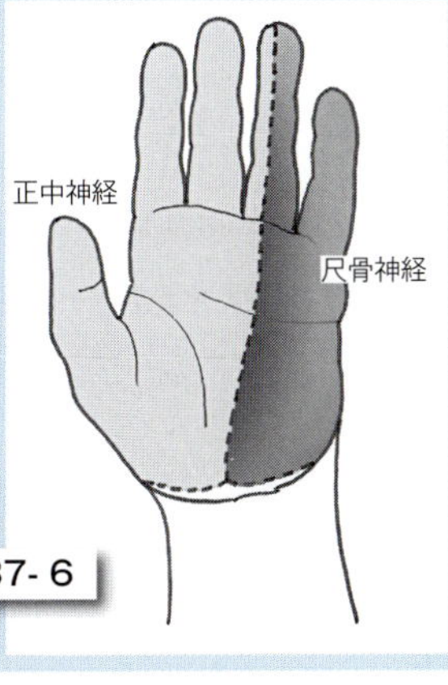

図 37- 6

手根幹症候群では進行すると，母指球の萎縮も来る．

S 手根管症候群は夜間・明け方に増悪することが多く，その場合は手首よりも近位が痛むこともあります．手を良く使う中年女性が典型例ですが，妊娠や内科疾患（甲状腺機能低下症，糖尿病など）に続発もします．

Key Words

「WRIST PAIN」 手根幹症候群の原因

Work-related：動作に関連した（職業歴：キーボード，楽器）
Rheumatoid arthritis 関節リウマチ
Infiltrative disorders：浸潤性疾患（アミロイドーシス（透析など））
Sarcoidosis：サルコイドーシス
Thyroid dysfunction：甲状腺機能低下症およびその他の内分泌疾患（主に糖尿病）
Pregnancy：妊娠
Acromegary：先端巨大症
Inflammatory tenosynovitis：炎症性腱滑膜炎（原因として，反応性関節炎，痛風，軟部組織感染症，播種性淋菌感染症）
Neoplasm：悪性腫瘍（主に白血病）

②神経根症は C6/7（C6 神経根）と C7/8（C7 神経根）で多く、初発時に痛みを伴う事が病歴上重要です。前根の刺激ではミオトームに一致した支配筋の筋緊張と筋肉痛様の痛みを呈し、後根の刺激ではデルマトームに一致して神経痛様の刺す様な痛みやしびれが出現します。C5，6 の神経根では肩の痛み、C7，8 の神経根では肩甲骨内側の痛みを伴う事が多いです。（特殊な例として C7 のミオトームの痛みとして大胸筋の疼痛が生じ、狭心症と似る事がありCervical angina と呼ばれます）
また、体幹では C4 ～ Th2 間のデルマトームがとても狭く Cervical line と呼びます。このラインを横切る様に爪楊枝などで擦り上げて急に痛みや感覚障害が出現した場合は C4 ～ Th2 の間の神経根症や脊髄症の可能性を考えます。

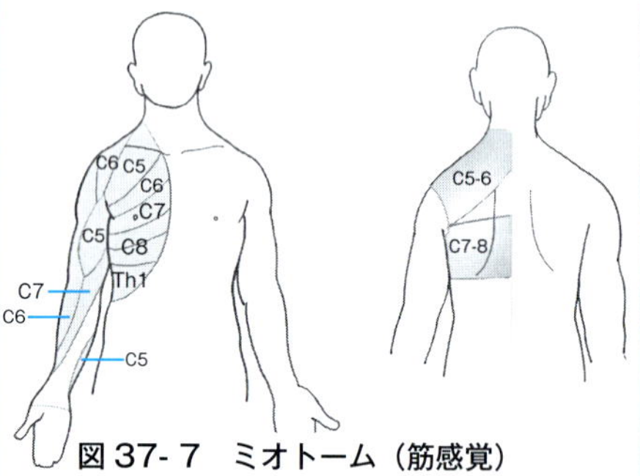

図 37- 7　ミオトーム（筋感覚）

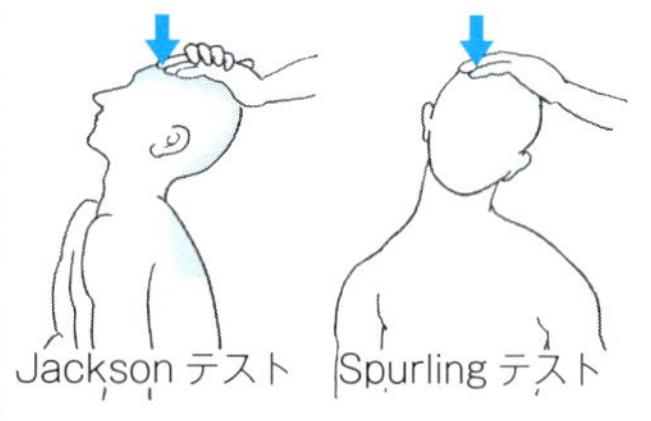

図 37- 8　神経根症の診察

③放散痛が無く，手のしびれのみの場合頸髄症も考えねばなりません．
（C3/4 で全指尖，C4/5 で 1-3 指，C5/6 で 3-5 指に感覚異常が出現することあり．C6/7 で指のしびれは起こらない）
・finger escape sign（小指離れ徴候）
・10 秒間手指開閉テスト（10 秒間で掌を下にして出来るだけ速くグーパーを繰り返すテスト正常で 25 回以上，20 回未満で脊髄症を疑う）
・バビンスキー徴候，深部腱反射，膀胱直腸障害の有無を確認しましょう．

④首・肩・腕の痛み・しびれ，冷感・脱力を訴えるなで肩の女性では胸郭出口症候群を疑います．鎖骨と斜角筋群による腕神経叢，鎖骨下動静脈が圧迫されることによります．（パンコースト腫瘍も腕神経叢障害を来たすことがあり，小指のしびれから始まる）

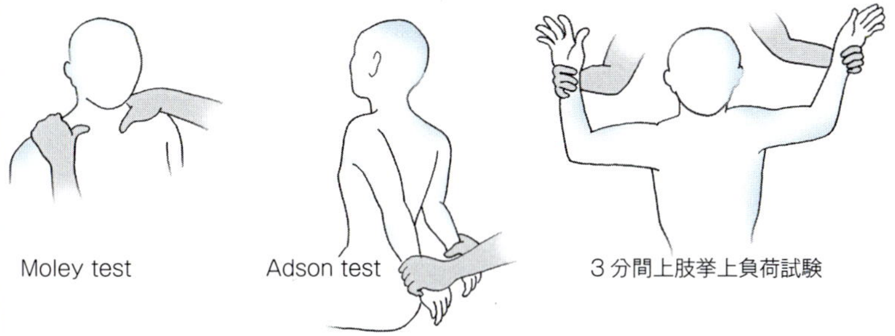

Moley test　　Adson test　　3分間上肢挙上負荷試験

・Moley test：鎖骨上窩，胸鎖乳突筋外側を圧迫し疼痛・しびれを誘発する．
・Adson test：両側橈骨動脈を触知しながら，頭部を大きく後ろに反らし，一側を向かせる．脈拍の減弱や疼痛が出現した側が病側．
・3分間上肢挙上負荷試験：つり革を持つように外転外旋位で3分間グーパーしてだるさやしびれで手を降ろしたら陽性．（頚椎症性神経根症では上肢を挙げると逆に楽になる）
⑤しびれのある側の口も診察します．脳血管障害の稀なtypeとしてpure sensory strokeがあります．多くが顔面を含む半身の感覚障害で発症しますがさらに稀な不全型として手口症候群を来たすことがあります．また，偽性神経根症と言われる皮質感覚野の障害で手のしびれのみのこともあり，これは立体覚障害が強いことがヒントになります．

R1 なるほど！よくわかりました！Pitfallを押さえつつ，解剖学的に考えていくのですね！

<足のしびれ>

S 次に「足のしびれ」を見ましょう．

①しびれが両下肢の場合：まず脊髄病変を除外します．
多発神経炎も鑑別に上がるが，裏も表も同じ高さまで障害される．
下肢の図を出して，裏と表を分けてみるようにする．

②主訴が疼痛：神経根症が多い
主訴がしびれ：脊髄症や馬尾神経障害が多い

③間欠性跛行がある：ASOと腰椎脊柱管狭窄での馬尾神経圧迫を鑑別
腰部脊柱管狭窄症の坐骨神経痛では立っただけでも痛みが生じますが，ASOでは歩行時のふくらはぎの痛みが典型的です．足背動脈が触れても除外は出来ませんので，足関節の収縮期血圧／上腕の収縮期血圧（ABI）を測定し0.9以下でASOを疑う．

④腰椎椎間板ヘルニアの 9 割は L4/5（L5 神経根）と L5/S1（S1 神経根）です .

［頻度の高い神経根の鑑別］

神経根	筋	反射	知覚	知覚固有領域
L4	足関節背屈	膝蓋腱反射	下腿内側	母趾と第 2 趾の間
L5	足趾背屈		下腿外側と足背	
S1	足関節底屈	アキレス腱反射	足外側	外果の下方

表に出来たら .
（大雑把には , つま先立ち（S1）, 踵立ち（L4, L5）を見る .）
L3/4 の様な高位椎間板ヘルニア（L4 神経根）では大腿神経に沿って大腿前面から膝内側にかけて放散痛がりますが , L4/5 や L5/S1 の様な下位椎間板ヘルニアでは坐骨神経に沿って大腿後面から下腿外側 , 後面さらに足趾に放散することもあります . 足背あるいは母趾への放散痛なら L5, 足底あるいは第 5 趾への放散痛なら S1 の神経根症です .

図 37-10

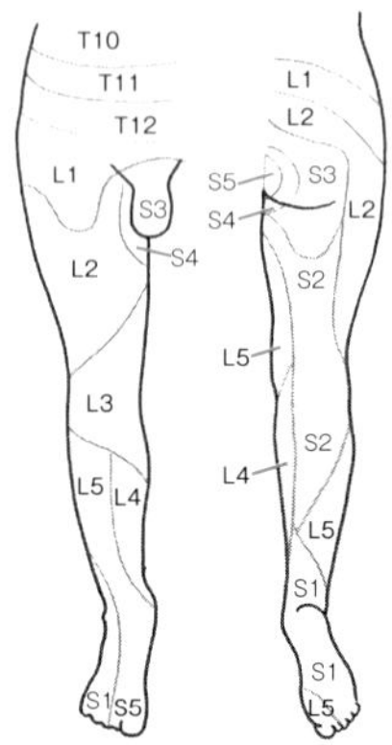

⑤他に解剖学的に絞扼性障害を来たしうる部位による感覚障害もあります .

・妊婦や肥満者での大腿外側の突然の痛み：
大腿外側皮神経異常感覚症（meralgia paraesthetica）上前腸骨棘に近い鼠径靭帯で Tinel 徴候を確認 .

・股関節前面 , 大腿内側のしびれ：
閉鎖神経絞扼性障害 .

・足底のみのしびれ：
内果後方の脛骨神経が屈筋支帯で圧迫される足根管症候群→内果後方で Tinel 徴候を見る

・ランナーで説明のつかない足背外側のしびれ：
外果から 7 ～ 10㎝上方で深部から浅層に出る浅腓骨神経絞扼→同部の Tinel 徴候を見る .

・足背のしびれで第 1-2 趾間に限局：
前足根骨管症候群（深腓骨神経圧迫）→足背動脈に沿って走るので足背動脈の Tinel 徴候を見る .

・第 3-4 趾間の歩行時痛や放散痛：
Morton's neuroma →第 3-4 趾間の知覚低下

図 37-11

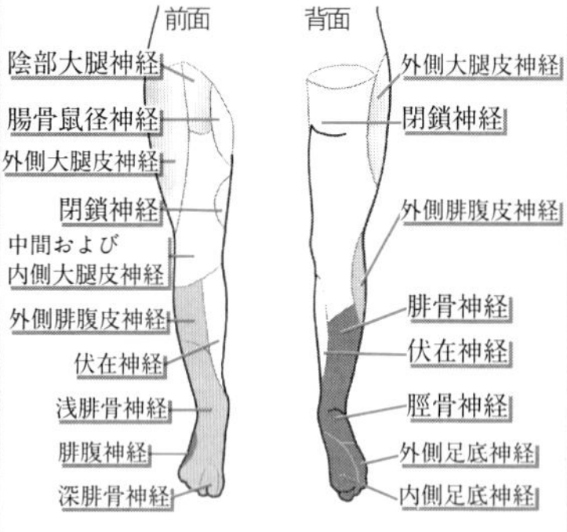

図 37-12　足根管症候群

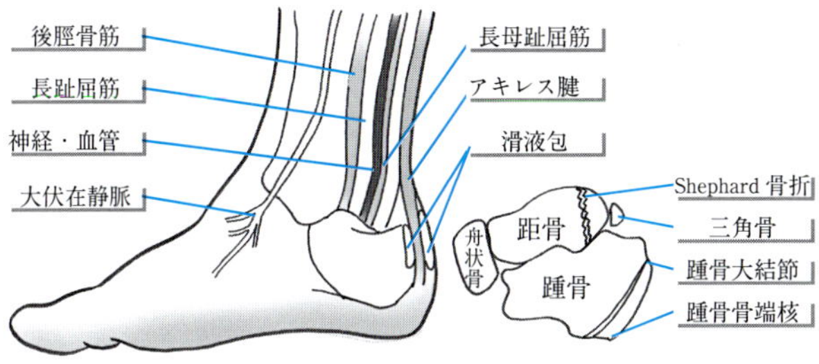

図 37-13

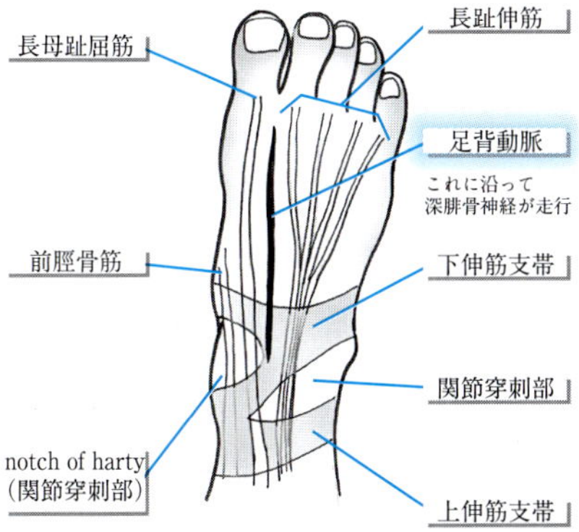

図 37- 14

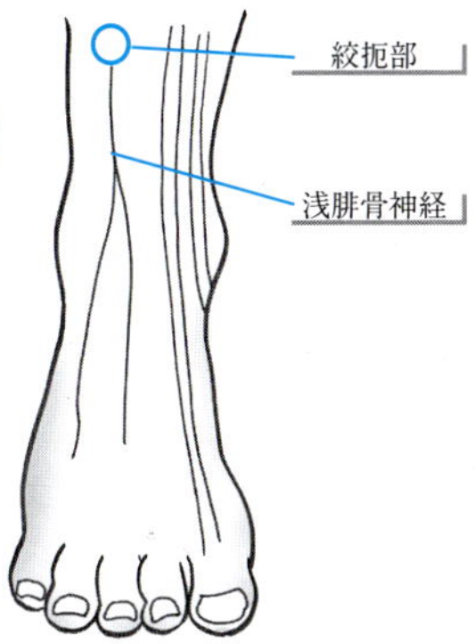

図 37- 15

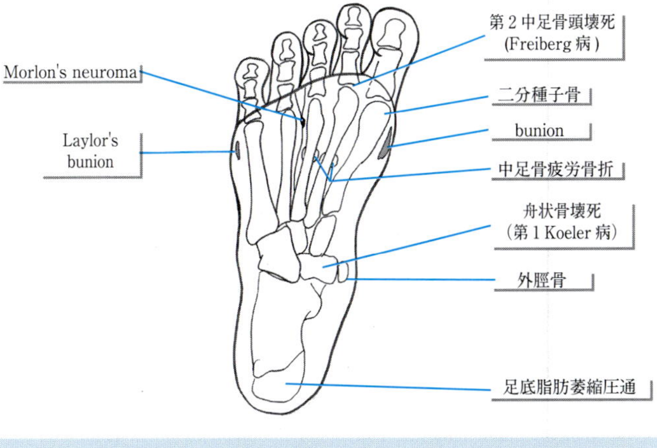

R1 知らないと診断できないものがたくさんありますね．

S 逆を言えば，知っていればすぐ診断できるものもあるということです．手と足の局所のものを中心にしましたが，手袋靴下型の多発神経炎や多発単神経炎では背景となる内科疾患を考慮すること，また中枢のしびれを忘れないことが重要です．経過や分布を丁寧に確認する事が診断につながります．

見逃してはならない疾患（OKとNG）

R2 先ほど診察した患者について相談したいのですが，よろしいでしょうか．

S もちろん．どうぞ．

R2 症例プレゼンは以下のとおりです．

NG

症例 1：75 歳男性

1 日 30 本 20 年の喫煙歴あり，高血圧，糖尿病，心房細動，頚椎症で内科，整形外科に通院中でした．今朝から左手がしびれるとのことにて受診されました．

左上肢の外傷歴無し　しびれは左手掌の自発的なジンジン感が持続しているとのこと．
バイタルサインは血圧 180/90mmHg 脈拍 90/ 分（整）呼吸数 10 回 / 分 体温 36.7℃ SpO_2 99%
左上肢の色調は良く，左の橈骨動脈と尺骨動脈の拍動は良好．左手掌の異常感覚を認め，手の筋力は正常でした．頚椎症の増悪を考え頚部レントゲンをオーダーし，整形外科コンサルトを考えています．

S 左手という一側一肢のしびれで，心房細動というリスクもあるので急性動脈閉塞をまず除外した点は素晴らしいですね！しかし，これはだけでは「ＮＧ」です．すぐに患者さんを見にゆきましょう．

R2 既往にあったので，頚椎症かな？と考えましたが….

S この方は喫煙，高血圧，糖尿病は脳血管障害のリスクですね．どんな症状であっても発症様式を聞くことは大切ですよ．朝からしびれとのことですが，突然発症でしょうか？

R2 朝起きた時はなかったと言われていたので，突然発症かもしれません！

S 突然発症の手のしびれの時は，口の周りのしびれも聞きましょう．

OK

同じ症例 1 の診察：

左手の感覚異常は手首より指先側で手背・手掌ともに認め正中神経，尺骨神経の領域に一致しなかった．口の周りのしびれに関して問うと，左口唇周囲にも表在覚の低下を認め，右視床病変による手口感覚症候群が疑われた．頭部 CT にて出血を認めず，MRI にて右視床に小梗塞を認め入院となった．

S「ＯＫ」です！脳血管障害による手のしびれの一つですが診察で見破りましたね！頻度の多いものは手根管や頚椎症ですが，頸髄症や稀に脳血管障害もあることを忘れないでください．

推奨する基本的治療（OKとNG）

R3 次に別の症例について相談したいと思います．

症例 2：72 歳男性　手足のしびれ

既往歴：8 年前に平滑筋腫で胃切除　2 年前より糖尿病
社会歴：趣味として高校時代から柔道を続けている．
飲酒歴：機会飲酒
2 か月前から両手指の感覚低下，ジンジン感を自覚し，1 カ月前からは両足底の感覚低下も出現し徐々に四肢へしびれが広がるため受診．
バイタルサインは血圧 140/70mmHg 脈拍 90/ 分（整）呼吸数 10 回 / 分 体温 36.5℃ SpO_2 100%（RA）
手足のしびれ感は左右対称性で，手袋靴下型でしたので，糖尿病による多発神経炎と考え，Foot Care の指導をしようと思います．

S 糖尿病性の多発神経炎で痛覚低下が重度になると，靴ずれや外傷が放置され潰瘍形成を来たし感染や血行低下からの足壊疽でひどい場合は切断も余儀なくされる場合もありますので，Foot Care は大変素晴らしいですね！

R3 はい！有難うございます！いやー勉強した甲斐がありました．

S でも，これは「ＮＧ」です．糖尿病での多発神経炎では，通常は足先から感覚異常が上行しますし，もっと経過が長いことが多いです．頻度の高い病態ですが，他の見逃したくない疾患や，頸髄病変によるものも考えなければなりません．

R3 えー！手袋靴下型で始まっても脊髄病変を考えるのですか？既往もあるし，糖尿病によるものと決め付けてしまいました…．

S 頚椎症では手のしびれから始まり，時期によっては手袋靴下型を呈することもあります．また，VitB12 欠乏では末梢神経障害と脊髄障害の両方が混在し得ますし，頸頚の後索が障害されやすい特徴を持ちます．多発単神経という末梢神経障害と，脊髄症でのしびれとどうやって見分けたら良いでしょう？

R3 深部腱反射ですか？末梢神経障害では低下しますが，脊髄障害では亢進します…そうか！分布が手袋靴下型なので，診察で末梢神経障害に矛盾しないことを確認しないといけないんですね！他に，バビンスキー徴候や，膀胱直腸障害の有無，後索の病変を意識すれば，Romberg 徴候や振動覚・関節位置覚を見たいですね．

S すばらしい！脊髄かな？と思えば診察しようと思いますよね．他には歩行状態も重要な所見ですので確認しましょう．さて他に病歴では何かキーワードありますか？

R3 胃切除歴があります！それと，趣味の柔道から頚椎も考える必要があります．

S その通りです！他に高齢者や胃切除の既往がある方で，摂食が低下したり，笑気麻酔後に VitB12 欠乏による神経障害を発症する例が報告されています．両下肢のしびれがある時は，手袋靴下型であってもミエロパチーの除外から始めることで見落としを減らせますよ．

症例２の続き：

再度話を聞くと，手のしびれが出る前１週間ほど下痢で摂食が低下していた．両下肢で腱反射は亢進し，振動覚は５秒／５秒と低下を認めた．歩行は足の幅を開いた方が安定し，Romberg 徴候は陽性であった．頸部 XP では骨性の狭窄は無し．血液検査では MCV 110 と大球性変化を認め，VitB12 は低下を認め VitB12 欠乏症と診断し VitB12 の筋注および内服を開始し症状は劇的に改善した．頸部 MRI では脊髄後索にハの字型の高信号を認めた．

S この対応は「ＯＫ」です．VitB12 欠乏は治療が遅れると不可逆的な変化を来たすことが知られていますので注意が必要です．他にも，視神経，自律神経障害での起立性低血圧／食こと性低血圧，認知症，脳症を起こすことも知られており多彩な症状を呈することがあります．

R3 うわっ，難しいですね．でも治療は VitB12 の補充と簡単だから是非とも見逃したくないですね．

S 今回は，大球性変化と血清 VitB12 の低下を認めましたが，VitB12 欠乏で精神・神経症状を呈しても，貧血と大球性変化ともに認めないこともありますし，血清 VitB12 が低下していなかった症例も報告されています．

R3 それは困りました…検査ばかりに頼っていられないとなると，ますます病歴や診察が重要になりますね．

上手なコンサルトの仕方（OKとNG）

R4 次の症例について相談したいと思います．

症例3：42歳男性

主訴　左手と右下肢のしびれ
既往：10年前からアレルギー性鼻炎　2年前から喘息　1か月前から左手のしびれ，1週間前から右足のしびれが出現したため受診．

バイタルサインは血圧130/60mmHg 脈拍90/分（整）呼吸数16回/分
体温37.4℃ SpO_2 96%（RA）

左手は感覚鈍麻は手首以遠で認め，小指と環指の尺側半分でのジンジン感があり，握力は右52kg, 左30kgと左でやや低下しています．右下肢は，大腿後面から下腿外側，足底に痛みを伴うジンジン感があり，感覚鈍麻も認めました．左尺骨神経障害，右坐骨神経痛の可能性を考え，整形外科コンサルトをしたいと思います．

S 診察を丁寧に行っており，大変素晴らしいです．尺骨神経障害で良いでしょう．しかしこれでは「NG」です．

R4 えーっ！どうしてですか？きちんと神経領域を確認したんですが….

S 木を見て森を見ずではいけませんよ．左右非対称で2本以上の末梢神経が障害されていますね？この場合，全身疾患による多発単神経炎を考えねばなりません．微熱がありますが，これはいつからですか？

R4 そういえば微熱は2カ月前から続いていて，この1カ月で体重が3kg減ったと言われていました．

S ますます怪しいですね．多発単神経炎では，まず血管炎を疑わなければなりません．治療が遅れると臓器障害が進行することもあるので，診断を急ぎましょう．

症例３の続き：

血管炎を念頭に診察をしたところ両下腿の伸側に「触れる紫斑」を認めこれは１カ月前から出現しているとのことであった．

採血では好酸球の上昇，血沈の亢進を認め，慢性副鼻腔炎，喘息の既往よりアレルギー性肉芽腫性血管炎（AGA）が鑑別として考えられた．

血管炎マーカー提出の上，神経内科，膠原病内科へコンサルト．神経伝導検査では左の正中神経と尺骨神経，右脛骨神経で運動・感覚ともに振幅の低下を認め軸索障害の所見を認めた．皮疹部の皮膚生検では血管周囲および間質に比較的目立つ好酸球，好中球浸潤を認め，毛細血管で部分的にフィブリノイド血栓を認めた．AGA による血管炎での末梢神経障害診断し，ステロイドパルス療法を施行し症状は改善した．

S この対応は「ＯＫ」ですね！全身疾患によるものを見落とさない，治療可能な疾患を積極的に診断するような姿勢が大事ですね．よくわからない非対称性のしびれでは血管炎を常に鑑別に置いて診断を急ぎましょう．

Updates

VitB12 欠乏

血清 VitB12 が基準内であれば，VitB12 欠乏は否定できるか？実際は基準内でも VitB12 欠乏の症状を来たし補充療法で改善した報告もある．その場合は組織内の VitB12 欠乏と考える．VitB12 欠乏では，ホモシステインとメチルマロン酸の両方が上昇し，ホモシスチンのみの上昇では葉酸欠乏が示唆される．

また，悪性貧血や胃切除後では内因子が無いため，筋注による補充療法がスタンダードであるが，小規模の研究では 1-2mg ／日の内服投与(1 日必要量の 200 倍)で，筋注に劣らない結果であったとされている．日本において VitB12 欠乏症にはホモシステイン，メチルマロン酸ともに保険適応で無く，結果まで時間がかかる．また VitB12 は過剰であっても大きな副作用が無い．そのため筆者は血清 VitB12 が基準内であっても疑いが強い時は，内服での治療的診断を行うこともある．

Up to date 17.3 'Diagnosis and treatment of vitamin B12 and folic acid deficiency'

（土肥　栄祐）

38 腰痛

診療ルール

1. 腰痛のほとんどはほっといても治る
2. 椎体椎間板炎，癌の転移，炎症性腰痛を見逃さない．
3. そのために病歴聴取・身体診察でRED FLAGを見逃さない．

ポイント

S 腰痛の生涯罹患率は60～90%といわれており日常診療で遭遇する頻度が高い症状です．先生も腰痛の経験ないですか？　ただ，どんなにがんばってもその原因がわかるのは15～20%で正確な診断にたどりつかないことがほとんどです．でも大丈夫，無治療でも腰痛の約90%が6週間～3ヶ月以内に，約50%が1週間以内に軽快するといわれており原因がわからなくても問題ないことが多いです．腰痛の原因疾患にはどんなものがありますか？

R1 ヘルニア，脊柱管狭窄症などの機械的な圧迫，あとは内臓の病変でもおきます．例えば，尿路結石や膵炎，大動脈解離も経験があります．

S そうですね，腰痛の原因のほとんどは先生も鑑別に挙げた機械的損傷に分類されます．表38-1をみてください．

表38- 1　腰痛の原因疾患

機械的損傷（97%）	非機械的損傷（1%）	腹部臓器疾患（2%）
急性腰椎症（腰椎捻挫）（70%）	癌　（0.7%）	骨盤臓器疾患（前立腺炎，子宮内膜炎，骨盤腹膜炎）
椎間関節や椎間板の変性疾患（10%）	骨髄炎や硬膜外膿瘍などの感染症　（0.01%）	腹部大動脈瘤
腰椎椎間板ヘルニア（4%）	炎症性関節炎（0.3%）	腎疾患（腎盂腎炎，腎膿瘍，腎結石）
脊柱管狭窄症　（3%）	Paget 病	消化器疾患（膵炎，胆嚢炎，消化性潰瘍）
腰椎圧迫骨折　（4%）	Scheuermann 病	
腰椎辷り症　（2%）		
外傷　（<1%）		
先天性腰椎疾患（<1%）		

R1 なるほど．じゃ，日常診療では明らかな脊髄圧迫所見がなければあまり心配いらないですね．

S ほとんどの場合はそうです．ただ，見逃してはいけない腰痛もあります．どんな疾患だと思いますか？

R1：癌とか椎体椎間板炎（骨髄炎）でしょうか？

S そのとおり．その他にも表38-2に示すような疾患は見逃したくないよね．

表38-2 Dr 林寛之の見逃したくない腰痛 "FACET"

F	Fracture	（圧迫）骨折
A	Aorta	腹部大動脈瘤，大動脈解離
C	Compression	脊髄圧迫症候群：馬尾症候群，腰椎椎間板ヘルニア，腫瘍，硬膜外転移，硬膜外血腫など
E	Epidural abscess	硬膜外膿瘍や椎体椎間板炎など
T	Tumor	脊椎腫瘍，癌の骨転移

（林寛之．Step Beyond Resident 第68回「曲者腰痛はどれだ？」表1「怖い腰痛FACET」レジデントノート．vol.9，no.11，2008．より引用）

R1 なるほど．FACETですね．覚えやすいです．なにか病歴聴取，身体診察でチェックするべきポイントはありますか？

S はい．表38-3に病歴身体診察のポイントを示します．FACETによる腰痛を見逃さないようにこのRED FLAGを見逃さないことです．このような所見があれば画像検査，単純X線に加えMRIを取る閾値も下げたほうがいいでしょう．

表 38- 3　見逃したくない腰痛の Red flag とその鑑別疾患

Red flag	何を考慮するか
初発年齢５０歳以上	癌，圧迫骨折，とくに 65 歳以上では腹部大動脈瘤（リスク：男性，喫煙者）
４週以上の腰痛あるいは鎮痛薬に反応しない腰痛	癌，血清反応陰性脊椎関節症
外傷歴（特にしりもち），骨粗鬆症の既往，ステロイド服用	椎体圧迫骨折
全身倦怠感，体重減少，発熱，悪寒	癌，感染症（骨髄炎，硬膜外膿瘍）
免疫力低下（ステロイド等免疫抑制剤の服用，HIV 感染），麻薬常習者，人工透析，心内膜炎の既往など最近の感染症既往	感染症
激痛	感染症，脊髄圧迫
胸背部痛を伴う．裂けるような痛み	大動脈解離
夜間痛　安静時痛	感染症，癌，血清反応陰性脊椎関節症
悪性腫瘍の既往	癌
下肢の脱力，しびれや麻痺	椎間板ヘルニア，馬尾症候群
肛門周囲のしびれ，失禁，性機能不全	馬尾症候群

Key Words

椎体椎間板炎

高齢者に発症，微熱，夜間痛などの Red flag を伴い，鎮痛薬で軽快しない腰痛が特徴で，特に免疫抑制剤服用中の患者ではリスクは高い．典型的には次第に増悪する痛みで夜間痛や神経症状など Red flag を呈する．椎体に一致する圧痛を認めるが，周囲の筋の曖昧な痛みしかないこともある．血沈は患者の９割以上で上昇しており，治療効果の判定にも役立つ．椎体椎間板炎の原因は血行性感染がほとんどであり先行する感染症の既往も重要で，罹患部位は一般に腰椎＞胸椎＞頸椎の順で罹患しやすい．診断は単純 X 線の感度は低く，造影 MRI 検査を行う．

見逃してはならない疾患（OKとNG）

R2 今日診察した症例で相談があるのですが，よろしいでしょうか？

S もちろん．ではどうぞ．

R2 症例プレゼンは以下です．

症例１：

リウマチ性多発筋痛症で他院フォロー中の６５歳女性．
主訴は腰痛です．
病歴は，約２週間前に軽度の腰痛に気づく．ぎっくり腰かと思いシップを貼っていたが軽快せず，１週間前にかかりつけ医の整形外科を受診．

X線検査．「年相応，腰椎症」と診断されボルタレンを処方された．
その後も鈍痛は消失せず，激痛となり救急外来受診．腰痛は持続性で動作によって増悪していた．特に外傷歴はなく，下肢のしびれもない．
現在リウマチ性多発筋痛症に対してプレドニン7mg服用中．

身体所見では，バイタルサインは体温37.2℃でその他異常なく，下肢に筋力低下はなく，軽度に腰背部に圧痛および腰部正中に椎体叩打痛を認めるのみであった．
下肢の神経所見異常なくSLRテストも陰性であった．
単純X線を施行するも特に所見なく腰椎症としてNSAIDsを処方して帰宅させました．

S これは「ＮＧ」です．すぐに患者さんを病院に呼び出してください．

R2 えー！なぜですか？

S 神経症状さえなければ問題ないと考えてはいけません．表38-２に挙げた感染症，癌では神経症状がでないこともあり，以下表38-３に挙げるRed flagを見逃さないように注意深く病歴聴取，身体診察をとることが重要です．ステロイド服用中の高齢者に起こった発熱・腰痛で絶対に見逃してはならないのが椎体炎です．身体診察でも腰部正中に椎叩打痛があり圧迫骨折，感染，癌転移を疑う所見です．血液検査で血沈亢進などの炎症反応の上昇も診断の助けになります．他には，椎体圧迫骨折の除外も同様に必要ですので，X線で確認が必要です．その他，癌の転移も考え，癌の既往歴や体重減少，一般的な癌検診の有無なども問診することも大切です．

R2 わかりました．患者さんを呼び出してもう一度確認してみます．

Key Words

Straight Leg Raising(SLR) test

なじみの深い SLR test は坐骨神経痛の診断に有用であるが意外と感度は低く（表 38- 4），椎体椎間板炎や癌の転移でも陽性ではないこともある．

表 38- 4　坐骨神経痛の診断における身体所見（SLR test）の信頼度

	感度%	特異度%	LR+	LR−
SLR test	64 ～ 98	11 ～ 61	1.3	0.3
Crossed SLR test	22 ～ 43	88 ～ 98	3.4	0.8

LR+ ：通常２未満ではあまり役立たない．５以上は信頼度高い．２～５はまあまあ信頼度高い．

LR − ：通常 >0.5 はあまり除外するのには役立たない．0.2 以下は除外できる可能性高く非常に役立つ．0.2 ～ 0.5 は除外できる可能性は中等度でまあまあ役立つ．

SLR test では，陽性尤度比（LR+）は 1.3 と低く信頼度は低いが，陰性尤は 0.3 であり除外する診察法としてまあまあ役立つ．

坐骨神経痛を疑う側と対側の下肢で SLR test を行い，疑った側に異常がおこると陽性となる．

OK

同じ症例１の診察：

病歴を詳しく聴取すると数日前から軽度の寒気を伴い，普段の体温は 35℃後半．ここ数日は夜腰が痛くて起きてしまうこともあった．
特に癌の既往はなく，体重減少もなし．

身体所見では，腰部正中に椎叩打痛（圧迫骨折，感染，癌転移を疑う）を認めた．神経所見を採ったが下肢の深部腱反射異常なし．血液検査を行ったところ CRP 1.0mg/dL で血沈も 80mm/h と上昇していた．

単純 X 線は異常なかったが椎体椎間板炎早期では単純 X 線で所見がみられないこともあり腰椎造影 MRI を行ったところ椎体椎間板炎を疑う所見があり入院加療となりました．

S すばらしい．この対応は「ＯＫ」です．

推奨する基本的治療（OK と NG）

R3 次に，別の症例について相談したいと思います

症例２：

65 歳男性　糖尿病，高血圧，狭心症でフォロー中．
今朝庭仕事をして無理な姿勢をとったとき急に腰痛があり来院．
特に下肢の筋力低下はない．身体所見では，発熱なく，右腰部傍脊柱筋の軽度 Spasm と圧痛のみで，その他腹部，神経所見も含め異常なし．
Red Flag もなし．

急性腰椎症としてジクロフェナク（商品名ボルタレン）を処方して２週間後フォローとしました．

S それは「ＮＧ」です．痛みと聞くとすぐに NSAID s を処方するのはやめましょう．NSAIDs の副作用にはどのようなものがありますか？

R3 腎障害と消化性潰瘍でしょうか．

S そうです．この患者さんは特に高齢者（65 歳以上）で，高血圧，糖尿病と NSAIDs による腎障害を起こしやすい危険因子を持っています．

NSAIDs 使用は禁忌ではないですが，注意が必要です．また，数年前に米国心臓学会（American Heart Association）が発表した推奨では疼痛コントロールにおいて NSAIDs は 1st チョイスにしてはいけない，としています．NSAIDs により体液貯留，血圧上昇を起こしますし，幾つかの疫学研究によれば心筋梗塞など心血管疾患の危険増加の可能性も示唆されています．

よって，今回の症例では急性期は安静，腰痛体操を含めたリハビリなど非薬物治療，薬剤を使用するならアセトアミノフェンがいいでしょう．

R3 なるほど，よくわかりました．

同じ症例２の治療：

高齢者（65 歳以上）で，高血圧，糖尿病と NSAIDs による腎障害の危険因子があり，
カルテを確認したところ Cr 1.1 と検査値の正常範囲内ではあるが Estimated CrCl を計算すると４５であり Chronic Kidney Disease(CKD) を認めたため NSAIDs はさけ，急性期痛みが強い間は安静にし，痛みが落ち着いたら腰痛体操をするよう指導．

それでも痛みが強いときのために頓服でアセトアミノフェンを処方し２週間後のフォローで帰宅させました．

S「ＯＫ」です．高齢者では Cr が正常範囲内でも実際のクレアチニンクリアランスは低下している場合があるので注意が必要ですね．

上手なコンサルトの仕方（OK と NG）

R4 次に，また別の症例について相談したいと思います．

症例３：

75 歳女性．３日前からの比較的急性に起こった腰痛で動けない
特に発熱，悪寒，呼吸苦，咳，尿路症状なし，下肢のしびれや筋力低下なし

来院時バイタルサインで血圧 140/90mmHg，やせ形で猫背．軽度に腰背部に圧痛および腰部正中に椎体叩打痛を認めるのみであった．
下肢の神経所見異常なく SLR テストも陰性であった．血液・尿検査異常なく，救急室にて安静にしていると腰痛軽度軽快したため急性腰椎症の診断でアセトアミノフェンを処方して帰宅させました．

S これは「ＮＧ」と思いますね．高齢者に起こった比較的急性に起こった腰痛というと骨粗鬆症に伴う圧迫骨折の除外も必要です．これを見逃すと痛いばかりでなく，寝たきりになる主原因の大腿骨頸部骨折の危険因子としても非常に重要で，圧迫骨折を見つけたら転倒予防，骨粗鬆症の治療などの策を講じることができます．図 38- 1 に挙げる危険因子を考えると，日本人高齢女性で，やせ形，しかも椎体アライメントの異常も認めるため骨粗鬆症を強く疑います．急性に起こった腰痛であれば何か除外する必要がありますか？

R4 あ，圧迫骨折ですね．明日の午後再診とします．

図 38-1　低骨量または骨粗鬆症に伴う骨折の危険因子

低骨量の危険因子
高年齢，女性，人種（アジア人，白人），
家族歴，小体格，やせ，低栄養，運動不足（不動性），
喫煙，過度のアルコール，カルシウム摂取不足，
ビタミンD不足，ビタミンK不足，卵巣機能不全（遅発初経，無月経，
早期閉経），出産歴なし，ステロイドの服用，胃切除例，
諸種疾患合併例（甲状腺機能亢進症，糖尿病，腎不全，
肝不全など）

骨粗鬆症に伴う骨折の危険因子
低骨量，過去の骨折歴，
高年齢，やせ，高身長，
認知症や脳神経疾患の合併，
運動機能障害や視力障害の合併，
睡眠薬や血圧降下薬の服用

同じ症例３の診察：

日本人高齢女性で，やせ形，しかも椎体アライメントの異常も認めたため骨粗鬆症をベースに急性に起こった腰痛ということで圧迫骨折を考え胸腰椎２RのＸ線を施行したところ胸椎 12 番から腰椎１～２番にかけて多発の圧迫骨折を認めました．

安静にて痛みがある程度治まっていましたのでご家族と患者さんに転倒予防の指導を行い，翌日骨密度測定とその後リウマチ膠原病科外来フォローとしました．
食事指導や転倒予防のリハビリなども今後考慮した方が良いのでリウマチ科の担当の同僚に申し送りをしておきました．

S「ＯＫ」です．このようにホームアセスメントを含めた転倒予防の指導も非常に重要です．コンサルトのタイミングもいいですね．

Updates

炎症性腰痛

血清反応陰性脊椎関節症（強直性脊椎炎等のHLA-B27関連疾患）患者でみられる腰痛を炎症性腰痛という．

その特徴は，朝のこわばり，夜間痛･安静時に悪化し，運動で軽快する．最近変更になった炎症性腰痛（表38- 5）の診断基準を紹介する．特に，強直性脊椎炎の高発年齢である10～30代の頑固な腰痛患者ではこれら所見に注意すること．

表38- 5　炎症性腰痛の2009年診断基準

1	腰痛の発症が40歳前
2	発症が緩徐
3	運動で軽快する
4	安静で軽快しない
5	夜間痛（起き上がると軽快）

上記5つの特徴のうち4つを認める場合炎症性腰痛
（感度77%　特異度91.7%）

（Sieper J, et al. New criteria for inflammatory back pain in patients with chronic back pain. Ann Rheum Dis. Epub on January 15, 2009 参照）.

（岸本　暢将）

39 関節痛

診療ルール

1. 関節痛といっても関節炎と決めつけず詳細な病歴聴取と身体診察をおこない，真の関節痛か見分ける.
2. 真の関節痛であれば第二段階はそれが炎症性であるか見分ける.
3. 第３段階は関節炎の分布や広がりから鑑別をしぼり込む.

ポイント

S 関節痛などの筋骨格系の症状では，問診と身体診察で診断に必要な情報のほとんどを得ることができるといわれています.

問診の最大の目標は，患者が訴える症状を正確に理解することです．例えば，「指が痛い，手がこわばる」という主訴の患者が来院したとします．評価の第一段階は，その患者が本当に関節痛をもつかどうかを見極めることです.

初診時,患者はときに症状を上手に表現できず,よく聞けば「手が腫れぼったい」「握りにくい」「しびれる」など，その訴えは一様ではなく，もちろん関節リウマチのこともありますが，冷感刺激で起こるレイノー現象に基づくものだったり，頚椎の疾患による根症状，手根管症候群に伴うしびれだったりします.

糖尿病に伴う手掌屈筋炎，はたまた，変形性関節症であったりもします．「あちこち痛い」という主訴でいくつもの病院を点々とし診断がつかず最終的に甲状腺機能低下症や線維筋痛症であった，といった症例も時々経験されます．真の関節痛つまり関節炎であった場合どんな病歴に注意すればいいかな？

R1 はい，まず痛みの詳しい病歴をお聞きします．特に重要な８つの問診項目（表 39-1）の頭文字をとって OPQRST3a と覚えています.

表 39-1　関節痛の OPQRST3a

問診項目	詳細
発症（Onset）	急性 vs 緩除発症 外傷後急性発症した場合，骨折や靭帯損傷など何らかの傷害を疑う．一方，関節リウマチなどの炎症性関節炎では大半が慢性発症．
場所（Position）	必ず患者に疼痛部位を指差してもらう．真の関節痛なのか，関節周囲組織の問題なのかみわける．真の関節痛でも股関節，仙腸関節などの深部関節では痛みが限局しないこともあり，手足の小関節からの痛みが限局しやすいのとは異なる．痛みが全身性で，解剖学的に合わない場合，線維筋痛症，甲状腺疾患，さらには詐病，精神疾患などの心理的影響による痛みを疑う．
性質（Quality）	しびれ，焼けるような痛みではニューロパチーを考える．手の痛み，腫れたような感じのしびれとして手根管症候群は有名である．一方，鈍い痛みでは関節炎を疑う．
放散痛 (Radiation)	膝が痛い，大腿前方が痛いといって実は股関節の問題，腰椎椎間板ヘルニアや脊柱管狭窄症による神経根障害・脊髄病変ということもある．
重症度（Severity） 強さ (intensity)	5 番目のバイタルサインとして米国では "Fifth vital sign" という．客観的に評価できるように痛みの強さは Visual Analogue Scale(VAS : 0 − 100mm) で表わす．仕事を休むほどの痛みなのか，趣味などを中止するような痛みなのか重症度を評価するのも大変重要である．
時間（Time）として 持続時間 (Duration)	朝のこわばりの持続時間が炎症性関節炎では 30 分以上，変形性関節症などの非炎症性関節炎では 30 分未満．朝のこわばりの持続時間が RA の活動性と相関する．
増悪因子・寛解因子 (Aggravating and Alleviating factor)	安静時・寝ているときに増悪し，活動によっても増悪する場合は関節リウマチ等の炎症性関節炎を，その逆に主に活動時あるいは活動後にのみ痛みが増悪し，安静により寛解する場合は変形性関節症のような機械的な問題 (非炎症性) を考える．
関連症状 (Associated symptoms)	発熱，疲労感，皮疹，こわばり，可動域制限，腫脹，脱力（筋力低下）等

(Arthritis Rheum. 1996, vol.39, p.1 より改変)

S そのとおり．変形性関節症などの非炎症性関節炎では活動時に痛みは強くなり安静時に軽快するのに比べて関節リウマチなどの炎症性関節炎ではこわばりの持続時間も長いし，安静時にも症状があるんだよね．

よし，最後に関節炎の分布や広がりから鑑別をしぼり込む方法をおさらいしてみよう．罹患関節の数により鑑別疾患が変わってきます．例えば単関節炎（1つの関節）では，まれな原因を除くとその原因は感染性関節炎が約20%，結晶性関節炎（痛風，偽痛風）が残りの約８０％を占めます．これら単関節炎の原因検索に関節液検査，特に関節液グラム染色，培養，偏光顕微鏡による結晶の証明は診断に必須となります．

次に，少関節炎（2～4つの関節）では，診察では少関節と判断される場合でもMRIでは他の関節にも滑膜炎の所見が認められ実際は多関節炎（5つ以上の関節）であったり，経過中多関節炎になる場合もあり最近は特に“少関節”と分類しないこともあります．一般的な鑑別疾患としては結晶性関節炎，血清反応陰性脊椎関節症（反応性関節炎・ライター症候群，乾癬性関節炎，腸炎性関節炎，強直性関節炎），関節リウマチの初期などがあります．

最後に多関節炎（5つ以上の関節）ですが，リウマチ性疾患の多くがこのカテゴリーに属します．しかし，急性発症の場合は，多関節であれまず感染症の除外が重要です．例えばパルボウイルスB19感染後があります．多関節炎を起こす代表的な疾患に関節リウマチがありますが，これは人口の約1%，つまり100人に1人の割合で日常診療にて必ず遭遇する疾患です．その発症パターンは，少関節44%＞多関節35%＞単関節21%でさまざまで数週～数か月の経過で付加的に多関節にひろがっていきます．

その他多関節炎の代表疾患を表39-2に示します．

表 39-2　代表的な炎症性多関節炎

リウマチ性疾患	関節リウマチ，SLE，シェーグレン症候群，強皮症，混合性結合組織病，ベーチェット病，血清陰性脊椎関節症＊，血管炎，リウマチ性多発筋痛症，成人発症スチル病
感染症	パルボウイルス B19，HBV，HCV，HIV，感染性心内膜炎，リウマチ熱
結晶性関節炎	痛風，偽痛風，アパタイト結晶性関節炎
薬剤性	薬剤誘発性ループス
その他	サルコイドーシス，溶連菌感染後反応性関節炎，Whipple 病

＊乾癬性・反応性・強直性・腸炎性関節炎を含む

R1 なるほど．いっぱい鑑別があって覚えられないかもしれませんががんばります．罹患関節の数以外に気をつけることはありますか？

S はい．罹患関節の分布も重要です．例えば下肢優位の左右非対称性の多発関節炎患者をみたら必ず全身の皮膚を観察して乾癬病変がないか，クラミジア感染の危険がないか，下痢や血便など炎症性腸炎を示す所見がないかなど血清反応陰性脊椎関節症を考えた診察，および感染性心内膜炎を疑い感染症徴候や心雑音がないかチェックをします．以下表 39-3 に関節炎の分布による鑑別疾患を示しますので参考にしてください．

表 39-3　関節炎の分布による鑑別疾患

下肢の関節優位	血清陰性脊椎関節症，変形性関節症，サルコイドーシス，淋菌性関節炎，感染性心内膜炎
手指 DIP 関節	変形性関節症（Heberden 結節）*，乾癬性関節炎，MRH **
PIP/MCP/ 手関節	関節リウマチ（90% 以上が発症時 PIP/MCP 侵す），SLE
MTP 関節	変形性関節症（第一 MTP のみ），結晶性関節炎，血清陰性脊椎関節症，関節リウマチ
左右対称性	関節リウマチ，SLE，ウイルス性（パルボウイルス B19，ウイルス性肝炎），シェーグレン症候群，リウマチ熱，サルコイドーシス，リウマチ性多発筋痛症，変形性関節症
軸関節 （仙腸関節や脊椎）	血清陰性脊椎関節症，Whipple 病

＊変形性手指関節症では他に PIP 関節 (bouchard 結節), 第一 CMC 関節も侵す．
＊＊ Multicentric reticulohistiocytosis: 多中心性細網組織球症

R1 なるほど．関節炎の罹患関節数，例えば単関節，それ以上（少・多関節）と分けて考えることと，罹患関節の分布も重要だということがよくわかりました．頻度の高い関節リウマチは手指の関節炎の有無が重要なんですね．

S そのとおりです．

Key Words

血清反応陰性脊椎関節症

血清反応つまりリウマトイド因子が陰性の関節症で脊椎や仙腸関節にも病変が及ぶ疾患群を総称していい，HLAB27 関連疾患として知られている．代表的な疾患に，若年成人発症する強直性脊椎炎，皮膚の乾癬の約15%ぐらいの患者さんに合併する乾癬性関節炎，クラミジア尿道炎や細菌性下痢の後に発症する反応性関節炎，クローン病や潰瘍性大腸炎に伴って起きる腸炎性関節炎，いずれにも属さない未分化血清反応脊椎関節症がある．末梢性関節炎も起こし関節リウマチの鑑別疾患として重要である．

見逃してはならない疾患（OKとNG）

R2 今日診察した症例で相談があるのですが，よろしいでしょうか？

S もちろん．ではどうぞ．

NG

症例 1：

65 歳女性　主訴は膝の関節痛です．
変形性膝関節症の既往があります．
３日前に右膝の腫れに気づき歩行時痛みを自覚していましたが，今朝37.8℃の発熱があり関節痛も安静時にも認められるようになり救急室来院．

身体所見では体温 38.0℃，右膝の腫脹と発赤，熱感を認めました．
単純 X 線を施行したところ膝に軟骨の石灰化症を認め偽痛風の診断でNSAIDs を処方して帰宅させました．

S これは「ＮＧ」です．すぐに患者さんを病院に呼び出してください．

R2 えー！なぜですか？高齢女性に起こった急性単関節炎で軟骨石灰化症があり偽痛風で間違いないと思ったのですが．

S 急性単関節炎の原因の80%は偽痛風，痛風などの結晶性関節炎と言われています．ただ，確定診断には関節液分析が必須です．偏光顕微鏡がない場合にはグラム染色でもピロリン酸カルシウムや尿酸の結晶を同定することができます．また，化膿性関節炎の除外のために関節液のグラム染色，細菌培養も忘れずに行いましょう．化膿性関節炎は結晶性関節炎と同時に起こることもありますので．

R2 わかりました．患者さんを呼び出してもう一度確認してみます．

Key Words

化膿性関節炎

化膿（感染）性関節炎は致死率が最大で15%にも及び，治療開始遅延が機能予後にも大きくかかわるため早期に診断し治療が必要な疾患であり，単関節炎診断時必ず除外が必要である．まずは，化膿性関節炎の危険因子 [例：関節リウマチ等関節破壊がある基礎疾患，外傷歴（特に穿通性），最近の関節穿刺や関節手術の既往，加齢，免疫抑制剤服用患者] を評価し，感染徴候がないか病歴聴取・身体診察を詳細に行う．約70%が血行性感染と考えられており，感染性心内膜炎の所見，先行する感染症の既往などにも注意が必要である．起炎菌はブドウ球菌が多く，免疫抑制患者では，グラム陰性菌の感染もありえる．罹患関節は膝，股関節，足首など下半身が多いが全身どの関節も侵しえる．診断における発熱の感度57%・特異度31%，戦慄の感度19%，関節液グラム染色の感度<60%であることが知られており（JAMA. 2007 . vol. 297,p.1478-1488），平熱・グラム染色陰性だからといって化膿性関節炎は除外できない．血液培養の陽性率も50%以下と低い．唯一関節液培養はその感度が75～95%と高く，グラム染色陰性でも臨床的に疑えば関節液培養の結果を確認するまで抗菌薬を使用することも考慮される．

同じ症例１の診察：

偽痛風の確定診断および化膿性関節炎を除外するために右膝の関節穿刺を施行.
関節液はさらさらしており，肉眼は若干濁った淡黄色，関節液分析では，白血球 12000/ μ L，グラム染色は陰性，簡易偏光顕微鏡で白血球に貪食されているひし形のピロリン酸カルシウム結晶を同定．一応細菌培養にも提出.
培養結果確認するまでステロイドの関節内投与はさけた方がいいので腎機能正常であり NSAID s を処方して３日後再診といたしました.

S すばらしい．この対応は「ＯＫ」です.

関節痛を訴える患者の基本的治療（OK と NG）

R3 次に，別の症例について相談したいと思います．

症例２：30 歳女性，４歳になる子供がいる主婦.

２週間前からの左右手指の軽度の腫脹と痛みのため外来受診.
起床後 40 分ぐらい手がこわばり，日中安静時にも痛みが増強する.

診察上バイタルサインは異常なく，左２～４指と右２，３指の PIP 関節の腫脹と圧痛を認める以外は異常なし.
炎症反応は CRP 3.5mg/dL と上昇しておりリウマトイド因子も陽性であることから関節リウマチと考えプレドニン５ｍｇ / 日およびサラゾスルファピリジン（商品名：アザルフィジン）を開始しました.

S それは「ＮＧ」です．急性多関節炎の鑑別に確かに関節リウマチは挙がってきますが，まずは多関節炎であれば感染症，特にウイルス性感染症の除外が必要です.

R3 そうでした．パルボウイルス B19 感染症ですね.

S そうです．パルボウイルスB19感染は多関節炎の鑑別疾患として重要であり，リンゴ病に罹患した子供との接触歴が最も重要です．成人では小児で見られる皮疹（頬部のSlapped cheek皮疹や四肢のレース状皮疹）は約80％の患者で見られないため皮疹がないからといって除外はできません．成人発症では，関節炎の頻度が高く（特に女性に多い），パルボＢ１９ウイルス感染２～３週後に免疫反応として起こると言われている．関節痛・関節炎は移動性に起こることもあり通常１～２週間で軽快しますが，それ以上持続することもあります．血液検査では，抗核抗体，抗dsDNA抗体が陽性になることや，低補体血症，リウマトイド因子陽性例もありSLE，RAとの鑑別が重要となってきます．確定診断は上記接触歴にパルボウイルスB19-IgM抗体にて行うことができます．低補体血症を伴う糸球体腎炎や，RAに似た左右対称性の多関節炎を起こす例もあり，SLE，RAの診断で免疫抑制剤を開始するまえに子供との接触歴を必ず聴取するようにしましょう．

R3 なるほど，よくわかりました．

Key Words

移動性関節炎(Migratory arthritis)と付加的関節炎（Additive arthritis)

関節炎の経時的広がり方にも診断的ヒントが隠されている．例えば，ある関節の病変が治ってから他の関節に病変がでてくる関節炎を移動性関節炎といい，一方，ある関節の病変が治らず他の関節の病変が加わってくる関節炎を付加的関節炎といいそれぞれ以下表39- 4のような鑑別が挙げられる．

表39-4　移動性および付加的関節炎の鑑別疾患

移動性関節炎：	淋菌，リウマチ熱　ライム病　ウイルス性（風疹，HBV，エコー・コクサッキー，パルボウイルスB19），亜急性感染性心内膜炎，　サルコイドーシス，回帰性リウマチ，ＳＬＥ，Whipple病
付加的関節炎：	関節リウマチ，ＳＬＥの一部，血清反応陰性脊椎関節症

同じ症例２の治療：

詳細な病歴聴取により４歳の息子が３週間前にリンゴ病に罹患していたことが明らかとなった．
パルボウイルス感染を強く疑いパルボウイルスB19-IgM抗体を提出し，NSAIDsを処方し１週間後の外来フォローとした．

S「ＯＫ」です．関節リウマチの超早期を診ている可能性もありますが，まずは感染症の除外ですね．特に若年～中年女性ではパルボウイルスB19感染は鑑別として重要です．経過をフォローしましょう．

専門医にコンサルトすべき病態・疾患の判断（OKとNG）

R4 次に，また別の症例について相談したいと思います．

症例３：32歳女性　特に既往疾患はなし．

１ヶ月前に左膝関節炎を発症．37℃台の発熱も認め近医整形外科受診し，関節液穿刺後NSAIDs処方され症状いったん軽快．７日前右膝関節炎を発症し，翌日には両膝の痛みを自覚．
近医にてNSAIDs処方されるも３日前から発熱を認め当院初診．

身体所見では，体温37.4℃，頬部の紅斑を認め，両膝の関節腫脹と圧痛を認めた．

白血球4000/uL，CRP 2.3mg/dLと炎症反応をみとめましたのでウイルス感染としてアセトアミノフェンを処方して１週間後のフォローとしました．

S これは「ＮＧ」と思いますね．１ヶ月の経過で若年女性に起こった炎症性移動性関節炎に発熱を認めます．発熱と関節炎を併発した場合鑑別疾患は表39-5のようにかなりしぼられます．ここで，炎症反応上昇の割には白血球正常下限と低め．頬に紅斑を認め全身性エリテマトーデスを考えなければなりません．その他では先生が指摘したようにウイルスが原因で白血球の上昇がみられないこともありますので鑑別としてはあがります．他に感染症では，少～多関節炎をきたす化膿性関節炎として若年では淋菌性関節炎も除外が必要です．関節穿刺を速やかに行い評価しましょう．

表 39-5　発熱と関節炎をきたす疾患の鑑別

感染症	細菌性，ウイルス性，真菌性
感染後（抗原性の類似）	急性リウマチ熱，（溶連菌後，細菌性下痢後，クラミジア感染後）反応性関節炎等
膠原病と類似疾患	SLE，関節リウマチ，成人発症スチル病，血管炎，炎症性筋炎，サルコイドーシス等
結晶性関節炎	痛風，偽痛風
その他	悪性疾患（特に T 細胞性白血病・悪性リンパ腫など），皮膚粘膜疾患（ベーチェット病，Sweet 病等）

R4 あ，わかりました．今日の午後再診とします．

同じ症例３の診察：

特に既往のない 32 歳女性に発症した 1 ヶ月の経過の発熱と関節炎．頬部に蝶形紅斑を認め，両膝の関節腫脹と圧痛を認めた．

白血球 4000/uL，CRP 2.3mg/dL と発熱，関節炎など炎症があるわりには白血球が低下している．白血球分画ではリンパ球減少を認める．ウイルス感染も考えるが 1 ヶ月と少し経過は長く，リンゴ病患者を含めた Sick contact なく少し考えづらい．
細菌性関節炎も一度軽快してまた再発するという経過は合いませんが，一応関節穿刺施行．関節液分析では白血球 3500/ μ L と炎症性で，グラム染色は陰性．若年女性に起きた移動性の関節炎と発熱，蝶形紅斑，リンパ球減少より SLE を疑い，抗核抗体，補体（C4,C3,CH50），直接クームス，抗 Sm 抗体および抗 DNA 抗体，尿検査を提出し膠原病科コンサルトしたところ入院適応ということで入院していただきました．

S「ＯＫ」です．すばらしい．コンサルトのタイミングいいですね．

Updates

関節リウマチの分類基準の改定

2101 年 10 月行われた欧州リウマチ学会（EULAR）総会にて 1987 年以来 20 年ぶりに関節リウマチの分類基準の改定が発表された（表 39-6）. 昨今の抗リウマチ薬の進歩に伴い早期診断, 早期治療が重要であることがわかってきており, 1987 年の分類基準は発症早期の患者さんの診断には限界があった. 今回の改訂では欧米の関節リウマチ治療の第一選択薬となるメトトレキサートを " 関節炎発症後 1 年の時点で使用している患者 " を " 関節リウマチ " と定めてどのような因子が有用か解析を行い導き出された基準である.

表 39-6：2010 年 ACR/EULAR 関節リウマチ分類

関節症状（0 − 5）	
1 つの中大関節	0
2 ～ 10 の中大関節	1
1 ～ 3 の小関節	2
4 ～ 10 の小関節	3
> 10 個の関節（少なくとも 1 つの小関節）	5
リウマトイド因子・抗 CCP 抗体（0 − 3）	
RF・抗 CCP 抗体いずれも陰性	0
どちらか片方が低い値の陽性	2
どちらか片方が高い値の陽性	3
滑膜炎の持続期間（0 − 1）	
< 6 週	0
6 週	1
炎症反応：ESR・CRP（0 − 1）	
ESR・CRP いずれも陰性	0
ESR 異常もしくは CRP 異常	1

補足事項：

リウマトイド因子・抗 CCP 抗体の高値・低値の定義；

正常：　正常上限

低値陽性：< 正常上限, 正常上限の 3 倍

高値陽性：正常上限の 3 倍

関節症状；

少なくとも 1 関節での滑膜炎の存在することが必須

関節症状には関節の圧痛と腫脹が含まれる

変形性関節症との重複を避けるため, DIP, 母指 CMC, 第 1 趾 MTP 関節は含まない

小関節：MCP, PIP, 第 2 ～ 5 趾 MTP, 母指 IP, 手首

中大関節：肩, 肘, 股, 膝, 足首等

（岸本　暢将）

40　リンパ節腫脹

診療ルール

1. 腫脹したリンパ節の所見から鑑別診断を考える．
2. 「限局性」か「全身性」かで鑑別診断を考える．
3. 悪性疾患の否定が出来ない場合にはリンパ節生検を行う．
4. 生検前のステロイドの使用は原則的に行わない．

ポイント

S 患者さんは「よくリンパ腺が腫れている」と言って外来を受診しますが，そもそもリンパ節腫大の定義はなんでしょう．何事にも，言葉の意味を明確することが重要です．

R1「リンパ節が触知出来るサイズ」ではダメでしょうか．

S ん～，ダメです．正常でもリンパ節が触知出来ることはありませんか？

R1 確かに，時々リンパ節が触れることもありますね．患者本人も前からリンパ節は触れていて，痛みも無いと言うことがあります．

S リンパ節は場所によって正常なサイズが異なります．頸部は 1 cm以内，ソケイ部は 2cm以内といわれています．つまり，それ以上の大きさのリンパ節は病的であると考えられます．

R1 分かりました．

S その他に，リンパ節腫脹がある場合に注意するべき所見は何がありますか？

R1 自発痛，圧痛の有無，硬さ，他のリンパ節との癒合傾向などです．

S その通りです．リンパ節の痛みを発する部分は皮膜と言われています．内部のリンパ組織が急速に大きくなっている場合には皮膜を引っ張るため痛みが出やすくなります．

そのため，自発痛や圧痛がある場合には，感染に伴って炎症細胞浸潤が起こっている場合が典型的です．原則的には痛いリンパ節は良性であることが多いと言えます．

癌の転移では，一般的に圧痛はないと言われていますが，急速に増大する腫瘍性疾患（たとえば悪性リンパ腫）などは痛みを発することがありますので注意が必要です．

また，癌の転移では硬いリンパ節を触知することは有名ですね．それぞれの性状と疾患との特徴をまとめてみましょう．（表 40-1）

表 40-1　リンパ節腫脹

	感染性		非感染性	
	細　菌	結　核	癌の転移	血液腫瘍
自発痛	あ　り	な　し	な　し	な　し
圧　痛	著　名	乏しい	な　し	な　し
弾　性	軟	弾性硬	弾性硬	硬
周囲との癒着	な　し	あ　り	あ　り	な　し

（檀和夫．“リンパ節腫脹”内科学，第 9 版，杉本恒明，他編．朝倉書店．2007，p.91 ～ 92. より一部改変）

リンパ節腫脹の鑑別診断（OKとNG）

R2 症例の相談です．

症例 1：25 歳の男性．

2 週間前より発熱，咽頭痛を認めるようになり，1 週間前より頸部の痛みを自覚し，当院を受診した．
診察で頸部リンパ節腫脹を認め，咽頭所見は口蓋扁桃の腫大と白苔の付着を認めた．
血液検査では WBC は 12,000/μL で CRP が 10.5 mg/dL, その他肝機能や腎機能には異常なし．既往は特になし．

R2 炎症反応も高いし，本人もつらそうだったので入院させようと考えています．

S それ以外の情報は何かある？

R2 後は，飲酒も喫煙もしないし，気になる身体所見もありませんでした．

S では鑑別診断は？

R2 熱も認めていて，咽頭所見も強いし，細菌性の扁桃腺炎と考えました．他には，伝染性単核球症と….

S もう一度，問診と診察をした方がいいですね．鑑別を絞るには情報が足りないと思います．まずは，リンパ節腫脹の鑑別診断をしっかり頭に浮かべる必要があります．(表 40-2)

表 40-2　リンパ節腫脹の鑑別診断

① **感染性**
細菌性・・・化膿性リンパ節炎，蜂窩織炎，結核，梅毒
ウイルス性・・・EBV，CMV，麻疹，風疹，急性 HIV 感染症など
その他・・・リケッチア，バルトネラ（猫ひっかき病）

② **非感染性**
自己免疫疾患・・・SLE，RA，SjS，MCTD など
アレルギー疾患・・・血清病，薬剤過敏症（フェニトインなど）

③ **腫瘍性腫脹**
血液系悪性腫瘍・・・悪性リンパ腫，急性白血病，成人 T 細胞性白血病，マクログロブリン血症　　癌や肉腫の転移

④ **その他**
サルコイドーシス，菊池病，Castleman 病，Langerhans 細胞組織球症など．

S これらの鑑別の上で「限局性」か「全身性」かで分けるのも，鑑別する情報になります．

R2 この症例は，主に頸部のリンパ節に数個，腫大したリンパ節を触知しました．でも，前頸部が主でしたが，後頸部にも触知しているので，限局性とも言い切れないと思います．(図 40-1)

図 40-1　頭頸部のリンパ節

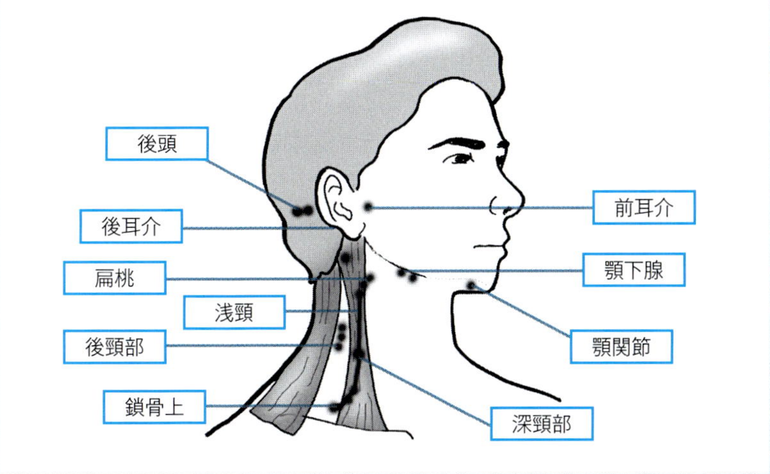

S その通りですね．頸部リンパ節腫脹と言っても，解剖学的なリンパ節領域として1つでなければ，全身性ととらえるべきです．限局性のリンパ節腫脹ではウ歯などの細菌感染に伴うリンパ節腫脹がこれにあたります．また，EBなどのウイルス性疾患の場合には，頸部を中心とする全身性のリンパ節腫脹となります．他に全身性のリンパ節腫脹をきたす主なものは何がありますか？

R2 血液系の悪性腫瘍や結核は重要だと思います．

S その通りです．忘れてはいけない疾患ですね．

症例 2：

職業は会社員．周囲に同じ症状の人はいない．アレルギー歴なし，内服している薬剤もなし．日光過敏症なし．結膜所見は正常．
頸部リンパ節は前頸部リンパ節に加え，後頸部リンパ節の腫脹も認める．大きいもので母指等大で，複数個触知する．弾性軟で圧痛は著明．可動性を認める．
全身皮膚に皮疹は認めず．脾臓は触知せず．
関節所見正常．

S これで鑑別が絞れるのではないでしょうか．

R2 リンパ節の腫脹部位は限局性ではなく，２つのリンパ節領域にまたがっているので全身性と考えられます．圧痛もあることから，感染性では特にウイルス性疾患で，なかでもＥＢＶやＣＭＶが上位に来ると考えます．皮疹がないので麻疹や風疹は可能性が下がると思います．他には，ＳＬＥなどの膠原病疾患も考えますが，日光過敏症症状や皮膚所見，関節所見も認めないことから可能性は下がります．

あとは，悪性リンパ腫は否定できないと思います．

S そうですね．他には，意外と見過ごされているのが菊池病ですね．自然軽快する原因不明の疾患で，亜急性壊死性リンパ節炎とも呼ばれています．

R2 ＥＢＶやＣＭＶ，膠原病などは血液検査が診断する上で有用と思いますが，他の疾患はどうしたらよいのでしょうか．

S リンパ節腫脹の原因を確実にするために最も有用なのは，やはり生検です．

（その後の血液検査で EB-VCA IgM 陽性 ,EB-VCA IgG 陰性 ,EBNA 陰性であり EB ウイルスによる伝染性単核球症と診断された .）

Key Words

菊池病

日本人の名前がついた数少ない病気の 1 つで，詳細な発生頻度は不明であるが日常診療で見過ごされていることの多い疾患の 1 つである．原因はいまだ不明であるが，なんらかの感染や免疫応答をきっかけに発症すると考えられる良性のリンパ節炎で，若年に好発する．女性に多いと言われているが，男性例も多い．臨床症状も症例によって多様で，悪性リンパ腫との鑑別が困難な症例もあり，診断にはリンパ節生検が重要である．症状改善後，数年して再発する症例や，後に SLE を合併する症例が存在するため注意が必要である [3)]．

専門医にコンサルトすべき疾患とリンパ節生検の適応（ＯＫとＮＧ）

R3 症例の相談です．

症例 3：30 歳女性．

既往歴は特になし．3 週間程前より微熱が持続し，同時に頸部の腫脹と痛みを自覚した．1 週間前より発熱は 38℃を超えるようになり，寝汗も出現した．市販の感冒薬を内服するも改善せず，頸部の腫脹部位を押すと痛みがあるため心配になり受診した．左前頸部，後頸部リンパ節の腫脹を複数個認める．圧痛を軽度認め，周囲との癒着はない．左腋窩リンパ節の腫脹も認める．呼吸器症状なし．血液検査では WBC12,000/μL と上昇あり,AST 50 IU/L,ALT 65 IU/L,LDH 300 IU/L,CRP 9.0 mg/dL であった．

R3 3 週間も症状が持続しているし，なんとなく専門医に紹介した方がいいと思うのですが．リンパ節生検をした方がいいでしょうか．

S もう少し，検査を詰めてから相談しないと，紹介された相手も判断に迷うと思います．何が鑑別診断として挙がるかによります．

R3 結核，悪性リンパ腫や癌の転移などは否定しないといけないと思います．
そうすると，画像検査でどの範囲のリンパ節が腫脹しているか，縦隔などはどうか心配になります．肺に病変が無いかも評価が必要です．

S そうですね．結核性を考える場合には国籍も重要です．日本人にも結核は少なくない病気ですが，発展途上国出身者の場合ではよりリスクが高くなります．画像検査で深部のリンパ節が腫脹していないか，脾臓も含め評価が必要でしょう．
あと，悪性リンパ腫の評価には可溶性IL2受容体も測定するかもしれません．

R3 リンパ節生検を行う基準はあるのでしょうか．

S 日常臨床で議論になる点ですね．色々な研究がありますが，次のものは参考になります．（表 40-3）

表 40-3　リンパ節生検を行う基準（文献[2]より引用）

リンパ節のサイズ	
1　腫 脹 部 位	：鎖骨上窩 or それ以外
2　硬　さ	：硬い or 硬くない
3　年　齢	：40 歳以上 or40 歳以下か
4　圧　痛	：有 or 無
生　検　群	：40 歳以上，鎖骨上窩リンパ節腫脹，$2.25cm^2$ 以上，硬い，圧痛なし
	40 歳以下，鎖骨上窩以外，$1.0cm^2$ 以下，硬くない，圧痛あり
非 生 検 群	：これで分けて生検をすると 90%以上が正しく判断できる．

S あと，もう一つ覚えておいて欲しいことがあります．ステロイドを使用する症例では，本当に生検が必要でないかを投与前に必ず確認しておきましょう．万が一悪性リンパ腫であった場合には，ステロイドによって一見病状が良くなり，後に再度増悪する可能性があります．しかもステロイドを使用していると組織診断をする際に妨げとなり，確実な病理診断ができなくなります．

追加で得られた情報：

国籍は日本で，海外渡航歴・海外在住歴はなし．ペットなし．
腹部エコーで脾臓の中等度腫大を認めたが，全身 CT では縦隔・腹腔リンパ節の腫脹を認めた．可溶性 IL-2 受容体が 12,000 と異常高値であり，悪性リンパ腫が疑われた．

Updates

リンパ節腫脹をきたす疾患

リンパ節腫脹をきたす疾患は多岐にわたるが，2008 年に国内では 9 年ぶりに人畜共通感染症である野兎病の症例が報告された．その他，リンパ節腫脹が特徴な人畜共通感染症は猫ひっかき病などがあるが，どの疾患でも動物との接触歴が診断の手掛かりとなるため，病歴聴取の際にはこの点にも注意したい．

（中村造・松永直久）

41 発疹

診療ルール

1. 発疹の区別ができる（①原発疹，②続発疹）．
2. 症状の経過，きっかけ，随伴症状を問診する（掻痒，疼痛など）．
3. 他の身体所見から手がかりを探す（発熱，粘膜症状）．
4. 触診および，自らの手を使って様々な手掛かりを探す（紅斑と紫斑，グラム染色，ギムザ染色）．
5. 発疹から隠された内臓疾患を鑑別する．

ポイント

S 発疹といっても，接触皮膚炎からはじまり，重症薬疹など，さまざまな場面で遭遇し，思いがけない疾患が隠れていることがあります．診療のついでに相談されることもあれば，診療の経過を診ているときにさまざまな症状を呈して相談をうけます．その発疹から隠れている内臓疾患を見逃すことのないように，発疹について話をすることにしましょう．

R1 発疹と言えば，湿疹・かぶれくらいしか思いつきませんが，病名も複雑でとっつきにくい印象があります．

S まず最初に頭で考えるポイントは，その発疹が病態の主体なのか，その奥に何か疾患が隠れていないのかを明確にすることです．

R1 どのように診療を進めるのが良いのでしょうか？

S そうだね，まずはその発疹がいつからあるのか，どのような症状を伴うかそれらを問診することになる． ところで命に直結する皮膚症状は何だと思う？

R1 え？　救急外来でもショックバイタルだと一秒を争う対応が必要ですけど発疹で死ぬことがあるんですか？

S ショックの一因としてアナフィラキシーがあります．蜂に刺されたり，そばのアレルギーがあったり，ひいては抗生剤点滴中にショックをおこしたりする．

R1 そうか，そんな時は蕁麻疹がでます．

S もちろん蕁麻疹だけでは死ぬことはないけれど，アナフィラキシ―や気道の浮腫，場合によっては腹痛を合併することがある．蕁麻疹は血管の浮腫が主体なのでどこに起こってもおかしくはない．皮膚では膨疹として現れる．

R1 僕も，蚊に刺されたあと蕁麻疹が1週間治らなくて，あれはかゆいですね．

S 1週間たっても引かないのは実は蕁麻疹の定義にあてはまらないんだ．数時間，長くても1日で消退するのが蕁麻疹という．よく外来でも蕁麻疹がでるから内臓に病気があるのではないかと心配になって患者さんがやってくる．そんなとき診察しても何も発疹がないことがある．

R1 発疹がないのに診察するのは難しいですね．

S どの時間帯に，どの程度の時間できるか，そのできる場所と，地図を描いたような，蚊に刺されたような形状を聞けばだいたいわかってくる．それに dermography といって患者の前腕屈側に軽くボールペンのうしろで線を描くと膨疹を再現できることがある．女性では買い物袋を腕にぶら下げるとできるといわれます．

R1 蕁麻疹が出ると内科疾患が隠れているのを心配するのは何となくわかります．どんなものが隠れているのでしょうか．

S 実際には多くの場合悪性腫瘍などが隠れているケースはまれなんだ．ただ特定の食事をしたのちに，運動をすると出現する運動誘発性アナフィラキシー（FDEIA:Food-dependent exercise-induced anaphylaxis）や特定の果物キウイやバナナ，アボガドなどを口にするとでる口腔アレルギー症候群（OAS:oral allergy syndrome）などに注意する必要がある．

R1 食事のあととなると口唇が張れたりもするんですか．

S そのとおりです．Quinke 浮腫といったり，血管浮腫といったり，場合によって膠原病や感染症がきっかけで起こったりします．最近では遺伝性血管神経性浮腫（hereditary angioneurotic edema：HANE）といって家族性にでたり，補体の異常が言われている病態も注目されてます．発疹についてもう少し話をするなら，蕁麻疹など一次性に発するものを原発疹といって，そののちに引き続き生じるものを続発疹といいます（図 41-1）．それでは他の発疹についてもう少し話を進めてみよう．紅斑と紫斑の違いがわかりますか．

図 41-1　原発疹と続発疹

原発疹

斑（紅斑，紫斑，白斑，色素斑）
水疱，蕁麻疹，丘疹，結節，膿疱，嚢腫

続発疹

表皮剥離，びらん，潰瘍，膿瘍，亀裂，鱗屑（リンセツ），痂皮（カヒ），胼胝（ベンチ），瘢痕，萎縮

R1 おさえると消えるのが紅斑，消えないのが紫斑です．

S ではその違いはどこから出るのか考えたことはありますか．

R1 皮膚血管内に赤血球がたまっていて圧迫すると赤みが消えるのが紅斑で，血管から赤血球が漏出するため赤みが引かないのが紫斑です．

S 紅斑も全身に出るのを紅皮症といったり，紫斑でも腹痛をともなうアレルギー性紫斑病など病態はさまざまです．でも炎症の主座が血管の中か外で見える色合いが変わってくる，紫だとやや深いところで起こってくるのが想像できますね．

R1 打ち身で皮膚が紫色になったりするのは皮下に出血を起こしているんですね．

S そのうちに赤血球が変性して黒くなって，最終的に吸収される．皮膚だと目に見えるから，そこで何が起こっているのか想像がつきやすい．

R1 よく分りました．病変の主座がどこにあるかあの薄い皮膚のどこでなにが起こっているのか考えればいいわけですね．

S それでは，皮膚に水分がたまるとどうなるか想像できますか．

R1 水疱ですか．

S そのとおり，特に真皮は強い結合からできているので簡単にはばらばらにならない．でも表皮と真皮の境界部や表皮の間に何らかの障害があれば組織液がたまってくる．

R1 やけどをしたら水疱ができますね．あれは真皮と表皮の障害ということですね．

S そう，1度の熱傷と言えば紅斑，2度の熱傷では水疱の有無で区別できます．ちなみに表皮の障害された部位で水疱のでき方は異なってくる．

R1 水疱の種類にも違いがあるんですか．

S 簡単にいえば破れやすい水疱と破れにくい水疱つまり弛緩性水疱と緊満性の水疱で，後者は水疱性類天疱瘡が代表的です．

R1 聞きなれない病名ですが障害のある場所で臨床像が異なってくるのはとても興味深いですね．

S 発疹をみればどこで何が起こっているのかまず想像する．そして原因は何かを考える．例えば，湿疹を区別するのにおおまかに表41-1のような鑑別をすることができます．

表 41-1　＜7つの「か」＞

かぶれ	接触皮膚炎はステロイド外用剤でも起こりうる
カビ	カンジダ症，白癬，ピチロスポルム症に注意する
化膿	ブドウ球菌感染による膿痂疹など．かぶれに類似しており注意
疥癬	直接鏡検すれば確実に診断できるが見逃されやすい
カポジ水痘様発疹症	単純ヘルペスウィルス感染症，臍のある水疱が特徴
（肝炎）ウィルス	Gianotti 病はじめさまざまな臨床像を呈する
がん	悪性黒色腫（メラノーマ）の他，日光角化症，Bowen 病，外陰部 Paget 病など

Key Words

食物依存性運動誘発アナフィラキシー
(FDEIA:Food-dependent exercise-induced anaphylaxis)

特定食物摂取後２～３時間内に運動負荷が加わることで生じるアナフィラキシー反応．蕁麻疹を伴うことが多い．
原因食物として小麦，エビの症例が多い．またアスピリン，非ステロイド系消炎剤により増悪しやすい．

見逃してはならない疾患（OK と NG）

R2 さきほど診察した患者について相談したいのですが，よろしいでしょうか．

S もちろん．ではどうぞ．

R2 症例プレゼンは以下です．

NG

症例１：40 歳，胸部および背部痛のある患者．

左側胸部および右背部の疼痛
レントゲン上骨折もなく，肋間神経痛と判断し湿布処方してお帰りいただきました．

S これは「ＮＧ」です．痛みの性状やまたその分布からもう少し鑑別が必要ではないでしょうか．

R2 わかりました．もう少し細かく聞いてみることにします．

数日後患者の最新の際，痛みのあった部位に水疱が出現しているのに気づくことになる．

同じ症例１の診察：

多分節の帯状疱疹
水疱内容のギムザ染色 Tzank test にて巨細胞陽性.
顔面に多発する疣贅，口唇の単純疱疹もみられた.
抗ウィルス薬を開始し，HIV 陽性にて血液内科での加療を依頼した.

R2 本日来院されてよく見ると痛みのあった部に水疱ができていました.本人は湿布のかぶれかと思って貼付をやめていたら水疱の範囲が広がったとのことでした.

S 水疱をみてすぐにギムザ染色を行ったのは結構なことでした.

R2 合わせてグラム染色も行いましたがそちらには細菌感染の兆候はありませんでした.

S 一般的に腰痛や肋間神経痛または頭痛といわれるものの中に帯状疱疹が隠れていることは結構あります．あとから水疱が出たり，水疱の目立ない帯状疱疹だってあります.

R2 そういえばこの方も湿布をした部位に水疱ができていたので一見かぶれと思いました．水疱の出ない帯状疱疹ともなると診断が難しいですね．何か鑑別する上でのポイントがありますか.

S まずは痛みの分布です，帯状といわれるくらいで，神経分節に沿った痛みであり，また痛みの性状もぴりぴりとした痛みがあります．わずかな紅斑も見逃さないようにして，少しでも疑えば病変の組織液などをギムザ染色することが大切です.

R2 帯状疱疹があれば誰でも基礎疾患を疑う必要があるんですか.

S 小児にも発症することはあるし，季節性もあるといわれています．引越しのシーズンや運動会の時期にはよく見られるのできっかけをよく聞くのも大切です．多分節に生じたものや繰り返す帯状疱疹は血液疾患などの基礎疾患を疑うことが大切です.

R2 この患者さんではHIVの感染も判明しました．他に免疫疾患を疑う兆候がありますか．

S 今回は顔面の疣贅や口唇ヘルペスがありましたが，肛門部に見られる尖圭コンジローマなども参考になります．

R2 ありがとうございました．

推奨する基本的治療（OKとNG）

R3 次に，別の症例について相談したいと思います．

NG

症例２：53歳女性．発熱，肝機能障害．

約３日前から39℃台の発熱あり，前医でセフェム系薬剤処方あり．
リンパ節腫脹あり．AST　50 IU/ L，ALT 62 IU/L であった．

抗生剤内服後の紅斑出現あり，薬疹を疑い抗生剤内服の中止を指導，
総合感冒薬および NSAIDS 処方して帰宅．

S すぐにでも診察をし直したほうがよさそうですね．患者さんは最近野山に行った既往はありませんでしたか．それに紅斑があったようですが全身をくまなく診察しましたか．

R3 一応確認しましたがそれらしいお話がなかったのであまり気にとめてませんでした．それに診察はしましたが服を少しずらした程度でした．

S もう一度その辺りから診てみることにしましょう．

OK

同じ症例２の診察：

自宅が山間地．体幹部，四肢に広がる淡い紅斑．鼠径部リンパ節腫脹あり，陰部の痂皮伴う潰瘍あり，刺し口と思われた．

入院の上テトラサイクリン系抗生剤点滴開始の上，速やかな解熱を得られた．

S ツツガムシや日本紅斑熱などのリケッチア症は詳細な問診が重要で，山間部での作業歴だけでなく住居環境を確認するのも大切です．

R3 そういわれるとたしかに山に入ったことはないけど，住まいが山の中といったことはありがちですね．それに特別山に行かなくても職業が林業なら「最近野山に行きましたか？」と尋ねても期待した答えがこないものですね．

S 発熱があって数日後に発疹が出現するため初期に処方された抗生剤が効果がなく薬疹と間違えられるケースが多く見られます．あくまで発熱の原因を検索するべきですがこういった間違いは結構遭遇するので注意しましょう．

R3 発疹の特徴はいかがですか．

S 紅斑性，丘疹性で華々しい紅斑の割りに痒みが少ないことが特徴です．また刺し口についてですが，ツツガムシ刺咬部の初期病変として殆どの症例で見られますが，陰部，腋窩部にあって見過ごされることが多く，場合によって刺し口のはっきりしない例もあるので侮れません．

R3 その気になって疑わないと，思いつかないものですね．

S また7病日以後になると重症化の傾向が強く間質性肺炎やDICを合併するので注意が必要です．ほかにペニシリン系の抗生剤を使用する際に注意する病態がありますが，ご存知ですか．

R3 そういえば小児科で研修していたときに，EBウィルスの感染で紅斑がでたアンピシリン疹を経験したことがあります．その時に指導医から他にも梅毒治療の際にJarisch-Herixheimer反応に注意するように言われたことを思い出しました．

S 今回診断をする上でもう一つ有用であったのが血清学的診断です．抗体はどのように測定しましたか．

R3 保健所に相談したら，衛生環境研究所に検体を提出するように指導を受けました．すぐに対応してくれて血清を送る段取りをしました．診断がついた時点で届け出もするように指示をいただきました．

S 感染症法で四類感染症に分類されているため，診断が確定すれば，報告の義務があるので忘れずにしましょう．それから保健所や衛生環境研究所から出している発生状況報告なども大いに活用するといいですね．

上手なコンサルトの仕方（OKとNG）

R4 次に，また別の症例について相談したいと思います．

NG

症例３：６０歳男性．高血圧あり．降圧薬内服中．

一年以上にわたるかゆみのある全身の紅斑であり，医療機関を転々としている．リンパ節の腫脹はなし．取り急ぎ降圧薬を変更し，抗ヒスタミン剤および，ステロイド内服を処方した．

S これは「ＮＧ」と思いますね．もう少し良くお話を聞くといいと思います．ちなみに出身がどちらか確認しましたか．

R4 あまり気にしませんでした．出身が病気とつながるなんて思いつきませんでした．

S それから家族歴も確認したほうがいいです．

R4 ますます何を鑑別すればいいのか分からなくなってしまいました．さっそくお呼びして詳しく話を聞くことにしたいと思います．

OK

同じ症例３：出身宮崎県，母親が白血病．

リンパ節腫大なし，紅皮症とのことで皮膚科で皮膚生検施行．

また抗 Human-T-lymphotropic virus(HTLV)-1 抗体が陽性であり ATLL(adult T-cell leukemia/lymphoma) と診断された．

R4 よく聞くとステロイド内服を以前から処方されていたようで，服用すると症状は軽減するもののやめると悪化するらしく，それが医療機関を転々とする要因にもなっていたようです．でも皮膚にリンパ腫ができるとは予想外ですね．

S 表在のリンパ節腫大がないからと言って悪性リンパ腫が否定できるとは限りません，それに母親が白血病ということはおそらく同じ疾患だった可能性が高い．現在妊婦の検診でHTLV-1抗体をチェックし陽性の妊婦には母乳を控えるように指導していることも覚えていたほうがいいですね．

R4 出身地を確認するのも南九州に多いATLなら当然聞くべきでした．

S お名前や顔つき，言葉の端々にでる方言やイントネーションで，出身地をある程度予測したり，それを通してコミュニケーションが広がることもあるので身につけておきたいスキルですね．

R4 ATLLの皮膚症状はどのようなものがあるのでしょうか．

S 腫瘍細胞の皮膚浸潤に伴うものを”特異疹”と呼び結節・腫瘤，丘疹，浸潤性局面が多くその他紅皮症，皮下硬結などがあります．また非特異疹とは反応性の皮膚病変であり難治性の疣贅，真菌感染症，その他帯状疱疹，単純性疱疹などがあります．

S「ＯＫ」です．

Updates

DIHS(drug-induced hypersensitivity syndrome)
Hypersensitivity Syndrome
Drug Rash with Eosinophilia and Systemic Symptoms(DRESS)

発熱，リンパ節腫脹，肝機能障害，血液異常を伴う重症薬疹の一型でヒトヘルペスウィルス６の再活性化と臨床症状の再燃が見られる．原因薬剤が限られており，抗痙攣薬，アロプリノール，サラゾスルファピリジン，塩酸メキシレチン，塩酸ミノサイクリンなど．皮疹は紅斑丘疹型，多形紅斑型であるが，特に顔面の浮腫，口周囲の紅色丘疹，膿疱，小水疱，鱗屑が特徴的である．

（古結　英樹）

参考・引用文献

1　浮腫

1）朝倉義崇．徳田安春．臨床研修医指導のてびき「内科」 第６章・浮腫．診断と治療社．2004.
（研修医への指導と評価のポイントを示した効果的な指導方法の手引き・ネタがばれるので研修医には読ませないこと.）

2）徳田安春．浮腫患者診察のポイント．medicina, 2008, 45 (11), p.1955-1958.
（身体所見の取り方に焦点をあてて解説されている.）

2　発熱

1）佐地勉．“発熱”内科学．朝倉書店，2007，p.64-65.
（日本の教科書の代表格の１つ．英字で読むには気が重い人は，一度これを読んでからハリソンなどを読むと理解しやすい.）

2）Rivers,E. et al. Early goal-directed therapy in the treatment of severe sepsis and septic shock. N Engl J Med. 2001, vol.345, no.19, p.1368-1377.
（重症敗血症患者の外来における初期治療の目標値を設定し評価した論文で，種々の研究にその後使用されている基本的な論文の１つ.）

3）Dellinger,R.P. et al. Surviving sepsis campaign: international guidelines for management of severe sepsis and septic shock: 2008. Crit Care Med. 2008, vol. 36,no.1, p.296-327.
（敗血症の診療について各種研究から作成された信用出来るガイドラインの１つ.）

4）藤谷茂樹，他．Sepsis. Intensivist. メディカル・サイエンス・インターナショナル．2009，p.181-396.
（Sepsis についてまとめた日本語の本の中で，最も詳しく有用なもの.）

3　黄疸

1）Vuppalanchi. R.et al. Etiology of New-Onset Jaundice: How Often Is It Caused by Idiosyncratic Drug-Induced Liver Injury in The United States? Am J Gastroenterol. 2007，vol.102，p.558-562.
（黄疸の原因として薬剤性の頻度を調べた論文ではあるが，sepsis が高頻度であり，死亡率も高いことが示されている.）

2）Whitehead ,M.W. et al. The causes of obvious jaundice in South West

Wales: perceptions versus reality. Gut .2001, vol.48, p.409-413.
(高度黄疸の原因として sepsis/shock は悪性腫瘍に次いで高頻度で，最も死亡率が高い．しかし，専門医・一般内科医ともに高度黄疸の鑑別診断の上位に sepsis/shock を挙げなかった点が興味深い．)
3)松村理司 , 他．診察エッセンシャルズ．新訂版．日経メディカル開発．2009, p.458.
4) Willis,G,C. Dr. ウィリスベッドサイド診断 第 1 版．医学書院．2008, p.688.
5) Tierney,L.M. 聞く技術 - 答えは患者の中にある．上巻．第 1 版．日経 BP 出版センター．2006, p.254.

4 ショック

1) Bone,R.C. Toward an epidemiology and natural history of SIRS (systemic inflammatory response syndrome). JAMA. 1992, vol. 268, p.3452.
(古い研究ではあるが，SIRS や severe sepsis が提唱された間もない時期のいくつかの臨床研究をまとめたもの．)
2) Hochman,J.S. et al. Early revasculization in acute myocadial infarction complicated by cardiogenic shock. N Engl J Med. 1999, vol.341, p.625.
〔これも古い研究ではあるが，心原性ショックをきたした急性心筋梗塞患者を冠動脈血行再建術（PCI）と内科的保存療法を比較したランダム化比較試験．1 カ月後の死亡割合に有意差はなかったが，6 か月後の死亡割合で有意差がつき（PCI vs. Medical follow, 50.3% vs. 63.1%, p=0.027)，PCI は有用と結論付けた．〕
3) Baker,D.D.et al. Comparison of dopamine and norepinephrine in the treatment of shcok. N Engl J Med. 2010, vol.362, p.779.
〔あらゆるショック患者を対象に初回昇圧薬として dopamine (DOA) と norepinephrine (NE) を使用した際の死亡率を比較したランダム化比較試験において，両群とも 1 ヵ月死亡割合 50% 程度（DOA vs. NE, 52.5% vs. 48.5%, p=0.10）と有意差はなかったものの，有害事象は NE 群で有意に少なかった（DOA vs. NE, 24.1% vs. 12.4%, p<0.001)．〕
4) 松村理司 他．診察エッセンシャルズ．新訂版．日経メディカル開発．2009, p.393.
5) Gaieski,D. Shock in adults: Types, presentation, and diagnostic approach. UpToDate18.1

5 意識障害

1) Hasbun,R. et al. Computed tomography of the head before lumbar puncture in adults with suspected meningitis. N Engl J Med. 2001,vol.

345, p.1727.
（成人髄膜炎疑い例の中で，ある特定の臨床所見の有無により，頭部 CT で異常所見の有無を予測できるか否かをみた臨床研究.）
2）Wijdicks,E.F. et al. Validation of a new coma scale: The FOUR score. Ann Neurol. 2005, vol.58, p.585.
〔GCS に代わる，意識障害の新しい評価スケールである FOUR スコアの妥当性を検証した臨床研究．眼球，運動，脳幹，呼吸を評価することで ICU など，より重症患者の障害レベルを GCS よりもより的確に評価できるとされる．観察者間の一致率も高い（κ =0.82)〕
3）松村理司 他．診察エッセンシャルズ．新訂版．日経メディカル開発．2009, p.404.
4）Willis,G,C 他．Dr. ウィリスベッドサイド診断 第 1 版．医学書院．2008, p.226.
5）Sabatine ,M.S. Pocket Medicine,3rd edition,Lippincott Wiliams & Wilkins. 2007, p.9-1.
6）Bickley.L.S, et al. Bate's Guide to Physical Examination and History Taking. 3rd edition. Lippincott Wiliams & Wilkins. 2008, p.706.

6 失神

1）Soteriades,E.S. et al. Incidence and Prognosis of Syncope. N Engl J Med. 2002, vol.347, p.878-885.
（Framingham 研究における，失神の頻度，原因，予後を検討している.）
2）Elesber,A.A. et al. Impact of the application of the American College of Emergency Physicians recommendations for the admission of patients with syncope on a retrospectively studied population presenting to the emergency department. Am Heart J. 2005, vol.149, p.826-831. （ACEP の失神に関するガイドラインに基づいて心原性失神を適切に拾い上げることができるかどうか後方視的に検討している.）
3）松村理司 , 他．診察エッセンシャルズ．新訂版．日経メディカル開発．2009, p.143.
4）Willis,G.C. Dr. ウィリスベッドサイド診断 第 1 版．医学書院．2008, p.250.
5）Tierney,L.M. 聞く技術 - 答えは患者の中にある．下巻．第 1 版．日経 BP 出版センター．2006, p.297.
6）Sabatine,M.S. Pocket Medicine, 3rd edition, Lippincott Wiliams & Wilkins. 2007, p.1-37.
7）Bickley,L.S. et al. Bate's Guide to Physical Examination and History Taking, 3rd edition, Lippincott Wiliams & Wilkins. 2008, p.716.

7　けいれん

1）赤松直樹．辻貞俊．けいれん．内科．2009，vol.104，no.6，p.1081-1088.
（言葉の定義や専門医へのコンサルテーション，症例について書いてある．）

2）Schachter, S.C.; Pedley,T.A.;Wilterdink,J.L. Evaluation of the first seizure in adults. www.uptodate.com ver. 17.3.
（初発のけいれん発作のマネージメントについて網羅的に書いてある．）

8　複視

1）Willis,G.C. Ｄｒ．ウィリスベッドサイド診断．医学書院，2008.

2）Bienfang,D.C.; Brazis,P.D.; Wilterdink,J.L. Overview of diplopia. UpToDate 18.1：1 月 2010 年

3）Patel.S.V; Holmes, J.M,; Hodge ,D.O. et al.Diabetes and hypertension in isolated sixth nerve palsy: a population-based study. Ophthalmology.2005,vol. 112,no.5,p.760-763.

4）星野晴彦，高木　誠，稲福徹也，他．片側の単独外転神経麻痺を呈した橋出血．神経内科．1997,vol.47,no.5,p. 527-529.

9　充血眼

1）Suhler,E.B. et al. HLA-B27-associated uveitis: overview and current perspectives. Curr Opin Ophthalmol. 2003, vol.14, no.6, p.378-383.

2）Roxana,U. et al. Anterior-segment imaging for assessment of glaucoma. Expert Rev Ophthalmol. 2010, vol.5, no.1, p.59-74.

10　難聴

1）Peter,C.W.; Daniel,G.D.; Pracha,E. Evaluation of hearing loss in adults. www.uptodate.com ver.17.3
（成人の難聴について標準的なアプローチの方法が記載されている．）

2）Bagai,A.;Thavendiranathan,P.;Detsky,A.S. Does this patient have hearing impairment?　JAMA. 2006 ,vol.25,no.295(4),p.416-428.

11　耳鳴

1）Crummer,R.W.; Hassan,G.A. Diagnostic approach to tinnitus. Am Fam Physician. 2004, vol. 69, no.1, p.120-126.
（家庭医の立場で耳鳴へのアプローチ法書かれた実践的な総説．）

2）Elizabeth,A.D.; Daniel,G.D.; Pracha,E. Treatment of tinnitus. www.uptodate.com ver. 17.3（耳鳴の治療に関する最新のエビデンスが記載されている．）

3）Phillips,J.S.; McFerran. D.Tinnitus Retraining Therapy (TRT) for tinnitus. Cochrane Database Syst Rev. 2010 ,vol.17,no.3:CD007330.

12　めまい

1）良性発作性頭位めまい症診療ガイドライン（医師用）日本めまい平衡医学会診断基準化委員会編　Equilibrium Res．2009，vol.68(4)，p.218-225.
（日本における診療ガイドライン.）
2）箕輪良行編．特集　めまい診療を根底から見直そう！　レジデントノート．2008，vol.10(3)6 月号，p.363-421．（めまい診療の実践書）
3）林寛之．第 82 回 Step Beyond Resident．めまい Part4 ～ BPPV のフルコースはいかが？～．レジデントノート．2009，vol.11(1) 4 月号，p.139-153.
（Epley 法の記載が豊富.）

13　咽頭痛

1）Bisno,A.L. Acute Pharyngitis．N Engl J Med. 2001,344:205January18.
(急性咽頭炎についてまとまった読みやすいレビューの 1 つ.）
2）寺澤秀一ほか．“ 急性喉頭蓋炎 ” 研修医当直御法度 . 三輪書店 . 2007，p.54-55.
（救急外来で経験する重要な症状や疾患を最も分かりやすく実用的にまとめた本.
研修医の必読本の 1 つ.）
3）林寛之．“ 咽頭炎の Centor's Criteria”Step beyond Resident 2　救急で必ず出会う疾患編 . 洋土社．2006，p.13-15.
（研修医当直御法度に並ぶ名著．研修医の必読本の 1 つ.）

14　咳・痰

1）Lim,W.S. et al. Defining community acquired pneumonia severity on presentation to hospital: an international derivation and validation study. Thorax. 2003, vol.58, p.377-382.
（肺炎の重症度分類の一つ．この検討では外来治療か入院治療をスコアリングしたもので多くの救急外来で有用.）
2）永井英明．“QuantiFERON ○ R-TB 第 2 世代（QFT-2G）の現状と注意点 ”．Medicina. 2009, p.583-585.
（今後はツ反よりも QFT による結核感染診断が一般的になると予想される．現時点での注意点を簡潔にまとめたもの.）

15　喀血

1）Graff,G.R. Treatment of recurrent severe hemoptysis in cystic fibrosis

with tranexamic acid. Respiration. 2001, vol.68(1), p.91-94.
2）Solomonov,A.;Fruchter,O.;Zuckerman,T.;Brenner,B.;Yigla,M.
Pulmonary hemorrhage: A novel mode of therapy.
Respir Med. 2009, Aug;103(8), p.1196-1200. Epub 2009, Feb 28.
3）Tscheikuna,J.;Chvaychoo,B.;Naruman,C.;Maranetra,N.
Tranexamic acid in patients with hemoptysis.
J Med Assoc Thai. 2002, Apr;85(4), p.399-404.
4）Pea,L.; Roda,L.; Boussaud,V.; Lonjon,B.
Desmopressin therapy for massive hemoptysis associated with severe leptospirosis.
Am J Respir Crit Care Med. 2003, Mar 1;167(5), p.726-728.

16　嗄声

1）up to date ONLINE 17.2:Hoarseness in adults
（嗄声全体についてよくまとまっている.）
2）Mayo-Smith,M.F. et al. Acute epiglotitis. An 18year Experience in Rhode Island. Chest. 1995, vol.108, p.1640-1647.
（急性喉頭蓋炎を理解するのによい.）
3）Reveiz,L. et al. Antibiotics for acute laryngitis in adults. Cochrane Database Syst Rev2007;:CD004683.
（急性咽頭炎の抗生剤治療の有益性についてまとめられている.）

17　嚥下困難・障害

1）UpToDate ONLINE 17.2:Approach to the patient with dysphagia.
（嚥下困難・障害に関して幅広くまとめられている.）
2）UpToDate ONLINE 17.2:Diagnosis and treatment of oropharyngeal dysphagia .（咽頭部の異常が原因で生じる，嚥下困難・障害に関してのまとめ.）
3）西崎祐史．体重減少へのスーパーアプローチ．JIM.2007, vol.17, no.7, p.573-575.
（体重減少，嚥下困難が主訴で来院し，球麻痺型ALSの診断がついた1例の報告.）
4）Robert,D. et al. Disorder of the digestive system in the eldery.
N Engl J Med. 1990, vol.322, p.438-443.
（加齢に伴う消化機能の変化を臓器別にまとめている.）

18　呼吸困難

1）UpToDate ONLINE 17.2:　Approach to the patient with dypnea.
（呼吸困難の病態生理学的と発症様式に分けてのアプローチの仕方が書いてある.）

2）大田凡．呼吸困難．救急医学．2008, vol.32, p.250-251.
（ER医の立場からかの呼吸困難のアプローチについて分かりやすくかかれている．）
3）安里浩亮．疾患を絞り込む・見抜く．身体所見からの臨床診断．宮城征四郎，徳田安春編，羊土社．2009, p.88-89.
（身体所見の重要性がわかりやすくまとまっている．）
4）Maisel,A.S. et al. Rapid measurement of B-type natriuretic peptide in the emergency diagnosis of heart failure . N Engl J Med. 2002, vol.347, p.161.
5）Msisel,A.S. at al. B-type natriuretic peptide levels:diagnostic and prognostic in congestive heart failure:whats next?.Circulation. 2002, vol.347, p.161.

19　胸痛

1）Stephen Bent：Saint-Frances Guide: Clinical Clerkship in Outpatient Medicine Second Edition 版，Lippincott Williams & Wilkins. 2007.
（内科系のみならず眼科・耳鼻咽喉科・婦人科・整形外科・皮膚科・精神科など，外来診療で遭遇する幅広い領域の症候を網羅している．）
2）Michael Klompas, MD Does This Patient Have an Acute Thoracic Aortic Dissection? JAMA, May 2002, vol.287, p.2262-2272.
（大動脈解離に関する病歴，身体診察などの感度・特異度などが色々とまとめられている．）
3）Chunilal,S.D.; Eikelboom,J.W.;Attia,J. et al. Does this patient have pulmonary embolism? JAMA. 2003, Dec 3, vol.290(21), p.2849-2858.
（肺塞栓の診断に関する病歴，身体診察などの感度･特異度がまとめられている．）

20　動悸

1）菅ヶ谷 純一．不安と抑うつ．medicina. 2004-4, vol,41 no.4, p.695-698.
（パニック障害，うつ病に対してのアプローチがわかりやすく述べられている．）
2）Anthony,J.; Viera,M.D. Thyroid Function Testing in Outpatients: Are Both Sensitive Thyrotropin (sTSH) and Free Thyroxine (FT4) Necessary? Fam Med. 2003 Jun, vol.35(6), p.408-410.
（TSHの感度をRetrospectiveに調査した論文．）
3）浜田 昇 編著．甲状腺疾患診療パーフェクトガイド．診断と治療社．2007.
（これを見れば甲状腺疾患の見方がすべてわかってしまう本．外来で必携です．）

21　腹痛

1）Jung,P.J.; Merrell,R.C. Acute abdomen. Gastroenterol Clin North Am. 1988, vol.17, no.2, p.227-244.
（急性腹症に関する総説．少し古いが，Surgical Abdomen についてまとまって書かれている．）

2）Chung,W.B. The ruptured abdominal aortic aneurysm--a diagnostic problem. Can Med Assoc J. 1971, vol. 23, no.105(8), p.811-815.
（AAA破裂で入院した187症例のレビュー．AAA破裂診断の問題点がまとまっている．）

3）Banerjee,A. Atypical manifestations of ruptured abdominal aortic aneurysms. Postgrad Med J. 1993, vol. 69, no.807, p.6-11.
（AAA 破裂患者の多彩な臨床症状を症状別にまとめてある．）

4）Lederle,F.A.; Johnson,G.R.; Wilson,S.E.; Chute,E.P.; Hye,R.J.; Makaroun,M.S. et al. The aneurysm detection and management study screening program: validation cohort and final results. Aneurysm Detection and Management Veterans Affairs Cooperative Study Investigators. Arch Intern Med. 2000, vol. 22,no.160(10), p.1425-1430.
（約50000人を対象とした横断研究，AAAのリスクファクターについてまとめている．）

5）Korn,A.P.; Hessol,N.A.; Padian,N.S.; Bolan,G.A.; Donegan,E.; Landers,D. V. et al. Risk factors for plasma cell endometritis among women with cervical Neisseria gonorrhoeae, cervical Chlamydia trachomatis, or bacterial vaginosis. Am J Obstet Gynecol. 1998, vol.178,no.5, p.987-990.
（淋菌やクラミジアの上行感染の危険因子を明らかにした症例対照研究．）

6）Manterola,C.; Astudillo,P.; Losada,H.; Pineda,V.; Sanhueza,A.; Vial,M. Analgesia in patients with acute abdominal pain. Cochrane Database Syst Rev. 2007,vol.3,CD005660.
（6本の RCT をレビューし，急性腹症の患者へのオピオイドの使用は，苦痛を緩和し，かつ治療の遅れにはつながらないと結論付けている．）

22　胸やけ

1）スコット・スターン(著)．竹本 毅(翻訳)．考える技術―臨床的思考を分析する，日経 BP 社．2007.
（症候別に鑑別診断，治療についての evidence や思考過程がまとめられている診断学の教科書．）

2）泉 孝英 編集．ガイドライン外来診療 2009，日経メディカル開発．2009.
（様々な疾患に関するガイドラインがのせられている）

3）Moayyedi,P.; Talley,N.J. Gastro-oesophageal reflux disease. Lancet.

2006 Jun 24, vol.367(9528), p.2086-2100.
（GERD に関する病態，病歴，検査，治療についてまとめられている.）
4）Manterola C, Muñoz S, Grande L, et al. Initial validation of aquestionnaire for detecting gastroesophageal reflux disease in epidemiological settings. J Clin Epidemiol. 2002 Oct, vol.55(10), p.1041-1045.
（GERD に関して, 病歴を score 化したものと 24 時間 pH モニタリングを比較したもの.）

23　悪心・嘔吐

1）亀谷 学 監訳 . セイントとフランシスの内科診療ガイド 第 2 版 . メディカル・サイエンス・インターナショナル . 2005.
（内科全般にわたる入院患者の診断と治療について，臨床的に必要かつ充分な知識が集積されている）
2）小松 康宏 , 谷口 誠 編集 . 内科研修の素朴な疑問に答えます . メディカル・サイエンス・インターナショナル . 2009.
（P19-22 に病歴・身体所見から脱水を診断する方法がまとめられている.）

24　吐血・下血

1）Jacob ,G. et al. Postural pseudoanemia: posture-dependent change in hematocrit.Mayo Clin Proc. 2005, vol.80, p.611-614.
〔28 人の健康人（ボランティア）を対象に立位と仰臥位で ,Hct 値の変化を測定し比較した研究結果が記載されている .〕
2）小松康宏．谷口誠 編集．　西崎祐史．他　編集協力 . 内科研修の素朴な疑問に答えます . メディカル・サイエンス・インターナショナル．2008, p.32-35.
〔体位性偽性貧血（postural pseudoanemia）に関するまとめが記載されている .〕

25　排尿障害

1）島田利彦．排尿障害．診察エッセンシャルズ新訂版，松村理司監修，酒見英太編集．日経メディカル開発 . 2009，p. 372-378.
2）Rosenberg,M.T. et al. A practical guide to the evaluation and treatment of male lower urinary tract symptoms in the primary care setting. Int J Clin Pract. 2007, vol.61, no.9, p.1535-1546.

26　血尿

1）血尿診断ガイドライン検討委員会．血尿診断ガイドライン．日本腎臓学会誌. 2006, suppl, p.1-34.
2）「検尿の勧め」啓発委員会．診断ガイドライン - 一般臨床医（プライマリケア）

のための検尿の考え方・進め方． 日本腎臓病学会．2003.
(http://www.jsn.or/jp/guideline/kennyou/index.php)

3）上田剛士．血尿 診察エッセンシャルズ新訂版．松村理司監修．酒見英太編集．日経メディカル開発．2009, p. 361-371.

4）Kelly,J.D. et al. Assessment and management of non-visible haematuria in primary care. BMJ. 2009, p.227-232.

27 蛋白尿

1）「検尿の勧め」啓発委員会．診断ガイドライン - 一般臨床医（プライマリケア）のための検尿の考え方・進め方． 日本腎臓病学会．2003.
(http://www.jsn.or/jp/guideline/kennyou/index.php)

2）Naderi ASA et al. Primary Care Approach to Proteinuria. J Am Board Fam Med. 2008, vol.21, p.569-574.

28 記憶障害，認知障害

1）The American Psychiatric Association: Quick reference to diagnostic criteria from DSM IV, Washington D.C.,1994. （高橋三郎，大野裕，染矢俊幸訳．DSM IV 精神疾患の分類と診断の手引き．医学書院．1996.)

2）朝田隆 . 認知症の問題行動・BPSD への対応 . 老年精神医学雑誌 . 2009, vol.20, p.95-102.
(BPSD にたいする非薬物療法，特に介護者への具体的指導が記載されている．)

3）小坂憲司 . レビー小体型認知症における抑肝散の効果 . 脳 21. 2009, vol.12(4), p.443-445. （対応が難しい DLB の BPSD への抑肝散を中心とした薬物療法について記載されている.）

29 幻覚・妄想

1）DSM Ⅳ：The American Psychiatric Association:Quick reference to diagnostic criteria from DSM Ⅳ ,Washington D.C.,1994.
（高橋三郎，大野裕，染谷俊幸訳．DSM Ⅳ精神疾患の分類と診断の手引き．医学書院．1996.）

2）原田憲一 . 精神症状の把握と理解 . 中山書店 . 2008, p.23-29.

3）Kalisvaart,K.J.; Jonghe,J.F.; Bogaards,M.J.; Vreeswijk,R.; Egberts,T.C.; Burger,B.J.; Eikelenboom,P.; Gool,W.A. Haloperidol prophylaxis for elderly hip-surgery patients at risk for delirium: a randomized placebo-controlled study. J Am Geriatr Soc. 2005, vol.Oct;53(10), p.1658-1666.

4）Briskman,I.; Dubinski,R.; Barak,Y. Treating delirium in a general hospital: a descriptive study of prescribing patterns and outcomes. Int Psychogeriatr. 2009, vol.Sep29, p.1-4[Epub ahead of print].

30 抑うつ

1）The American Psychiatric Association: Quick reference to diagnostic criteria from DSM Ⅳ ,Washington D.C.,1994.
(髙橋三郎，大野裕，染矢俊幸訳．DSM Ⅳ精神疾患の分類と診断の手引き．医学書院．1996.）
2）Cipriani,A.; Furukawa,T.A.; Salanti,G.; Geddes,J.R.; Higgins,J.P.; Churchill,R.; Watanabe,N.; Nakagawa,A.; Omori,I.M.; McGuire,H.; Tansella,M.; Barbui,C. Comparative efficacy and acceptability of 12 new-generation antidepressants: a multiple-treatments meta-analysis. Lancet. 2009, vol.Feb 28;373(9665), p.746-758.

31 不安

1）The American Psychiatric Association: Quick reference to diagnostic criteria from DSM IV, Washington D.C.,1994.
(高橋三郎，大野裕，染矢俊幸訳．DSM IV 精神疾患の分類と診断の手引き．医学書院．1996.）
2) 大野裕 . こころが晴れるノート—うつと不安の認知療法自習帳こころが晴れるノート—うつと不安の認知療法自習帳 . 創元社 . 2003, p.1-125.
(CBT の第一人者がわかりやすく書いた一般書．患者の自習に勧めるのに最適.）

32 頭痛

1）Zahid H Bajwa et al : Uptodate　Evaluation of headache in adults : http://www.uptodate.com/online/
(成人の頭痛に対してのアプローチがまとめられている.）
2）Allan,H.G.; Albert,G.M.; Amy,A.P. : PRIMARY CARE MEDICINE sixth edition Section 11・Chapter 165 : Wolters Kluwer/Lippincott Williams & Wilkins 出版．2009.
(一次性頭痛の国際的定義や投薬内容まで記載あり.）
3）Craig,Frances.; Stephen,Bent.; Sanjay,Saint. et al. : Saint-Frances Guide to Outpatient Medicine　Chapter 62 HEADACHE : Lippincott Williams & Wilkins．2000.
(病歴・身体所見のポイントから一般的な鑑別診断，専門医へのコンサルトまで簡潔にまとめられている.）

4）Lawrence,M.; Tierney,Jr.; Mark,C. Henderson.：聞く技術 上 答えは患者の中にある第 9 章 頭痛：日経 BP 社． 2006.
（病歴聴取に重点をおいて解説されている.）

5）Scott,D.C.; Stern,A.S.; Cifu,D.A. 考える技術 臨床的思考を分析する 第 15 章 頭痛の原因をどのように調べてゆくか？：日経 BP 社． 2006.
（具体例を提示しながら鑑別診断の思考回路について解説.）

6）根来清. プライマリケア時代の症候の診かた 15 頭痛，診断と治療 増刊号. 2008. vol.96, p.120-130.
（代表的疾患の診断のポイントや治療について詳細に述べられている.）

33 失語・構音障害

1）神田隆. 医学生・研修医のための神経内科学. 知能と高次脳機能の診察. 中外医学社 . 2008, p.12-16.
（神田先生の単著. 内容に方向性と，異なる章でも関連性があり通読しやすい. 名著です.）

2）池田正行先生のホームページ：http://square.umin.ac.jp/massie-tmd/
（得るものが多過ぎて圧倒されます. 診療で役に立つことがとても多く必見のソースです.）

3）田崎義昭 , 他. ベッドサイドの神経の見かた 第 17 版. 南山堂 , 2010.
（神経学的所見の取り方はいつもこの本のお世話になっています.）

4）岩田誠. 神経症候学を学ぶ人のために. 医学書院，2000.
（神経所見の取り方と解釈が詳しく書いてある. 神経内科向け.）

5）水野美邦. 神経内科ハンドブック 第 4 版. 失語，失認，失行の診かた. p.7-28. 構音障害と嚥下障害 . 医学書院. 2010, p.258-262.
（鑑別診断が極めて豊富. 記載も細かい所まで丁寧.）

6）宇川義一. 構音障害. Clinical Neuroscience. 2009, vol.27 (7), p.724-727.
（神経診察法の基本とピットフォールという連載の構音障害. 実臨床で役立つ事が多い.）

7）Steven McGee 著. 柴田寿彦 翻訳. マクギーの身体診断学 第 2 版. 診断と治療社. 2009, p.173-192. 甲状腺とその疾患.
（所見の持つ有用性を示す，尤度比がこれでもかと満載の名著.）

8）A.D.Legatt et al Global aphagia without hemiparesis. Neurology. 1987，vol.37, p.201-205.
（片麻痺を伴わない全失語の 6 症例の検討.）

34 筋力低下

1）宮下淳．30 章 歩行障害・脱力．診療エッセンシャルズ 第 2 版．日経メディカル開発．2009, p.335-353.
（症候ごとに見逃してはいけない疾患が総合的な視点から記載されている．）

2）田中和豊．12 章，麻痺 13 章 しびれ　問題解決型救急初期診療．医学書院．2003, p.185-192, p.193-201.
（挿管の適応と, 呼吸筋麻痺を来たし得る神経筋疾患への注意が強調されている．）

3）久堀保．「動きません」どこが？どんなふうに？．Medicina．2009 年 2 月号, p.272-275.
（C5 神経根症と橈骨神経麻痺の鑑別および効果的な診察が参考になります．）

4）David S.Smith 著．生坂政臣 監訳．早わざ外来診断術．第 95 章　筋力低下．中山書店．2009, p.291-294.

5）田崎義昭ほか．ベッドサイドの神経の見かた　第 17 版．南山堂，2010.
（神経学的所見の取り方はいつもこの本のお世話になっています．）

6）日本脳卒中学会．脳卒中治療ガイドライン．2009.
（大動脈解離による脳梗塞の項目もあり．より細やかな診療が要求されている事を感じる．）

7）Stroke．1990, vol.21, p.637-676.
（TIA 後 2 日以内の脳梗塞発症率をスコア化した ABCD2 スコア．）

8）Brian,F. Gage,M.D. et al.　JAMA. 2001, vol.285, p.2864-2870.
（非心原性脳塞栓症のリスクをスコア化した CHAD2 スコア．）

9）Arch Intern Med．2000，vol.160, p.2977-2892.
（「突然発症の痛み」「胸部 Xp 大動脈／縦隔拡大」「血圧／動脈拍動の四肢左右差」全てが無い大動脈解離が 7%もあることを報告．）

35 振戦・不随意運動

1）平山惠造．神経症候学Ⅱ　22 章　不随意運動，文光堂，2010，p.592-758.
（歴史上，誤用された用語の解説がなされている．平山病の記載も詳しい．専門医向け）

2）ローレンス・ティアニー　聞く技術　下巻　第 58 章　振戦 , 日経 BP 社, 2006, p.485-492.
（振戦を来たす重要な疾患が網羅され，問診のポイントも素晴らしい．）

3）北野邦孝．神経内科の外来診療 , 第 2 版　手足の震えや不随意運動 , 医学書院, 2000, p.294-316.
（患者の訴えに始まり，対話の中で診断がつく様をコンパクトに示す症例帖．自然歴を学ぶのに最適．）

4）大生定義．神経内科診療スキルアップ　ふるえ．シービーアール．2006,p.83-89.
（パーキンソン病を分かりやすく説明．診断と説明には専門医の受診を推奨されている．）
5）Pendlebury,S. エマージェンシー神経学 ,Case 10 メディカルサイエンスインターナショナル．2009, p.54-56.
（一過性脳虚血発作の症状として肢の振戦が出現することが示されている．）
6）Reich,S.G.et al.　Movement Disorders：100 Instructive Cases, Informa Healthcare; 1 Har/Cdr 版 ,2008.
（不随意運動の症例集．解説では，なぜ教育的なのか？という点を要約している所が良いが，専門医向け．）
7）Nocturnal leg cramps, night starts, and nocturnal myoclonus. UptoDate 18.1
（夜間の下肢痛に関してまとめてある．睡眠障害の原因として知っておいて損はない．）
8）Restless Legs Syndrome. UptoDate 18.1
（上記と合わせて，むずむず脚症候群をセットで勉強するのが良い．）
9）Lee ,A.J.et al. Seminar Parkinson disease. Lancet. 2009 , vol.13. p.2055-2066.
（パーキンソン病の総説．鑑別のポイントが良い．）
10）Buttaravoli,P.　マイナーエマージェンシー　薬剤誘発性急性ジストニア , 医歯薬出版．2009, p.3-5.
（普通の教科書に載っていない, ERで遭遇する救急疾患がまとめてある. 役に立ちます！）
11）マッシー池田先生のホームページ　http://square.umin.ac.jp/~massie-tmd/
（惜しげなく勉強用の資料を公開されていて，その全てがとっても勉強になります！）
12）David L.Simel ,Drummond Rennie 編　The Rational Clinical Examination Chapter 38 Dose This Patient Have Parkinson Disease ? McGraw-hill Medical Publishing. 2008, p.501-505.
JAMA 版 論理的診察の技術， エビデンスに基づく診断のノウハウ , 日経 BP　社 ,2010.
（JAMA の『Dose This patinet ～』シリーズのまとめ本．最近日本語訳も出た．）
13）重篤副作用疾患別マニュアル
http://www.info.pmda.go.jp/juutoku/juutoku_index.html
（2006 年より厚労省から出されている. 薬物ごとの報告症例数までまとめられている．）
14）Isbister ,G.K .et al. Serotonin toxicity:a practical approach to diagnosis and treatmento.Med J Aust. 2007, vol. 187, p.361-365.
（セロトニン症候群のレビュー. Hunter の基準がアルゴリズムとして紹介されている．）
15）Boyer,E.W. et al. Serotonin syndrome. N Engl J Med. 2005, vol.352, p.1112-1120.

（これもレビュー．患者の症状や，その進展と重症度がシェーマで分かりやすく図説．）
16）Stevens McGee 著 マクギーの身体診断学　第 2 版 振戦とパーキンソン病，エルゼビア・ジャパン．2004, p.492-495.
（各疾患の尤度比がまとめてあり，どの所見が有用かを学ぶに役立つ本．）

36　歩行障害

1）宮下淳．30 章 歩行障害・脱力　診療エッセンシャルズ 第 2 版．日経メディカル開発．2009, p.335-353.
（症候ごとに見逃してはいけない疾患が総合的な視点から記載されている．）
2）田中和豊．12 章，麻痺 13 章 しびれ：問題解決型救急初期診療．医学書院．2003, p185-192，p193-201.
（挿管の適応と，呼吸筋麻痺を来たし得る神経筋疾患への注意が強調されている．）
3）特発性正常圧水頭症診療ガイドライン (http://minds.jcqhc.or.jp/)
4）森敏．特発性正常圧水頭症の診断と治療．治療学．2008, vol.42, p.697-701.
（30 年前はシャント術有効例を適切に選び出せず，多くのシャント無効例が生まれた．）
5）田崎義昭ほか．ベッドサイドの神経の見かた．第 17 版．南山堂，2010.
（神経学的所見の取り方はいつもこの本のお世話になっています．）
6）岩崎靖．第 4 回歩行からわかること 道具いらずの神経診療．Medicina．2008 年 4 月号, p.742-747.（問診，視診だけでたくさんの事がわかるなぁ，と実感！）
7）Mori,K. et al. Brain. 2005, vol.128(Pt 11), p.2518-2534.
The wide spectrum of clinical manifestations in Sjögren's syndrome-associated neuropathy.
（シェーグレン症候群による神経炎と診断されている 92 人を分析すると，実に 93%でシェーグレン症候群の診断の前に神経炎を認めていたとのこと．）
8）Curr Neurol Neuroscience Report 2008 September , vol.8(5), p.371-376.
（正常圧水頭症のまとまったレビュー．）

37　しびれ

1）植西憲達．31 章 四肢のしびれ．診療エッセンシャルズ 第 2 版．日経メディカル開発．2009, p.354-360.
（症候ごとに見逃してはいけない疾患が総合的な視点から記載されている．）
2）田中和豊．13 章 しびれ　問題解決型救急初期診療．医学書院．2003, p193-201.
（まず血管障害から除外すべきと，わかりやすくアルゴリズムの記載から始まる．）
3）しびれと痛み．Medicina．2008 年 2 月号.
（しびれと痛みがテーマの号．奥が深いがためになる．巻末の座談会がとても面白い．）
4）仲田和正ほか．しびれ—神経内科か？整形外科か？　Medicina 2007 年 4 月号.

p.702-711.
（手と足のしびれの見方がクリアカットに説明．臨床でもこの項と出会って楽しくなった.）
5）セイントとフランシスの内科診療ガイド . 多発神経炎 . 第２版．メディカル・サイエンス・インターナショナル，2009.
（Key Word の「DANG-THERAPIST」と , 多発神経炎の診断プロセスを簡単に概説.）
6）Peter W.Marks et al. Case30-2004:A 37-year-Old Woman with Paeresthsia of Arms and Legs. N Engl J Med.　2004, vol.351, no.13, p.1333-1341.
（VitB12 欠乏のケース . 内服でも良い点にも触れ , VitB12 の値ごとのアルゴリズム表がありとても良くまとまっている .）
7）Butler,C.C. et al. Oral vitamin B12 versus intramuscular vitamin B12 for vitamin B12 deficiency : a systematic review of randomized controlled trials. Fam. Pract. 2006, vol.23, p.279-285.
（VitB12 欠乏への筋注と経口のシステマティックレビュー．２つしか RCT はなく現状症例数が少ないが，どちらも経口で良かったとの結果であった）
8）Lindenbaum,J. et al. Neuropsychiatric disorders caused by cobalamin deficiency in the absence of anemia or macrocytosis. N Engl J Med. 1988, vol.313, no.26, p.1720-1728.
（精神／神経症状を呈した VitB12 欠乏 141 例中, 19 例で貧血と大球性変化が無かった.）
9）Jphn E England et al.Seminar:Peripheral neuropathy,The Lancet. 2004, vol.363, June 26 .
（末梢神経障害の素晴らしいレビュー．薬物, 中毒含めた鑑別リストは価値あり.）
10）小野田優ほか．ビタミン B12 欠乏における楔状束病変．神経内科．2004, vol.61, no.4, p.334-340.
（手のしびれのみの B12 欠乏について．この号は VitB12 の特集しており必見.）
11）Dalmau,J. et al. Paraneoplastic syndrome affecting the spiral cord and dorsal root ganglia.Paraneoplastic syndromes affecting peripheral nerve and muscle. Up to Date.
（傍腫瘍症候群の末梢神経障害の特徴がまとまっている.）
12）今栄　信二　編．脳神経外科医のための脊椎脊髄疾患，診断と治療ガイド，頚椎の変性疾患，メジカルビュー社，2009，p2-39
（頚椎症の徴候がかなり詳しく，参考になる）
13）Duck-Sun Ahn et al.Hand Elevation:A New Test for Carpal Tunnel Syndrome.Ann Plastic Surg. 2001, vol.46, p.120-124

（手根管症候群の新しい診察法に関して述べられている）

38　腰痛

1）Carragee,E.J. Persistent low back pain. N Engl J Med. 2005, vol.352, p.1891-1898.
2）Jarvik,J.G. et al. Diagnostic evaluation of low back pain with emphasis on imaging. Ann Intern Med. 2002, vol.137, p.586-597.
3）林寛之．Step Beyond Resident 第６８回～第７０回　レジデントノート．2008, (参照 2~4 月号).
4）岸本暢将．すぐに使えるリウマチ・膠原病診療マニュアル一目で見てわかる，関節痛・不明熱の鑑別，治療，専門科へのコンサルトー羊土社．2009 年３月.

39　関節痛

1）岸本暢将．すぐに使えるリウマチ・膠原病診療マニュアル一目で見てわかる，関節痛・不明熱の鑑別，治療，専門科へのコンサルトー羊土社．2009.
2）American College of Rheumatology Ad Hoc Committee on clinical guidelines. Guidelines for the initial evaluation of the adult patient with acute musculoskeletal symptoms. Arthritis Rheum. 1996, vol.39, p.1-8.
3）Pinals,R.S. Polyarthritis and fever. N Engl J Med. 1994, vol.310, p.769-774.

40　リンパ節腫脹

1）檀和夫．“リンパ節腫脹”内科学，第９版，杉本恒明，他編．朝倉書店．2007, p.91-92.
（日本の教科書の代表格の１つ．英字で読むには気が重い人は，一度これを読んでからハリソンなどを読むと理解しやすい．）
2）Patrick,H. et al. Enlargement of lymph nodes and spleen, Harrison's Principles of Internal Medicine. 17th Edition. 2008, p.370.
（内科学の最も権威ある教科書．使用されている英語も読みやすい．１冊常備したい．）
3）中村造，他．菊池病 69 例の臨床的検討．感染症学雑誌．2009, vol.83, no.4, p.363-368.
（本邦からの菊池病についてのまとまった報告は少ないが，臨床ではよく遭遇する疾患であるため，是非とも一読を．）

41　発疹

http://www.dermatol.or.jp/
日本皮膚科学会の HP からガイドラインのページを参考にしてください．プライマリケア版もありますが皮膚科医向けのほうが詳細な説明があります.

1）猪又直子． 皮膚科セミナリウム第43回 蕁麻疹と紅斑症 1. 蕁麻疹の診断と治療 . 日皮会誌 . 2008, vol.118, no.12, p.2383-2395.

2）井上勝平. 図解皮膚病診療ノート ―病者と先人と僚友から学んだこと―. 田辺三菱製薬株式会社. 1991.

3）Toyama,N.;Shiraki,K. Society of the Miyazaki Prefecture Dermatologists.Epidemiology of herpes zoster and its relationship to varicella in Japan: A 10-year survey of 48,388 herpes zoster cases in Miyazaki prefecture. J Med Virol. 2009, vol.81, no.12, p.2053-2058.（帯状疱疹の１０年間にわたる広範囲での疫学調査であり年齢の分布や季節性の変動がよくわかる.）

4）木村聡子 . 赤城久美子 . HIV 感染を疑わせる皮膚徴候 . What's New in 皮膚科学. 2008 − 2009, 宮地良樹編, メディカルビュー社 . 2007, p.88-89.

5）高垣謙二． 皮膚科セミナリウム 第２１回 人・動物・虫・原虫, 1. リケッチア感染症 . 日皮会誌 . 2006, vol.16, no.14, p.2247-2253.

6）天野正宏 , 瀬戸山充 . ATLL を疑わせる皮膚徴候 . What's New in 皮膚科学. 2008 − 2009, 宮地良樹編, メディカルビュー社 . 2007, p.112-113.

Index

英文

「ジェネラリスト・マスターズ」シリーズ ④
ジェネラリスト診療が上手になる本

2011年3月 1日 第1版第1刷
2011年6月30日 第1版第2刷 ©

編　　者 徳田安春
発 行 人 尾島 茂
発 行 所 株式会社 カイ書林
〒113-0021 東京都文京区本駒込4丁目26-6
電話 03-5685-5802 FAX 03-5685-5805
Eメール generalist@kai-shorin.com
HPアドレス http://kai-shorin.com
ISBN 978-4-904865-03-3 C3047
定価は裏表紙に表示

印刷製本 三美印刷株式会社
© Yasuharu Tokuda

JCOPY <(社)出版者著作権管理機構 委託出版物>

本書の無断複写は著作権法上での例外を除き禁じられています．複写される場合は，そのつど事前に，(社)出版者著作権管理機構(電話 03-3513-6969, FAX 03-3513-6979, e-mail: info@jcopy.or.jp)の許諾を得てください．

読者の日常診療に直ちに影響を与える本

「ジェネラリスト・マスターズ　シリーズ」

Generalist Masters ①「胸部X線診断に自信がつく本」

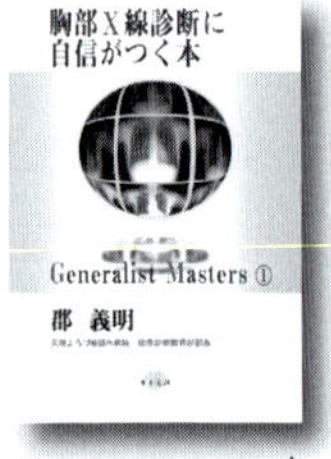

- **郡　義明　（天理よろづ相談所病院　総合診療教育部部長）　著**
- 定価　2,940円（本体2,800円+税5%）
- ●A5　●200ページ ●X線・CT写真139枚 ●2010年2月
- ●ISBN 978 - 4 - 904865 - 00 - 2
- 本書の2大特色
  ① 139枚の秘蔵のX線・CT写真で胸部X線診断の考え方を解説します.
  ② 到達可能なゴールを設定し,学習目標を明確化しました.

Generalist Masters ②「腎臓病診療に自信がつく本―Basic & Update」

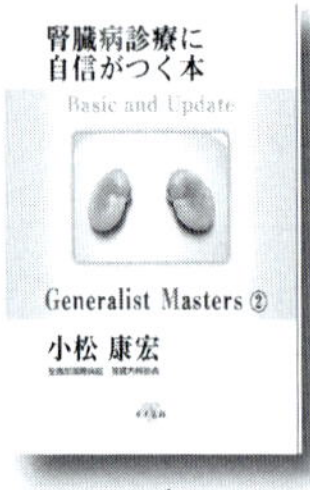

- **小松康宏　（聖路加国際病院腎臓内科部長）　著**
- 定価　3,780円（本体3,600円+税5%）
- ●A5　●304ページ　●2010年8月
- ●ISBN 978 - 4 - 904865 - 01 - 9
- 本書の2大特色
  ① 豊富な文献に裏付けられた国際基準で妥当と考えられる内容の本です.
  ② 腎臓病診療のBasicとUpdateを,25のキークエスチョンから平易に解説します.

Generalist Masters ③「バイタルサインでここまでわかる!―OKとNG」

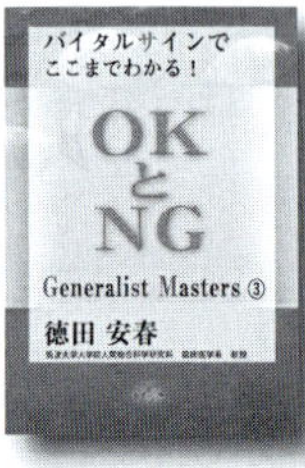

- **徳田安春　（筑波大学水戸地域医療教育センター教授）　著**
- 協力　日野原重明（聖路加国際病院理事長）
- 定価　2,940円（本体2,800円+税5%）
- ●A5　●150ページ　●2010年8月
- ●ISBN 978 - 4 - 904865 - 02 - 6
- 本書の2大特色
  ① よい例（OK）と悪い例（NG）をあげて,バイタルサインのみかたをわかりやすく教えます.
  ② 日野原重明先生が,著者と対話して,バイタルサインの奥義を読み解きます.

Generalist Masters ④「ジェネラリスト診療が上手になる本―OKとNG」

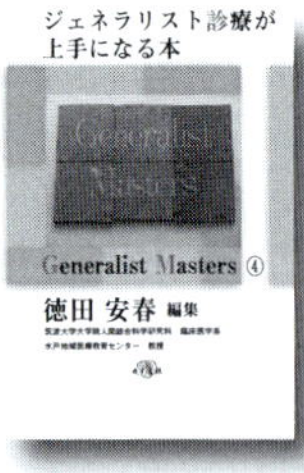

- **徳田安春　（筑波大学水戸地域医療教育センター教授）　編集**
- 定価　4,200円（本体4,000円+税5%）
- ●A5　●442ページ　●2011年3月
- ●ISBN 978 - 4 - 904865 - 03 - 3
- 本書の特色
  「病院総合医向けの初の各論の本」として,41症候について,診療のルール,識別診断の進めかた,推奨される基本的治療,それに上手なコンサルテーションをアドバイスします.

株式会社 カイ書林

〒113-0021 東京都 文京区 本駒込 4丁目 2
TEL　03-5685-5802　FAX 03-5685-58
E-mail　generalist@kai-shorin.com